S. FISCHER

Andreas Bernard

Die Kette der Infektionen

Zur Erzählbarkeit von Epidemien seit dem 18. Jahrhundert

S. FISCHER

Aus Verantwortung für die Umwelt hat sich der S. Fischer Verlag zu einer nachhaltigen Buchproduktion verpflichtet. Der bewusste Umgang mit unseren Ressourcen, der Schutz unseres Klimas und der Natur gehören zu unseren obersten Unternehmenszielen.

Gemeinsam mit unseren Partnern und Lieferanten setzen wir uns für eine klimaneutrale Buchproduktion ein, die den Erwerb von Klimazertifikaten zur Kompensation des CO_2-Ausstoßes einschließt.

Weitere Informationen finden Sie unter:
www.klimaneutralerverlag.de

Die Arbeit an diesem Buch wurde unterstützt vom Forschungszentrum L3S der Leibniz Universität Hannover

FSC www.fsc.org MIX Papier | Fördert gute Waldnutzung FSC® C014496

Erschienen bei S. FISCHER

Typografie und Satz: Farnschläder & Mahlstedt, Hamburg
Druck und Bindung: GGP Media GmbH, Pößneck
Printed in Germany
ISBN 978-3-10-397129-3

Inhalt

ERSTES KAPITEL

Das Ende der Pocken und der Anfang von Aids: Epidemiologische Abschluss- und Ursprungserzählungen

Der 8. Mai 1980 ist ein festlicher Tag in der Geschichte der Epidemien. Auf der 33. Weltgesundheitsversammlung in Genf wird zum ersten und bislang einzigen Mal eine Seuche für weltweit ausgerottet erklärt. Dank einer aufwendigen Impf- und Erfassungskampagne ist es der WHO seit 1967 gelungen, die Pocken, jahrhundertelang eine der gefährlichsten Ansteckungskrankheiten und in Teilen Afrikas, Asiens und Südamerikas noch verbreitet, innerhalb eines Jahrzehnts flächendeckend zu bekämpfen. Im Herbst 1977 wurde der letzte erkrankte Patient registriert, der Koch Ali Maow Maalin in der somalischen Kleinstadt Merka, und nach einer auf zwei Jahre festgelegten Übergangsperiode, in der man weiterhin jeden Verdachtsfall untersuchte und eine hohe Belohnung auf die Entdeckung von Pockenkranken aussetzte, verkündet die WHO an einem symbolträchtigen Datum – 35 Jahre nach dem Sieg über einen anderen Menschheitsfeind – den historischen Erfolg. »Angesichts der Fortschritte und Ergebnisse des weltweiten Ausrottungsprogramms«, heißt es in dem kurzen Text des Zertifikats, »erklärt die WHO feierlich, dass die Welt von den Pocken befreit wurde, einer verheerenden Krankheit, die seit frühesten Zeiten über zahlreiche Länder in epidemischer Form hinweggefegt ist und Tod, Blindheit und Entstellung hinterlassen hat«.[1] Das Titelbild der zeitgleich erscheinenden Ausgabe von *World Health*, einer Zeitschrift der WHO, zeigt einen Erdball und den darüberliegenden Schriftzug »Smallpox is dead!«.

In den Tagen der stolzen Erklärung von Genf, »im Mai 1980« (eine konkretere Datierung ist, wie so oft im verschwommenen Zeitraum einer beginnenden Epidemie, nicht überliefert), erfährt der kanadische Flugbegleiter Gaëtan Dugas in Quebec von seiner Krebserkrankung. »In seinem Gesicht hatten sich lilafarbene Wundmale gebildet, die nach einer Biopsie als Kaposi-Sarkom diagnostiziert wurden«[2] – eine seltene Form von Hautkrebs, die zuvor nur bei älteren Männern im Mittelmeerraum und in afrikanischen Ländern bekannt war. Dugas, nach seinem Tod 1984 als »Patient null« der Aids-Epidemie in den USA bezeichnet, ist nicht der einzige Mann untypischen Alters, der im Frühling 1980 unter dieser Krankheit leidet. In San Francisco wird ein Patient seit Anfang des Jahres behandelt, in New York hat man diesen Hautkrebs sogar schon im Herbst 1979 in zwei Fällen diagnostiziert. Alle Erkrankten sind homosexuelle, nach eigener Auskunft sexuell promiskuitive Männer, deren Blutuntersuchungen einen akuten Mangel sogenannter T-Zellen aufweisen, einer Gruppe weißer Blutkörperchen, die der Immunabwehr dienen. Die Male des Kaposisarkoms, wie auch die zahlreichen anderen Krankheitssymptome der ersten Patienten – chronische Müdigkeit, Fieber, Durchfall, Herpesinfektionen und Lungenentzündungen –, werden von den Ärzten in New York und Kalifornien als Sekundärfolgen dieser Schwächung des Immunsystems interpretiert. Am Ende des Jahres sind in den USA 55 und in Europa und Afrika mindestens zehn homosexuelle Männer an dem rätselhaften neuen Leiden erkrankt, vier davon sind gestorben.[3]

Die Ursache der fatalen Immunschwächung ist vollkommen unklar. Manche Ärzte machen den nitrithaltigen Wirkstoff einer in der Schwulenszene von New York und San Francisco verbreiteten Inhalationsdroge verantwortlich, manche einen Impfstoff gegen Hepatitis B – Theorien, die zumindest die Schreckensvision einer neuen Ansteckungskrankheit ausschließen würden. Andere Mediziner vermuten tatsächlich eine sexuell übertragene Infektion durch ein mutiertes oder bislang unbekanntes Virus. Erste Kommentare von Politikern und Kirchenvertretern bezeichnen die Krankheit als längst überfällige Strafe Gottes für die Sünde homosexueller Ausschweifungen.

Das Ende der einen Epidemie und der Anfang der anderen, das auf Urkunden und Briefmarken gedruckte, zelebrierte Datum der Ausrottung und der vage, zerfaserte, erst nachträglich rekonstruierte Ursprung: Im Mai 1980 fallen diese beiden neuralgischen Zeitpunkte zusammen, und die Unterschiede, wie über das Ende der Pocken und den Anfang von Aids berichtet wird, sind im ersten Moment erkennbar. Auf der einen Seite die epidemiologisch gesicherten, einem routinierten Programm folgenden letzten Schritte einer Einkreisung; auf der anderen Seite die prekäre Erkenntnis einer unkontrollierten Ausweitung, die in der öffentlichen Debatte rasch zu apokalyptisch und chauvinistisch geprägten Interpretationen führt. Diese Differenz macht aber grundsätzlich deutlich, wie wichtig in der Geschichte der Epidemien darstellende und erzählende Verfahren sind. Neben dem genuin medizinischen Anteil am Kampf gegen Seuchen – und das betrifft seit über zweihundert Jahren vor allem die Entwicklung von Impfstoffen und die Erforschung von Immunität –

erscheint die Frage, wie Epidemien und ihre Ausbrüche erzählt werden, ob sie überhaupt erzählbar sind, für den Erfolg der Eindämmung zentral. Dieser Zusammenhang hat sich im Hinblick auf die Corona-Pandemie zwischen 2020 und 2023 bei jeder Pressekonferenz des Robert-Koch-Instituts, bei jedem Blick auf Statistiken, Infektionsdiagramme und Warn-Apps verfestigt.

Die folgenden Überlegungen zur Geschichte der Epidemien seit dem 18. Jahrhundert bemühen sich daher genau um diese Engführung von medizinischen und darstellenden Verfahren bei der Überwindung von Seuchen. Das Buch geht von der Hypothese aus, dass die Bekämpfbarkeit von Epidemien an ihre Erzählbarkeit gebunden ist. Wenn Ansteckungskrankheiten, wie in der Medizingeschichte häufig bemerkt wurde, als Proben auf die Haltbarkeit sozialer und politischer Ordnungen aufzufassen sind, betrifft diese Erschütterung ebenso das Vermögen, die Ausnahmelage auf kohärente Weise abzubilden und in eine narrative Ordnung zu überführen. Dieser Zusammenhang von Epidemiologie und erzählerischen Verfahren ist auch der Grund dafür, warum medizinische Abhandlungen und Seuchenberichte in diesem Buch einer Lektüre unterzogen werden, deren Augenmerk auf formellen Fragen und Problemen des Standorts, auf Metaphern und semantischen Verschiebungen eher an die Beschäftigung mit literarischen Texten erinnert. Die Dokumente über Pocken und Cholera, Typhus und Diphtherie, Influenza und Aids sind Gegenstand eines *close reading*, das nach dem Aufkommen der Bakteriologie im letzten Viertel des 19. Jahrhunderts insofern als zulängliche Weise der Annäherung erscheint, als sowohl die untersuchten Quellen des Buches als auch dessen eigene Methode mikroskopische Verfahren anwenden – einmal zur Freilegung von infektiösen Keimen, einmal zur Freilegung von Erkenntnis- und Darstellungsbedingungen, die zu einer bestimmten Zeit bestimmte Aussagen über Seuchen gestatten. Joseph Vogl hat dieses Analyseverfahren einmal »Poetologie des Wissens« genannt. In den Jahren um 1980 werden die narrativen Strategien der Epidemiologie deshalb besonders anschaulich, weil sich in dem Zeitraum auf historisch einmalige Weise die Rhetorik der souveränen Eindämmung und die Rhetorik der panischen Entgrenzung einer Ansteckungskrankheit miteinander verschränken. Das Ende der Pocken und der Anfang von Aids – parallele Ereignisse in der Geschichte der Epidemien – bieten sich daher als geeigneter Ausgangspunkt dieser Untersuchung an.

1. Erfassung und Ausrottung: Das »Smallpox Eradication Programme« der WHO

1967, neun Jahre nachdem die sowjetische WHO-Delegation eine globale Initiative zur Ausrottung der Pocken angeregt hat, werden in 31 Ländern der Erde noch über 130 000 Fälle der potenziell tödlichen Infektionskrankheit vermutet.[4] Die größte Schwierigkeit, die regelmäßigen Ausbrüche in diesen Regionen unter Kontrolle zu bringen, liegt für die WHO nicht an der mangelnden Durchführung von Impfungen. Die Vakzination gegen Pocken – in Europa schon seit der Wende zum 19. Jahrhundert auf rein empirische Weise praktiziert, ohne Wissen um die Prozesse der Immunität – wird nach der Entdeckung des Pockenvirus und der Entwicklung von haltbarem Trockenimpfstoff im frühen 20. Jahrhundert weltweit eingesetzt. Auch andere Merkmale der Krankheit schaffen vergleichsweise günstige epidemiologische Voraussetzungen für die Bekämpfung der Seuche: Pocken werden nur von Mensch zu Mensch übertragen, ohne tierischen Zwischenwirt, und die Ansteckungsfähigkeit der Infizierten ist äußerlich erkennbar, an den Pusteln im Gesicht und am gesamten Körper. Dennoch haben sich im ersten Jahrzehnt nach dem Beschluss eines globalen Konzepts zur Ausrottung kaum Fortschritte ergeben. Das »Intensified Smallpox Eradication Programme«, das 1967 ins Leben gerufen und in einem Handbuch für alle WHO-Mitarbeiter in den betroffenen Ländern niedergelegt wird, führt daher zu einer Neuausrichtung der Eindämmungsstrategie. Ihr Schwerpunkt liegt neben den Impfkampagnen nun auf der Optimierung und Vereinheitlichung der bislang vernachlässigten Erfassungsarbeit.

In dem 1500 Seiten starken, monumentalen Abschlussbericht *Smallpox and its Eradication*, den die WHO im Jahr 1988 veröffentlicht, ist diese entscheidende Verschiebung im Kampf gegen die Pocken minuziös nachgezeichnet. »Während sich die Ausrottungskonzepte bis 1967«, so die Autoren, »ausschließlich auf Massenimpfungen konzentrierten, kamen nun Maßnahmen der Erfassung hinzu. Zuvor wurde der genauen Registrierung von Pockenfällen international und in den Ländern selbst wenig Aufmerksamkeit geschenkt; in den endemischen Ländern gab es keine nationalen Initiativen, die zur Dokumentation von entdeckten Ausbrüchen eingerichtet worden wären. Ab 1967 hingegen änderte die WHO den Indikator, der zur Messung der Fortschritte herangezogen wurde: Anstelle der Anzahl der Impfungen stand nun die Anzahl der registrierten Pockenfälle innerhalb einer Region im Zentrum des Interesses.« Gestützt wurde diese Korrektur durch aufwendige Studien in den Pockengebieten von Indien, Brasilien und Nigeria am Ende der sechziger Jahre, die ergaben, dass »sich die Fälle sogar in stark betroffenen Regionen eher in kleineren Gruppen ballten und sich nicht so schnell und weiträumig verstreuten wie allgemein gedacht«. Diese Beobachtung führte zu der Erkenntnis, »dass die Verbreitung der Pocken rascher gestoppt werden könnte, wenn man größere Bedeutung auf die Entdeckung der einzelnen Fälle legen würde«. Denn, so das WHO-Handbuch für die mobilen Kontrollteams vor Ort: »Wie akkurat die Impfkampagnen auch sein mögen – ein Land mit einem unzulänglichen Erfassungssystem kann nie ermitteln, ob die Ausrottung der Krankheit gelungen ist.«[5]

In den Schlussetappen der weltweit choreographierten Bekämpfung einer Seuche überlagert das Augenmerk auf der verlässlichen Dokumentation der Fälle die eingespielte medizinische Arbeit. Wie funktioniert das engmaschige Netz der Registrierungen genau, das die WHO ab 1967 über die betroffenen Länder legt? Eine Voraussetzung der besseren Überwachung besteht darin, dass Infizierte nicht mehr wie bislang im nächstgelegenen Krankenhaus untergebracht werden, in schlecht isolierten Stationen, wo sie mit anderen Patienten in Berührung kommen und das Virus weitergeben. Die lokalen Kontrolleinheiten der WHO sind nun vielmehr angewiesen, die Pockenkranken in Quarantänen vor Ort zu halten, unterstützt von Wärtern, die ohne Unterbrechung vor der Eingangstür des Wohnhauses wachen und, wenn nötig, »die anderen Türen vernageln«. Für die Nomadenvölker Äthiopiens und Somalias schreibt die WHO zwei Isolationsmaßnahmen der Kranken vor: entweder separate Zelte mit Küche und Latrine, umgeben »von einem Sperrgürtel aus Dornbusch«, oder »ein eigens errichtetes Lager, das nur von Pockenkranken bewohnt wird«.[6]

Was für die zentrale Dokumentation in Genf als »Ausbruch« gilt und welche Maßnahmen dieses Ereignis nach sich zieht, wird im Fortgang des verschärften Ausrottungsprogramms immer präziser definiert. Ab 1974 reicht die Erkrankung eines einzigen Menschen aus, um einen Ort 28 Tage lang (ab 1975 42 Tage lang) als Schauplatz eines »aktiven Pockenausbruchs« zu klassifizieren. Während dieser Zeitspanne besuchen die lokalen WHO-Einheiten den Ort einmal in der Woche und überprüfen die angewiesenen Maßnahmen; wenn die Pusteln am Körper des letzten Erkrankten nach dieser Frist verheilt sind und in den 48 Stunden darauf kein neuer Fall in der Umgebung bekannt wird, sollen die Kontrollteams gegenüber ihrer Bezirksleitung »beglaubigen, dass der Ort von der Liste der aktiven Ausbrüche gestrichen werden kann«.[7]

Mit hohem personellem Aufwand durchkämmt die WHO auf systematische Weise die letzten endemischen Regionen der Seuche. Ab 1973 gibt es Pockenausbrüche noch in Teilen von Bangladesch, Indien, Nepal, Pakistan, Äthiopien und Somalia; detaillierte Pläne werden erarbeitet, um »in jedem bewohnten Ort« der betroffenen Gebiete Fälle aufzudecken oder die Abwesenheit der Krankheit zu verifizieren. Es stellt sich heraus, »dass die Kontrolleinheiten in städtischen Regionen 150 Häusern am Tag oder ca. 1000 Häusern in der Woche einen Besuch abstatten« können; innerhalb von zehn Tagen gelingt es jedem der zwölfköpfigen WHO-Teams, etwa 150 000 Menschen in einer Region zu befragen und wenn nötig zu untersuchen. Wird in einem Dorf oder einer Siedlung ein Pockenfall entdeckt, bleiben die Impfärzte der Kontrolleinheiten bis zu 28 Tage am Ort zurück und impfen alle Bewohner und eintreffenden Besucher. Am Beispiel Indiens heißt es in dem Abschlussbericht: »Ein gesamter Bundesstaat konnte auf diese Weise innerhalb von sieben bis zehn Tagen abgedeckt werden.« Mehr als 100 000 Mitarbeiter sind in der ersten Hälfte der siebziger Jahre alleine in diesem Land für die WHO im Einsatz.[8]

Elementare Bedeutung für das Erfassungssystem kommt

dabei, wie der Band *Smallpox and its Eradication* ausführt, der Verlässlichkeit der gesammelten Daten zu. Jede Kontrolleinheit sendet einmal in der Woche einen Bericht über die entdeckten Pockenerkrankungen an die Bezirksleitung; diese Zahlen werden wiederum an die regionale und anschließend an die nationale Gesundheitsbehörde weitergeleitet. In Indien besteht dieses Netzwerk Anfang der siebziger Jahre aus über 8000 Kontrollteams, rund 400 Bezirksleitungen und 31 Regionalbehörden, die ihre gebündelten Berichte nach Neu-Delhi schicken. Die nationalen Behörden schließlich übermitteln die Pockenfälle in ihrem Land »einmal in der Woche per Telex oder Post an die WHO-Zentrale« in Genf. Jede Woche erscheinen diese aktuellen Daten in der Zeitschrift *Weekly Epidemiological Record.*[9]

Für die Geschichte der Pocken (oder der »Blattern«, wie sie in Deutschland auch lange Zeit hießen) ist es folgerichtig, dass gerade die möglichst lückenlose Registrierung der Fälle in den 1970er Jahren die weltweite Ausrottung gewährleisten soll. Mitte des 18. Jahrhunderts, in der Zeit der größten Ausbrüche in Europa, wurde die Krankheit zu einem Katalysator der neu entstehenden Wissenschaft der Bevölkerungsstatistik. Die verheerende Ansteckungskrankheit war vor der Entdeckung der Vakzination in manchen Jahren für zehn Prozent aller Todesfälle in London, Paris oder Berlin verantwortlich, und frühe Medizinalstatistiker wie Johann Peter Süßmilch leiteten die Notwendigkeit, die losen Sterberegister in den Kirchenbüchern und Hospitälern zu bündeln und auf ihre Regelmäßigkeiten und Sprünge hin zu befragen, ausdrücklich von dieser Seuche ab, die sämtliche Bewohner einer Region ereilen und miteinander in Beziehung setzen konnte. Die Kategorie der »Bevölkerung«, als ein ganzheitliches, statistisch analysierbares Wissensobjekt, bildete sich im 18. Jahrhundert gerade im Kampf gegen die Pocken heraus, in der Ambition, die Verbreitungswege der Erkrankungen durch die akribische Sammlung und Interpretation von Daten genauer zu verstehen.[10]

Wenn der Generaldirektor der WHO das Ende der Pocken 1980 als »Triumph des Managements«[11] beschreibt, greift er die früh erkannte Bedeutung der Menschenerfassung für die Bekämpfung von Epidemien auf. Die globale Arbeit der Ausrottungskampagne profitiert dabei von bestimmten Eigenheiten dieser Krankheit, die das Aufspüren von gegenwärtigen und ehemaligen Fällen erleichtern. Im Unterschied zu den anderen großen Seuchen seit dem 19. Jahrhundert – der Cholera, dem Gelbfieber, dem Typhus, der Grippe – lässt sich sowohl die akute Infektion eines Menschen als auch die überstandene Erkrankung an äußeren Körperzeichen ablesen, an den infektiösen Pusteln auf der Haut und an den im Gesicht zurückbleibenden Narben. Die erfolgreiche Ausrottung der Pocken, die sukzessive Einkreisung aller Ausbrüche hat also auch einen semiotischen Anteil; sie verdankt sich der Entzifferbarkeit der Krankheit ohne diagnostische Hilfsmittel. »Übertragen wird die Infektion«, so der Abschlussbericht der WHO, »nur durch Personen mit Ausschlag; dies machte es vergleichsweise einfach, die Kette der Infektionen zu verfolgen«.[12] Bewohner mit vernarbten Gesichtern geben den Kontrollteams vor Ort zudem Aufschluss darüber, wer die Krankheit bereits durchlitten hat, und liefern einen verlässlichen Abgleich der tatsächlichen Fälle in einer Siedlung oder einem Haus mit den bislang gemeldeten Daten.

Auf diese Weise stellen die lokalen Mitarbeiter in der Frühzeit des Ausrottungsprogramms fest, dass die eigenständige »Meldedisziplin« der Bewohner in den letzten endemischen Regionen nachlässig ist, was die WHO Anfang der siebziger Jahre zur Einführung eines zusätzlichen Untersuchungsformats namens »Facial Pockmark Survey« bewegt, einer auf standardisierten Formularen dokumentierten Kontrolle aller befragten Personen auf Pockennarben. Durch diese Ermittlungen, so der Bericht, »wurde offensichtlich, dass bislang wahrscheinlich nur etwa einer von hundert Fällen angezeigt wurde«.[13] Die Daten der »Facial Pockmark Surveys« dagegen bieten den Kontrolleinheiten von nun an einen genauen Überblick, wie viele Personen eines Ortes die Krankheit bereits überstanden und einen Immunschutz entwickelt haben.[14]

Mitte der siebziger Jahre haben sich die Pockenausbrüche auf einzelne Gebiete in Indien und Bangladesch und auf Nomadenstämme in den Bergen Äthiopiens reduziert. Um über neue Erkrankungen möglichst schnell und zuverlässig informiert zu werden, beginnt die Weltgesundheitsorganisation ein Hilfsmittel zu verwenden, das auf den ersten Blick eher wie ein archaischer Anreiz der Verbrechensbekämpfung wirkt und die Parallele von epidemiologischer und polizeilicher Arbeit in Erinnerung ruft. Die WHO setzt eine großzügige finanzielle Belohnung auf die Mitteilung unentdeckter Pockenfälle aus, eine Art Kopfgeld, das gerade in den wirtschaftlich prekären Ländern, in denen die Krankheit noch regelmäßig ausbricht, hohe Attraktivität entfachen soll. In Indien beträgt die auf Plakaten in der Region des Ausbruchs und über Mund-zu-Mund-Propaganda annoncierte Belohnung Ende 1974 100 Rupien, umgerechnet 12,50 US-Dollar; im Juli 1975, kurz nach der Entdeckung des letzten Falles im Land, sogar 1000 Rupien, bei einem Durchschnittsverdienst von zehn Rupien am Tag. Dieses im Dienst der vollständigen Ausrottung stehende Denunziationsprogramm führt tatsächlich zur Entdeckung verbliebener Einzelfälle. In Bangladesch, dem einzigen Land, das die Übergabe der Geldbeträge genau dokumentiert hat, werden bis 1975 insgesamt 28000 Dollar für die Entdeckung von Pockenkranken gezahlt.[15]

Im Sommer 1976 scheint das »Smallpox Eradication Programme« der WHO bereits sein Ziel erreicht zu haben. Äthiopien – das einzig verbliebene Land, in dem noch Ausbrüche registriert wurden – gilt als frei von Pocken. Nach dem letzten von der Liste gestrichenen Fall am 9. August treffen die Kontrollteams sieben Wochen lang auf keine neue Erkrankung, und die WHO plant bereits, die weltweite Ausrottung im Herbst 1976 bekanntzugeben. Doch in Somalia bricht die Seuche wieder aus, zunächst in Mogadischu, dann ab dem Frühjahr 1977 vor allem unter den Nomadenstämmen im Süden des Landes. Alleine im April ermitteln die lokalen Mitarbeiter 157 Ausbrüche; insgesamt zählt die WHO bis zum Herbst 1977 über 3000 Fälle.[16] Die Erfassung der Kranken in Somalia wird laut dem Abschlussbericht auf doppelte Weise erschwert. Zum einen führt die politische Auseinandersetzung mit Äthiopien um die von beiden Ländern beanspruchte Region Ogaden im Herbst 1976 zur Weigerung Somalias, mit der Weltgesundheitsorganisation zusammenzuarbeiten; die Zertifizierung der Pockenfreiheit Äthiopiens und die Entdeckung neuer Fälle im eigenen Land wird von der Regierung zunächst als politische Verschwörung deklariert.

Erst als die Vielzahl neuer Erkrankungen nicht mehr zu verschleiern und Somalia auf finanzielle und logistische Unterstützung angewiesen ist, willigt das Land ein, mit der WHO zu kooperieren. Der im Juli 1977 ausbrechende Ogadenkrieg hemmt die Bewegungsfreiheit der Kontrollteams aber bis zuletzt.[17]

Die zweite Erschwernis der Erfassungsarbeit hat, wie der Abschlussbericht erwähnt, mit der Lebensweise der infizierten Bevölkerungsgruppen in Somalia zu tun, die großteils aus »nomadischen Viehzüchtern« besteht. »Ihre Routen von Tag zu Tag waren unvorhersehbar. Das machte es außergewöhnlich schwer, irgendeine Art der systematischen Überwachung und Impfung durchzuführen, vor allem in der Regenzeit, wenn die Straßen unpassierbar waren.«[18] Den WHO-Einheiten gelingt es aber, über den Rauch von Lagerfeuern und die frischen Ausscheidungen des Viehs die Wege der Nomadenstämme zu identifizieren und ihre Lage aufzuspüren. Die Kranken werden in Quarantäne gehalten, die Ungeimpften vakziniert, und in jedem Lager übergeben die Mitarbeiter dem Stammesführer eine »smallpox recognition card« der WHO, um andere Einheiten darauf aufmerksam zu machen, dass diese Gruppe schon erfasst worden ist. Die Unterstützung bei der Entdeckung von Pockenfällen ist, wie der Bericht in einem separaten Textkasten pointiert ausführt, bei manchen Nomadenvölkern nicht besonders ausgeprägt. Sie verstecken nach der Ankunft des Kontrollteams die mit Hautausschlägen verunstalteten Mitglieder ihres Stamms. Doch ein WHO-Mitarbeiter, so die Anekdote in *Smallpox and its Eradication*, wendet in einem Lager einen Trick an, der auf die generelle Hilfsbereitschaft des Nomadenvolks zählt: »Er steuerte das Fahrzeug absichtlich in tiefen Schlamm. Eine große Menge strömte von überall her in Richtung des Autos, um es herauszuziehen, und darunter fanden sich vier Personen mit akuten Pocken.«[19]

Am 31. Oktober 1977 wird in Merka, einer Hafenstadt gut hundert Kilometer südlich von Mogadischu, der letzte Pockenfall entdeckt. »Der Patient, Ali Maow Maalin«, heißt es im Abschlussbericht, »war ein 23-jähriger Koch, der seit dem 22. Oktober an einer fieberhaften Erkrankung litt und seit dem 26. Oktober einen Ausschlag entwickelte. Obwohl er bei der WHO vorübergehend als Impfhelfer angestellt war, bevor er Krankenhauskoch in Merka wurde, war er selbst nie erfolgreich geimpft worden.« Maalin steckt sich offenbar bei zwei kranken Kindern eines Nomadenstamms an, die er am 12. Oktober in einem Auto nur einige hundert Meter lang vom Krankenhaus in ein Isolationslager begleitet. Zunächst wird bei ihm Malaria diagnostiziert (die Krankheit, an der er im Jahr 2013 tatsächlich gestorben ist); nach dem Auftreten des Ausschlags wird klar, dass der Koch an den Pocken leidet, als erster Stadtbewohner in Somalia seit vielen Monaten. Maalin wird zunächst in der eigenen Wohnung und anschließend vier Wochen lang in einem Lager isoliert. Anders als die abgeschieden lebenden Nomadenstämme hatte er in den Tagen vor seiner Erkrankung flüchtigen Kontakt zu zahlreichen Menschen, wodurch die WHO sofort weitgreifende Maßnahmen in Merka veranlasst. Jeder Ungeimpfte in den etwa fünfzig Häusern in direkter Nachbarschaft Maalins wird vakziniert, in den Tagen darauf die Bewohnerschaft aller 800 Häuser seines Stadtbezirks. Sechs Wochen lang durchforsten die WHO-Mitarbeiter einmal pro Woche die gesamte Kleinstadt nach weiteren Fällen. »Mit polizeilicher Unterstützung wurde ein Kontrollpunkt auf der Straße nach Merka errichtet, und auch auf den drei Fußwegen in die Stadt hinein gab es Kontrollpunkte, so dass alle Personen, die Merka besuchten oder verließen, aufgehalten und inspiziert werden konnten.« Zwischen dem 31. Oktober und dem 14. November 1977 impfen die WHO-Mitarbeiter knapp 55 000 Personen; alle 91 Kontakte, die Maalin für die zehn Tage der Inkubationszeit angegeben hat, können innerhalb von 24 Stunden verständigt, auf ihre Impfnarbe am Oberarm untersucht und wenn nötig vakziniert werden. Keiner von diesen Menschen entwickelt einen Ausschlag. »Im Anschluss«, so der WHO-Bericht, »wurde fünf Monate lang alle vier Wochen eine Haus-zu-Haus-Untersuchung im gesamten Gebiet von Lower Shabelle durchgeführt«, der 25 000 Quadratkilometer umfassenden Region, zu der Merka gehört. »Die Kontrollteams entdeckten keine weiteren Erkrankungen.«[20]

Am 29. Dezember 1977 wird dieser letzte Fall von der Liste der Ausbrüche gestrichen, und die WHO bestimmt eine Frist von zwei Jahren, in der mit Hilfe enormer Belohnungen, 1000 Dollar pro bestätigter Mitteilung, nach weiteren Fällen gesucht werden soll. Dieses Angebot führt »unter jungen Nomaden«,[21] wie es im Bericht heißt, zwar zu flächendeckender Fahndungsarbeit in Somalia, aber die rund fünfzig Kranken mit Hautausschlag, die bis Ende 1979 zur Anzeige bei den lokalen Gesundheitsbehörden gelangen, entpuppen sich sämtlich als Windpocken-Fälle. Im Dezember 1979 erklärt die WHO die Pocken in einer ersten Meldung für ausgerottet; fünf Monate später findet die Zertifizierungsfeier im Palais des Nations in Genf statt.

2. Promiskuität als Krankheit: Theorien der Ansteckung in der Frühzeit von Aids

Die Verstörung, die von einer neuen epidemischen Krankheit ausgeht, wächst in dem Maße, in dem sich die Ausbreitung jeder Logik zu entziehen scheint. Im Juni 1981 publiziert das wöchentliche Bulletin der amerikanischen Gesundheitsbehörde CDC, »Centers for Disease Control«, einen Artikel über die rätselhafte Häufung lebensbedrohlicher Lungenentzündungen bei jüngeren Männern in Kalifornien, verursacht durch eine multiple Pilzinfektion. Für gesunde Menschen sind diese Infektionen ungefährlich; nur bei Patienten mit stark beeinträchtigtem Immunsystem, durch Vorerkrankungen oder nach einer Organtransplantation, können sie schwerwiegende Folgen haben. Fünf Männer, »alle aktive Homosexuelle«, wie es in dem kurzen Bericht heißt, »wurden zwischen Oktober 1980 und Mai 1981 in drei verschiedenen Krankenhäusern in Los Angeles behandelt«. Zwei davon sind in der Zwischenzeit an der sogenannten Pneumocystis-Pneumonie (PCP) gestorben. Die Autoren referieren die Fallgeschichten der 29- bis 36-jährigen Männer und betonen, dass sie einander »nie persönlich begegnet sind. Sie hatten weder gemeinsame Kontakte, noch war ihnen bekannt, dass einer ihrer Sexualpartner diese Krankheiten gehabt hätte.« Alle fünf Patienten »konsumierten Inhalationsdrogen; einer von ihnen erwähnte die Drogensucht seiner Eltern«.[22]

Einen Monat nach diesem Artikel, der ersten wissenschaftlichen Notiz über die neue, noch namenlose Krankheit, erscheint im *Morbidity and Mortality Weekly Report* der CDC ein zweiter Bericht, der ein komplementäres Phänomen untersucht, die plötzlich ansteigende Verbreitung des Kaposisarkoms »unter homosexuellen Männern in New York und Kalifornien«, wie es im Aufsatztitel heißt. 26 Patienten zwischen 26 und 51 Jahren sind seit 1979 mit der in den USA äußerst ungewöhnlichen Krebsart diagnostiziert worden; acht von ihnen leben nicht mehr. In den zwanzig Jahren davor hat es in dieser Altersgruppe nur insgesamt drei registrierte Erkrankungen in New York gegeben. Bei den meisten Männern, so der Artikel, wurden zudem jene Pilz- und Herpesinfektionen entdeckt, an denen auch die fünf Personen in Los Angeles erkrankt sind.[23]

Im August 1981, nach den Rückmeldungen zahlreicher Ärzte und Kliniken auf die beiden Artikel, zählen die »Centers for Disease Control« bereits 108 Fälle der unbekannten Krankheit mit 43 Toten. Die Frage, die sich die neu eingerichtete Arbeitsgruppe der CDC stellen muss, ist zunächst, wie diese einzelnen, lose verstreuten Ausbrüche zusammenhängen. Wer wird krank und warum? Dass sowohl die fünf kalifornischen Männer als auch die gut zwei Dutzend Kaposisarkom-Fälle etwas miteinander zu tun haben müssen, behaupten beide Artikel des *Morbidity and Mortality Weekly Reports*, wenngleich mit unterschiedlicher Prägnanz. Der zweite Bericht ist vorsichtig mit Schlussfolgerungen über den betroffenen Personenkreis. Im ersten Bericht von Anfang Juni heißt es dagegen mit einer entschiedeneren Formulierung: »Die Tatsache, dass alle Patienten Homosexuelle waren, lässt darauf schließen, dass es eine Verbindung gibt zwischen einem Aspekt des homosexuellen Lebensstils oder einer Krankheit, die durch sexuellen Kontakt erworben wird, und dem Auftreten der Pneumocystis-Pneumonie in dieser Bevölkerungsgruppe.«[24]

Eine auffällige Häufung von Patienten, deren Alter und körperliche Disposition zwar in keinem erwartbaren Verhältnis zum Ausbruch ihrer Leiden steht, deren sexuelle Präferenz sie aber miteinander verbindet: In der Anfangszeit der neuen Krankheit, die von den »Centers for Disease Control« im Juli 1982 offiziell als Epidemie klassifiziert wird, fehlt jede Erkenntnis über den zugrundeliegenden Erreger, ja sogar über die Frage, ob die Schwächung des Immunsystems und die fatalen Infektionen durch einen übertragbaren Erreger verursacht werden. In Ermangelung dieses Wissens wird eine vage Kategorie wie »homosexueller Lebensstil«, in der sich soziale, ästhetische, sexuelle und pathologische Facetten vermischen, zum frühesten Verdachtsmoment, um die Verteilung der Fälle besser zu verstehen. Der erste Name, der sich Anfang 1982 unter den Ärzten und Gesundheitsbehörden für die Krankheit etabliert, »GRID«, greift diese Spur auf; die Bezeichnung »Gay-Related Immune Deficiency« bindet die mysteriöse Immunschwäche der Patienten an ihre sexuelle Präferenz, ohne dass dieser Zusammenhang medizinisch beglaubigt werden könnte.

Die großen Zeitungen und Presseagenturen, die nach vereinzelten Meldungen über die beiden Artikel in *Morbidity and Mortality Weekly* erst ein Jahr später, ab Frühling 1982, regelmäßig über die neue Epidemie berichten, stellen die Kategorie des »Lebensstils« immer wieder in den Mittelpunkt.

»Viele Homosexuelle haben eine hohe Anzahl von Sexualpartnern«, heißt es in einem Artikel der *Associated Press* vom März 82, »und diese flüchtigen Intimitäten könnten der Grund für zahlreiche Infektionen sein«. Drei Monate später heißt es in einem weiteren Artikel der Agentur über die sich ausbreitende Krankheit: »Wissenschaftler, die eine Häufung seltener Krebs-Fälle bei homosexuellen Männern untersuchen, haben die Krankheit mit häufigem Sex mit Fremden in Verbindung gebracht.«[25] Promiskuitive Sexualität als solche gilt in dieser Frühphase als wahrscheinliche Ursache der Erkrankung – nicht ein Virus, nicht ein Mikroorganismus, nicht eine konkrete Form der Übertragung, sondern eine soziale Praxis. Die Immunschwächung ist Effekt der abweichenden Biographie.

Im Juni 1982 berichtet *Morbidity and Mortality Weekly* über eine Interviewreihe, die Mitarbeiter der CDC-Arbeitsgruppe mit Kaposisarkom- und Pneumocystis-Pneumonie-Patienten in Los Angeles und dem südlich der Stadt gelegenen Orange County durchgeführt haben. Von 19 bekannten Krankheitsfällen werden acht noch lebende Männer und »nahe Freunde« von sieben verstorbenen über Sexualpartner in der Vergangenheit befragt, und es zeigt sich, dass »innerhalb von fünf Jahren vor dem Einsetzen der Symptome neun Patienten (sechs mit KS und drei mit PCP) sexuellen Kontakt mit den anderen an KS oder PCP leidenden Patienten« gehabt haben. Drei der sechs am Kaposisarkom Erkrankten entwickelten Symptome nach dem Sex mit Männern, bei denen die Krankheit bereits ausgebrochen war, nach einer Inkubationszeit von neun, 13 und 22 Monaten. Diese als *Los Angeles Cluster Study* bekanntgewordene Befragung stützt, wie es im

Kommentarteil heißt, zum ersten Mal anhand verlässlicher Daten die Hypothese, dass sich die neue Krankheit durch sexuelle Übertragung verbreitet. Wobei die Verfasser weiterhin zwei Möglichkeiten der Ansteckung in Betracht ziehen, eine konkrete und eine nicht näher definierte toxikologisch-soziale: Bei der einen »werden noch unbekannte Infektionserreger sexuell übertragen und verursachen die Immunschwächung, die KS und/oder PCP unter homosexuellen Männern zugrunde liegt«. Bei der anderen Möglichkeit, so die Autoren in vager Diktion, »führt der sexuelle Kontakt mit Patienten mit KS oder PCP nicht direkt zu einer erworbenen Immunschwächung, sondern weist einfach auf einen bestimmten Lebensstil hin«.[26]

Was die Studie jedenfalls zum ersten Mal empirisch darlegt, ist ein bestimmter Zusammenhang der Fälle. Der ermittelte »Cluster« der Infektionen bündelt und ordnet die losen Erkrankungen; »er zeigt überzeugend«, so einer der Autoren gegenüber der *New York Times* am Tag der Veröffentlichung, »dass dieses Leiden nicht vollkommen zufällig unter homosexuellen Männern auftaucht«,[27] sondern auf Ansteckung beruht. Zudem gibt die Interviewreihe Aufschluss über die ungewöhnlich lange Inkubationszeit der Krankheit. Zwischen der mutmaßlichen sexuellen Infektion und dem Auftreten der Hautkrebs- oder Lungenentzündungs-Symptome vergehen laut Auskunft der Patienten bis zu zwei Jahre.

Im Sommer 1982 erhärtet sich also der Verdacht, dass sexueller Verkehr zwischen promiskuitiven Männern eine Beeinträchtigung des Immunsystems herbeiführen kann, und es stellt sich die Frage, warum diese fatale körperliche Schwächung gerade homosexuelle Männer ereilt. Sowohl Mediziner als auch Politiker bemühen sich um erste Antworten. Im *New England Journal of Medicine* erscheint ein Artikel über eine New Yorker Studie, in der 81 gesunde homosexuelle Männer auf ihre Immunabwehr untersucht werden. Als Ergebnis zeigt sich, dass 67 von ihnen einen geringeren Anteil an T-Zellen unter den weißen Blutkörperchen aufweisen als die Kontrollgruppe der heterosexuellen Männer, also genau jenen zellulären Baustein, der nach jüngsten biochemischen Forschungen vordringlich für die Stabilität des Immunsystems verantwortlich ist. Der durchschnittliche Wert dieses Zelltyps liegt bei der Gruppe der 81 Homosexuellen sogar näher bei den am Kaposisarkom erkrankten Männern als bei der heterosexuellen Kontrollgruppe. Die Autoren betonen zwar, dass diese Ergebnisse bei der verhältnismäßig kleinen Kohorte der Untersuchten »Zufall«[28] sein könnten und korrigieren ihre Hypothesen in späteren Artikeln. In Presseberichten über die Krankheit GRID wird die Studie im September 1982 aber auffallend häufig erwähnt, weil sie ein Erklärungsmodell für die Gefährdung der betroffenen Bevölkerungsgruppe anbietet. Homosexuelle Promiskuität kann mit Hilfe dieser Daten als latent pathologische Praxis beschrieben werden, so als wäre die Anfälligkeit für Immunschwäche im Körper disponiert, als gäbe es eine prinzipielle Verbindung von abweichender Sexualität und labiler gesundheitlicher Konstitution. Das vor 1980 nur im medizinischen Sprachgebrauch vertraute Wort »Immunsystem« wird in der Anfangszeit der neuen Epidemie zu einem Indikator für kulturelle Normalität. Pat Buchanan, Berater des neuen amerikanischen Präsidenten Ronald Reagan (und in den neunziger Jahren selbst zweimal Anwärter auf das Amt des republikanischen Präsidentschaftskandidaten), spricht denselben Zusammenhang auf populistische Weise aus. In einem Interview mit der Zeitung *New York Post* sagt er 1983: »Die Schwulen haben der Natur den Krieg erklärt, und nun übt die Natur fürchterliche Vergeltung.«[29]

Genau in diese Zeit, in der wissenschaftliche und chauvinistische Interpretationen die Begrenzung der neuen Krankheit auf homosexuelle Männer deuten, fällt jedoch eine verstörende Ausweitung der betroffenen Personenkreise. Dass sich unter den frühen Infizierten auch einige heterosexuelle Männer befinden, zeigte sich bereits im Verlauf des Jahres 1981 und wurde mit der Drogensucht der Patienten erklärt. Im Dezember 1981 erkrankte auch zum ersten Mal eine heroinabhängige Frau am Kaposisarkom. Im Juli 1982 dann, nur wenige Wochen nach der Veröffentlichung der *Los Angeles Cluster Study*, ziehen zwei fast zeitgleich auftauchende Nachrichten die Hypothese von der »Schwulenkrankheit« GRID in elementare Zweifel. Der Leiter der CDC-Arbeitsgruppe, James Curran, gibt auf einer Pressekonferenz bekannt, dass sich bei 34 aus Haiti geflohenen Menschen beiderlei Geschlechts, die nun in fünf verschiedenen US-Bundesstaaten leben, die typischen Symptome der Epidemie gefunden haben. Und einige Tage später macht die Gesundheitsbehörde drei Fälle von Pneumocystis-Pneumonie mit »frappierend ähnlichen« Immundefekten unter Hämophilie-Patienten öffentlich – Bluterkranken, deren Herkunft, sexuelle Präferenz und Lebensgewohnheiten sich in keine Muster ethnischer und sozialer Abweichung einpassen lassen.[30]

»Die haitianischen Fälle stehen für eine neue Entwicklung der Immunkrankheit«, sagt James Curran der *New York*

Times. »Geht es hier um dieselbe Sache wie bei den homosexuellen Männern und den Drogenabhängigen? Und wenn ja, was hat das zu bedeuten? Die Antwort ist: Wir wissen es nicht.« Ein Mitarbeiter Currans wird über die Hämophilie-Patienten mit den Worten zitiert: »Bluter sind definitiv eine andere Bevölkerungsgruppe als homosexuelle Männer, haitianische Flüchtlinge und Fixer. Wir suchen dennoch nach einem gemeinsamen Erreger der Erkrankungen.«[31] In diesen Aussagen vom Juli 1982 zeichnen sich zwei Reaktionsweisen der amerikanischen Gesundheitsbehörde ab: zum einen die nicht zu unterdrückende Sorge um die unkontrollierbare Ausweitung der Epidemie, zum anderen der Versuch, die immer heterogeneren Betroffenengruppen weiterhin zu vereinheitlichen, auf einen Nenner zu bringen, um die Logik der Ausbrüche zu verstehen. Dass eine Disposition des Immunsystems homosexueller Männer für die Epidemie verantwortlich ist, scheint nach dem Auftauchen der neuen Fälle unmöglich. Doch was eint die disparaten Erkrankungen? Die drogenabhängigen Patienten verwenden gebrauchte Spritzen, die Hämophiliker benötigen regelmäßige Bluttransfusionen. Über die Gruppe der haitianischen Flüchtlinge heißt es, dass sie in ihrem Heimatland an Voodoo-Ritualen teilgenommen hätten, in denen Injektionen von menschlichem und tierischem Blut eine Rolle spielen.[32] Alle vier bislang betroffenen Personengruppen, so die Annahme der Ärzte, kamen überdurchschnittlich oft mit fremden Körperflüssigkeiten in Kontakt. Die Gefährdung, an der neuen Epidemie zu erkranken, könnte also weniger mit einem abweichenden »Lebensstil« zu tun haben als mit riskanten Momenten des Austauschs, sowohl sexueller als auch medizinischer oder ritueller Art, an denen wie auch immer kontaminierte Sekrete von einem Körper in den anderen gelangen.

Die allgemeine Beruhigung, die von dieser Information ausgehen soll, hängt damit zusammen, dass die Krankheit weiterhin als eine selektiv ausbrechende beschrieben wird. Sie ist ab der zweiten Hälfte des Jahres 1982 zwar nicht mehr auf homosexuelle Männer beschränkt, aber auch die anderen betroffenen Personenkreise teilen einen bestimmten Sonderstatus, der sie in der öffentlichen Auseinandersetzung für die Krankheit anfällig macht. Die Drogenabhängigen, die in archaische Rituale verstrickten Flüchtlinge, die Bluterkranken: lauter Figuren, die wie die homosexuellen Männer eine Außenseiterposition einnehmen, die in sozialem, ethnischem, medizinischem Sinne pathologisiert werden können. Die vier Personenkreise sind die *Risikogruppen* der neuen Epidemie, wie ein im Zusammenhang mit der Krankheit aufkommender Begriff besagt.[33]

Ende 1982 schließlich werden die ersten Fälle von Kindern bekannt, die am Kaposisarkom und an Pneumocystis-Pneumonie leiden. Die »Centers for Disease Control« berichten über zwanzig erkrankte Kleinkinder unter den mittlerweile rund 800 Infizierten in den USA; ein knapp zwei Jahre alter Junge sei Anfang Dezember verstorben. Auch wenn die Fälle laut CDC in die Logik der »Risikogruppen« eingebettet werden können, weil die Kinder entweder an Hämophilie leiden oder drogenabhängige Eltern haben: Die biographische Unschuld der jüngsten Patienten, ihr von kulturellen Stigmata und Zuschreibungen noch weitgehend freies Leben, löst im Tonfall der Presseberichte ein wachsendes Unbehagen vor der Entgrenzung der Epidemie aus. Wo es in der *New York*

Times noch im Mai 1982 hieß: »Bislang haben die Epidemiologen keinen Beleg dafür gefunden, dass sich die Krankheit wie die Grippe oder die Masern von Mensch zu Mensch überträgt; die Gesamtbevölkerung muss nicht besorgt sein«, reißt diese Schwelle spätestens mit den Nachrichten von erkrankten und gestorbenen Kleinkindern ein. Nun droht die bislang gewährleistete Domestizierung der neuen Epidemie, die gesundheitspolitische Beschränkung auf »Risikogruppen«, ihre Überzeugungskraft zu verlieren und genau das einzutreten, was ein Artikel der Zeitschrift *Newsweek* mit dem Befund nahelegt: »Die ›Schwulenseuche‹ ist auf die Gesamtbevölkerung übergeschwappt.«[34]

Von Ende 1982 bis zur erfolgreichen Isolation des Erregers HIV durch französische und amerikanische Virologen im Frühjahr 1984 währt eine etwa eineinhalbjährige Zeitspanne, in der sich das anhaltende Rätseln über die mikrobiologische Ursache der Epidemie mit der Einsicht verbindet, dass sich die ersten Begrenzungsstrategien nicht aufrechterhalten lassen. Das betrifft auch den offiziellen Namen der Krankheit, der sich nach dem Beschluss einer CDC-Konferenz im Juli 82 ändert; die Assoziation mit der sexuellen Präferenz der Patienten in »GRID« wird durch die neutralere, offenere Bezeichnung »Acquired Immune Deficiency Syndrome« ersetzt – »A.I.D.S«, dann »AIDS« und schließlich »Aids« (als immer beiläufigere, immer nahtloser in die Sprache verwobene Schreibweise, wie Barbara Weingart bemerkt hat).[35] Gerade die Ausweitung der möglichen Betroffenengruppen verschärft aber die panischen Reaktionen und Verhaltensweisen in der amerikanischen Öffentlichkeit, die ab 1983 auch in deutschen Zeitungsartikeln über die Epidemie in plakativen Aufzählungen beschrieben werden. »Piloten weigerten sich«, so der *Spiegel* im Juli 83, »Aids-Patienten ins Flugzeug zu lassen; Polizisten und Gefängnisaufseher versehen sich mit Schutzanzügen und Spezialhandschuhen, wenn sie mit Aids-Kranken umgehen; Photomodelle lehnen es ab, sich von homosexuellen Maskenbildnern schminken zu lassen; in Büros und Fabriken sträuben sich Angestellte und Arbeiter, neben Aids-kranken Kollegen zu arbeiten.« Im *Stern* heißt es in ähnlichen Satzkaskaden, in denen sich die bedrohliche Entgrenzung der Infektionen sprachlich abbildet: »Krankenschwestern und Polizisten tragen Spezialkleidung und Mundschutz, wenn sie sich Schwulen nähern. Fernsehtechniker in San Francisco versperrten Kranken den Weg ins Studio zu einer Sendung über AIDS. Ein Geschworenen-Gericht in derselben Stadt lehnte es ab, sich zu einer Beratung zu versammeln, weil eines ihrer Mitglieder krank war.« Und die ZEIT berichtet im Oktober 1983 über die »hysterischen« Verhältnisse in den USA: »Beamte weigerten sich, die Pässe von Touristen bei deren Rückkehr aus Haiti anzurühren.«[36] Die Angst vor der Krankheit überträgt sich wesentlich schneller als die Krankheit selbst.

3. »Patient null« und die Erzählbarkeit des Ursprungs

Wenn die Anfangszeit einer Epidemie von dem Bemühen geprägt ist, die Wege der Verbreitung zu ermitteln, eine kohärente Abbildung der sich ausweitenden Erkrankungen zu gewähren, nimmt ein Aspekt eine besonders wichtige Rolle ein: die Frage des Ursprungs, die Suche nach jenem Fall, mit dem die Serie der Ansteckungen begonnen hat. Der »Patient null« dient der Erzählbarkeit der Epidemie als Eichpunkt, als Instanz, die für die Linearität und narrative Ordnung der zerstreuten Fälle bürgen soll. In der *Cluster Study* vom Juni 1982 taucht neben den erkrankten oder bereits gestorbenen Kaposisarkom- und Pneumonie-Patienten aus Los Angeles und Orange County ein Interviewpartner auf, der in dem Artikel als »Nicht-Kalifornier« bezeichnet wird. »Zwei Patienten aus dem Orange County hatten sexuellen Kontakt« mit ihm, so die Studie; »ein Patient mit KS sagte zudem, dass er Sex mit zwei Freunden des Nicht-Kaliforniers gehabt hatte«. Im Fazit des Artikels heißt es, dass die erkrankten und gestorbenen Männer vermutlich »Teil einer zusammenhängenden Reihe von Fällen« in den USA seien, »die bis zu 15 weitere Patienten in acht anderen Städten umfassen könnte. Der Nicht-Kalifornier mit KS ist Teil dieser Reihe.«[37]

Im März 1983 halten Mitarbeiter der »Centers for Disease Control« einen Vortrag in New York (1984 im *American Journal of Medicine* als Aufsatz erschienen), der die Cluster-Studie vom Jahr zuvor ergänzt und nun auf einen »Patienten null« hin fokussiert. Inzwischen hat die Gruppe weitere 21 Interviews mit Erkrankten in zehn amerikanischen Städten geführt, die am Kaposisarkom und/oder an Pneumocystis-Pneumonie leiden und sexuellen Kontakt mit einem der Patienten aus der ersten Studie gehabt haben. Die durchschnittliche Inkubationszeit bis zum Auftauchen der Symptome betrug zehneinhalb Monate. Teil des Aufsatzes ist ein graphisches Schema der insgesamt vierzig miteinander verknüpften Fälle. Jeder Patient wird durch einen kleinen Kreis repräsentiert, in dem die Abkürzung seines Wohnorts eingetragen ist. In der Mitte des Geflechts befindet sich ein Kreis, der nur eine »0« enthält, ohne geographische Kennzeichnung. Er ist mit insgesamt acht anderen Kreisen verbunden, mit Männern aus Los Angeles und New York. Im restlichen Schema führen höchstens fünf Linien von einem Kreis zu den anderen.[38]

»Patient 0« oder der »Indexpatient«, wie es in der Legende der Graphik heißt, ist der »Nicht-Kalifornier« aus der ersten Cluster-Studie. Auf diesen Fall, so die Autoren im *American Journal of Medicine*, geht auch die Entscheidung zurück, die Untersuchung nach der Befragung von 1982 auf Regionen außerhalb Kaliforniens auszuweiten. »Patient 0«, schreiben sie, »litt seit Dezember 1979 an geschwollenen Lymphknoten, im Mai 1980 wurde bei ihm das Kaposi-Sarkom diagnostiziert. Er schätzte, dass er zwischen 1979 und 1981 etwa 250 verschiedene männliche Sexualpartner pro Jahr gehabt hatte, und er konnte 72 dieser 750 Partner benennen. Acht der 72 Partner waren AIDS-Patienten: vier aus Südkalifornien und vier aus New York City.« Der Aufsatz stellt die

Vermutung der Gesundheitsbehörde, dass die neue Krankheit durch einen infektiösen Erreger verursacht werde, deutlicher heraus als noch im Sommer 1982: »Die Tatsache eines clusters von AIDS-Fällen, die durch homosexuellen Kontakt miteinander verbunden sind, stimmt mit der Hypothese eines Infektionserregers überein.« Patient null, der Einzige, der laut den Verfassern schon Krankheitssymptome aufwies, als er sexuellen Kontakt mit den anderen Männern hatte, stützt diese Theorie im Besonderen: »Wenn die Hypothese eines infektiösen Erregers richtig ist«, heißt es, »kann Patient 0 als Beispiel eines ›Überträgers‹ gelten. Er hatte sexuellen Kontakt mit acht anderen AIDS-Patienten.«[39]

Die »Patient null«-Theorie der CDC-Arbeitsgruppe erscheint 1984 in der März-Ausgabe des *American Journal of Medicine*. Der frankokanadische Flugbegleiter Gaëtan Dugas, der »Nicht-Kalifornier«, stirbt genau in dieser Zeit an den Folgen einer Aids-Erkrankung, am 30. März 1984 in seiner Heimatstadt Québec. Dugas ist zu diesem Zeitpunkt keineswegs eine öffentliche Person. Die beiden Cluster-Studien wahren seine Anonymität und werden nur in einem Fachkreis von Medizinern diskutiert, die sich mit der neuen Epidemie befassen. Zu seinen Lebzeiten hat es über die Identität von »Patient null« keinen einzigen Zeitungsbericht oder andere mediale Zeugnisse gegeben. Auch von seiner Bestattung im Frühling 1984 fehlt jede öffentliche Notiz.[40] Die zweifelhafte Prominenz von Gaëtan Dugas beginnt vielmehr mit dem Erscheinen des Buches *And the Band Played on: Politics, People, and the Aids Epidemic* von Randy Shilts im Jahr 1987. Diese umfassende journalistische Rekonstruktion der Frühzeit von Aids, die den Blick auf die Epidemie viele Jahre lang wie keine andere Veröffentlichung geprägt hat, macht »Patient null« zur Hauptfigur der neuen Krankheit, entwirft ein detailliertes Psychogramm von Dugas, spekuliert über seine Absichten und Motivationen, ohne dass der Autor des Buches ihm jemals begegnet wäre.

Gaëtan Dugas, der im Jahr seiner Hautkrebsdiagnose 27-jährige Flugbegleiter von Air Canada, eignet sich in doppelter Hinsicht als Galionsfigur der beängstigenden Aids-Epidemie, zum einen als Repräsentant einer Berufsgruppe, die für die globale Beschleunigung von Menschenströmen im späten 20. Jahrhundert und damit auch von potenziellen Krankheitsüberträgern steht, zum anderen aufgrund seines Status als Fremder im Land des Ausbruchs, der im Zentrum des CDC-Clusters als einzige Person ohne eingrenzende Ortsbezeichnung bleibt. Anders als die Gesundheitsbehörde nennt Shilts in seiner minuziösen Chronik, einer Mischung aus Dokumentation und Erzählung, Gaëtan Dugas beim vollen Namen (in der Schreibweise allerdings leicht domestiziert, ohne die beiden Punkte auf dem e). Der Journalist aus San Francisco, bei Erscheinen seines Buches selbst HIV-positiv, beschreibt »Patient null« auf eine Weise, deren Zuschreibungen weit über die symbolische Deutung seines Berufs und seiner Nationalität hinausgehen. Gaëtan Dugas ist in Shilts' Erzählung vielmehr vor allem durch zwei Attribute gekennzeichnet: durch seine unvergleichliche erotische Attraktivität und durch seine Ignoranz und zunehmende Rücksichtslosigkeit, was den Ernst der ansteckenden Krankheit betrifft.

Der Flugbegleiter, der seine professionellen Reisen, so oft es geht, in die Metropolen des homosexuellen Lebens in New

York und San Francisco lenkt, ist, wie im Buch wiederholt gesagt wird, der »schönste von allen«, »der Typ Mann, den alle haben wollten«. Shilts schreibt: »Jeder fühlte sich zu Gaetan hingezogen. Das sandfarbene Haar fiel ihm knabenhaft in die Stirn. Sein Mund verzog sich leicht zu einem einladenden Lächeln, und mit seinem Lachen brachte er Leben in jeden noch so düsteren Raum. Seine Anzüge kamen aus den modischsten Geschäften in Paris und London. [...] Die Amerikaner flogen auf seinen weichen Quebecer Akzent und seine sinnliche Ausstrahlung.«[41] Dugas ist sich dieser Attraktivität Randy Shilts zufolge wohl bewusst. Mit Blick auf das Interview für die erste Cluster-Studie heißt es: »Gaetan Dugas machte einen durchaus selbstzufriedenen Eindruck, als er ausführlich von seinen sexuellen Abenteuern berichtete. [...] Stolz erzählte der Flugbegleiter von all seinen schönen Liebhabern.« Die besondere Anziehungskraft des Mannes, der als einer der ersten Patienten kleine purpurfarbene Knoten auf seinem Körper entdeckt, ist aber, wie der Journalist immer wieder pointiert ausführt, mit einer lebensbedrohenden Gefahr verbunden. »Er war der Typ Mann, den alle wollten. Aber das, was alle wollten, brachte ihnen den Tod.« Im Abschnitt über Dugas' letzte Lebenstage in Québec lauten die Schlusssätze: »Einst verkörperte Gaetan das, was sich jeder homosexuelle Mann vom Leben erträumte. Als er starb, war er der Inbegriff dessen, wovor jeder schwule Mann Angst hatte.«[42]

Dieser fast refrainhaft bemühte Zusammenhang von Schönheit, Promiskuität und Tod in der Schilderung von »Patient null« verbindet sich in *And the Band Played on* mit der Betonung seines fahrlässigen Handelns. In der Befragung durch die CDC-Mitarbeiter im Frühling 1982 reagiert Dugas laut Randy Shilts überrascht von der möglichen Übertragbarkeit der neuen Krankheit: »Gaetan schien betroffen zu sein, als sei er plötzlich auf einen schrecklichen Gedanken gekommen. ›Sie glauben, ich hätte andere Männer angesteckt?‹« In dem Buch ist an zahlreichen Stellen von den Warnungen der Ärzte und Bekannten Dugas' die Rede, er solle seine sexuellen Kontakte, die täglichen Begegnungen in den Schwulensaunen und Dark Rooms, einschränken oder aufgeben, um keine weiteren Männer zu gefährden. Doch »Patient null« möchte seine Ansteckungsfähigkeit, wie Shilts schreibt, bis zuletzt nicht wahrhaben. Den Interviewern der »Centers for Disease Control« entgegnet er: »Selbstverständlich werde ich nicht auf Sex verzichten. Mir hat noch niemand bewiesen, dass Krebs ansteckend sei«,[43] obwohl die frühe umgangssprachliche Bezeichnung der Krankheit als »gay cancer« zu dieser Zeit schon von dem bedrohlicheren Namen »gay plague«, »Schwulenpest«, verdrängt worden ist.

Ende 1982, als der von der Immunschwächung gezeichnete Gaëtan Dugas seine Arbeit als Flugbegleiter niedergelegt hat und nach San Francisco gezogen ist, formuliert Randy Shilts einen trotzigen inneren Monolog des »Patienten null« vor dem Spiegel einer Sauna, auf dem Weg zum nächsten fremden Mann in einer der Kabinen: »Gaetan trat einen Schritt zurück und warf noch einmal einen Blick auf seinen wohlgeformten Körper. [...] Er hatte die Ärzte mit ihren Prognosen Lügen gestraft und fühlte sich ganz wohl. [...] Sicher, er war in letzter Zeit oft müde, und auch das Atmen fiel ihm schwer. Aber er würde die Krankheit überstehen, und er würde den heutigen Abend in der Sauna genießen.« Promiskuitive Sexualität, legt Randy Shilts nahe, ist derart untrennbar mit Dugas' Existenz verwoben, dass er darauf auch bei tödlichem Risiko für die Partner nicht verzichten kann. Als ihn wenige Monate vor seinem Tod ein Freund in Kanada von einem enthaltsameren Leben überzeugen will, heißt es in *And the Band Played on*: »Von Gaetan zu verlangen, Sex aufzugeben, wäre so, als wollte man Bruce Springsteen zumuten, das Gitarrespielen aufzugeben. Sex war nicht einfach Sex für Gaetan. Es war das Fundament seiner Identität.«[44]

Im Übergang von der 1984 publizierten zweiten Cluster-Studie zu Randy Shilts' überaus populärem Buch drei Jahre später ergibt sich eine folgenreiche Verschiebung der Kennzeichnung von »Patient null«. Die Graphik des *American Journal of Medicine* benutzt diese Kategorie als anonyme Position einer Struktur, als Ausgangspunkt und Zentrum einer bloßen Reihung; mit Ausnahme der fehlenden geographischen Markierung hat die Formel »Patient null« keinen Inhalt, keine Semantik. Das ändert sich fundamental in Randy Shilts' als dokumentarische Chronik präsentiertem Roman. Nun hat sich »Patient null« in ein Individuum namens Gaëtan Dugas verwandelt, dessen Aussehen und Verhalten ihn als Ursprung und multiplen Überträger der neuen Epidemie disponieren. *And the Band Played on* ist in den ersten Jahren von Aids jenes Dokument, das die Unsicherheiten und tastenden Interpretationen der Ärzte und Gesundheitsbehörden in erzählerisch ausgreifender Manier in zusammenhängende Tatsachen verwandelt. Aus der Kontingenz der realen Begegnungen Anfang der 1980er Jahre erwächst bei Randy Shilts eine Providenz der Infektionen, deren rekonstruierbare Logik vor allem den Ursprung der Epidemie betrifft.

»Patient null«: Am Anfang der Erkrankungen steht der zugleich verführerischte und fahrlässigste aller homosexuellen Männer, dessen diabolische Rolle, wie Shilts insinuiert, ab 1982 allen Beteiligten klar ist. Im Zuge der ersten Cluster-Studie interviewen die CDC-Mitarbeiter Bill Darrow und David Auerbach einen Kranken im Orange County, der als erster noch lebender Patient erzählt, dass er sexuellen Kontakt mit einem auffallend hübschen Flugbegleiter aus Québec hatte, dessen Namen bei den Recherchen der Arbeitsgruppe schon häufiger aufgetaucht ist. »Bill Darrow«, schreibt Shilts an dieser Stelle, »ließ seinen Bleistift fallen. Auerbach sah ihn an. Der Kranke konnte an den bedeutungsvollen Blicken zwischen den beiden Epidemiologen erkennen, dass er das Zauberwort ausgesprochen hatte.«[45]

Mehr als die politische Hauptthese des Buches, wonach die homophobe Ignoranz der Reagan-Administration den wirkungsvollen Kampf gegen Aids behindert habe, prägt sich bei der Lektüre der Wille des Autors ein, die ersten Jahre der Epidemie durch eine hochsuggestive Schreibweise wie eine Kriminalgeschichte mit überführtem Täter zu erzählen. Ohne sich dessen bewusst zu sein – Shilts beschwerte sich nach dem Erscheinen von *And the Band Played on*, wie viele der Rezensionen Dugas in den Mittelpunkt rückten[46] –, gerät »Patient null« im Lauf des Buches mehr und mehr in den Fokus, wird mit immer klareren Indizien und Vorwürfen konfrontiert, wobei vor allem auch die psychologische Deutung seiner Biographie eine entscheidende Rolle spielt. Der innere Monolog Gaëtan Dugas' vor dem Spiegel geht etwa in eine Reflexion über seine problematische familiäre Herkunft als Adoptivkind über, die Shilts mit dem unverantwortlichen Handeln von »Patient null« und dessen Sehnsucht nach einem glamourösen Lebensstil in Verbindung bringt. »Er liebte seine Adoptiveltern«, heißt es über Dugas, »aber sie waren dunkelhaarig und sahen gewöhnlich aus, während er ein feingeschnittenes Gesicht und schöne hellblonde Haare hatte. Er kam sich vor wie ein verstoßener Prinz, der in einer Bauernfamilie aufwachsen musste. Als er seiner eigentlichen Mutter tatsächlich begegnete, gerieten sie in Streit. Sie wollte ihm nicht sagen, wer der leibliche Vater war und benahm sich auch sonst nicht wie eine Prinzessin, so dass er es aufgab, gegenüber seinen Freunden über seine Eltern und die Suche nach ihnen zu sprechen. Er hatte ja auch seinen Platz unter den Schönen der Schwulenszene gefunden und galt als Star im homosexuellen Jet-set.«[47] »Patient null«, das stellt Shilts' mächtiger Ursprungsmythos der Aids-Geschichte immer wieder heraus, ist nicht nur ein haltloser Mensch, der sich in die flüchtige Welt der sexuellen Promiskuität begibt. Die biographische Haltlosigkeit prädestiniert ihn auch dafür, seiner Ansteckungsfähigkeit ungezügelt nachzugeben – ein freiflottierendes menschliches Wesen, das freiflottierende Viren verstreut.

4. Infizierte Körper, infizierte Zeichen

Das Ende der Pocken und der Anfang von Aids: zwei parallele Ereignisse in den Jahren um 1980, die entgegengesetzte Darstellungsverfahren hervorbringen. Die Differenz von Abschluss- und Ursprungserzählung zeigt sich bereits an den Textgattungen. Der WHO-Bericht *Smallpox and its Eradication* und Randy Shilts' Buch *And the Band Played on*, zwei voluminöse Bände, sind die maßgeblichen Dokumente dieser epidemiegeschichtlichen Zäsuren. Sie arbeiten mit verschiedenartigen narrativen Methoden, in denen sich ihr Untersuchungsgegenstand, eine ausgerottete und eine beginnende Epidemie, umso deutlicher herausprägt. Drei Unterschiede lassen sich vor allem benennen:

Rhetorik der Eindämmung und Rhetorik der Entgrenzung

Der Bericht *Smallpox and its Eradication* ist eine aus der Perspektive des Rückblicks erzählte Erfolgsgeschichte. Eine unübersichtliche und entmutigende Lage zu Beginn – mit über 130 000 neuen Fällen im Jahr 1967, »der höchsten Zahl seit einem Jahrzehnt« – wird nach und nach, durch die Optimierung der Impf- und Erfassungsmethoden, in einen Zustand der Ordnung überführt. Zweifellos hat die WHO im Lauf des Programms immer wieder mit Unwägbarkeiten und unerwarteten Krisen zu kämpfen. Noch im Jahr 1976, so der Bericht, »war es keineswegs sicher«, dass die vollständige Ausrottung der Pocken gelingen würde; »die Arbeit wurde durch eine Vielzahl klimatischer und politischer Probleme erschwert, durch Überflutungen, Dürren, Hungersnöte und Krieg, aber auch durch menschliches Versagen wie Inkompetenz, Unehrlichkeit und persönliche Anfeindungen«. Diese Schwierigkeiten erweisen sich jedoch, wie Autoren und Leser wissen, nur als vorübergehende Stockungen auf dem Weg zum Ziel. Gegen Ende des Berichts markiert *Smallpox and its Eradication* eine entscheidende Schwelle, auf der sich die Zweifel auflösen und die Ahnung vom Gelingen der historischen Unternehmung Gestalt annimmt. Als die Zahl der neuen Erkrankungen in Somalia im September und Oktober 1977 immer überschaubarer wird, heißt es: »Im Wissen darum, dass jeder im Zaum gehaltene Ausbruch der letzte sein könnte, arbeiteten die lokalen Teams mit einer Intensität, die es nie zuvor gegeben hatte.« An diesem Umschlagpunkt wird die Eindämmung der Seuche endgültig zur befreienden Tatsache: eine Erkenntnis, die sich auch im Darstellungsstil des WHO-Berichts niederschlägt. Die jahrhundertelang wütende Epidemie wird in *Smallpox and its Eradication* erzählbar; sie hat ihren übermächtigen Schrecken verloren und lässt sich in den finalen Kapiteln des Berichts beinahe im Tonfall einer realistischen Novelle referieren: »Wider Erwarten«, so der Beginn des Schlussabschnitts, »fand die letzte Episode im Kampf gegen die Pocken nicht in einem der Länder statt, die kurz zuvor noch so heftig betroffen gewesen waren, sondern in Somalia, das im September 1976 zum ersten Mal seit 14 Jahren neue Fälle meldete…« Eingedämmt ist nicht nur die Epidemie, sondern auch das Sprechen darüber. Eine souveräne Instanz, die über alle Fälle, alle Daten verfügt, rekapituliert den Lauf der Ereignisse und deutet sogar an, dass die Entwicklungen einem vorausberechneten Zeitplan folgen konnten. Mit Blick auf den Festtag im Mai 1980 schreiben die Autoren der WHO: »22 Jahre sind vergangen, seitdem die UdSSR der Weltgesundheitsversammlung zum ersten Mal die globale Ausrottung der Pocken vorgeschlagen hat; 14 Jahre, seitdem die Versammlung die Mittel für ein Programm zur Verfügung gestellt hat, das die erhoffte Ausrottung innerhalb von zehn Jahren gewährleisten sollte. Tatsächlich sind zwischen dem Beginn des Programms und dem letzten Fall in Somalia genau zehn Jahre, neun Monate und 26 Tage vergangen.«[48]

Die mysteriösen Krankheitsfälle, die zunächst nur als »Kaposisarkom« bezeichnet werden, dann als »GRID« und »Aids«, lassen sich auf keinen Infektionserreger zurückführen, sind nicht kurierbar oder durch Impfung zu verhindern, und dieses Nichtwissen verleiht den ärztlichen und journalistischen Äußerungen eine beunruhigende Perspektive. Der *New York Times*-Artikel vom 11. Mai 1982 erwähnt die bislang 136 Toten der Epidemie und schließt die Prognose an: »Die Gesundheitsbehörden fürchten, dass Zehntausende homosexuelle Männer bereits ohne ihr Wissen betroffen seien und die Krankheit in sich tragen könnten.« In einem frühen deutschen Pressebericht über die neue Krankheit heißt es im *Spiegel* 1984: »Der amerikanische Professor Robert C. Gallo, unter den Aids-Experten die Nummer eins, schätzt, daß 98 Prozent aller Aids-Erkrankungen ›noch unerkannt sind‹«; im Hinblick auf die USA, wo laut *Spiegel* inzwischen

6620 Fälle registriert seien, »hieße das: es gibt mindestens eine Viertelmillion Aids-Infizierte«.[49] Die Hochrechnungen und Schreckensvisionen in diesen Aussagen sind Zeugnisse einer wiederkehrenden Rhetorik der Entgrenzung, für die in den frühen achtziger Jahren die immergleichen Metaphern herangezogen werden. Weitaus verheerender als die Gegenwart der unbekannten Krankheit, sagen diese Metaphern, wird die nahe Zukunft sein. Die ersten Erkrankten, schreibt die *New York Times* im Mai 1982, seien eine »immunologische Zeitbombe«. »Diese Menschen sind umherlaufende Zeitbomben«, zitiert *Newsweek* einen Mitarbeiter der »Centers for Disease Control« drei Monate später. »Die Bombe ist gelegt«, lautet die Überschrift der *Spiegel*-Titelgeschichte von 1984.[50] Eine andere, noch häufiger gebrauchte Metapher ist die von der »Spitze des Eisbergs«, deren Erwähnung in den Reden von James Curran, dem Leiter der CDC-Arbeitsgruppe, seit 1981 zum »Standardrepertoire« gehöre, wie Randy Shilts schreibt. »KS und Pneumocystis-Pneumonie seien nur die Spitze, Patienten mit geschwollenen Lymphknoten die Mitte, und darunter schlummere ein riesiges Potenzial von asymptomatischen, aber infizierten Menschen.« In der *New York Times* heißt es 1982: »Laut den ›Centers for Disease Control‹ und dem ›National Cancer Institute‹ wird GRID nun offiziell als Epidemie bezeichnet, und die aktuellen Fallzahlen sind wahrscheinlich nur die ›Spitze des Eisbergs‹.« Von »einem ›riesigen Eisberg‹ noch unentdeckter Aids-Erkrankungen« berichtet auch der *Spiegel* 1984.[51]

Der narrativen Eindämmung durch die präzise Chronik rückläufiger Fallzahlen stehen die Prognosen einer wuchernden Ausweitung entgegen. »Die Epidemie«, schreibt Shilts über den Sommer 1981 in New York und San Francisco, »war etwas Neues, etwas, das sich erst zu definieren und zu formen begann.«[52] Diese Proliferation betrifft nicht nur die schiere Masse unentdeckter Infektionen, sondern auch die qualitative Bedrohung der menschlichen Spezies durch die Krankheit. Die Nachricht im Juli 1982, dass sich die erkrankten Haitianer über Voodoo-Praktiken mit Tierblut angesteckt haben könnten, führt in der amerikanischen Öffentlichkeit neben fremdenfeindlichen Reflexen zu der in der Geschichte der Epidemien immer wieder auftretenden Sorge um die bedrohten Grenzen des Humanen. Auch die Kontroversen um die Pockenimpfung etwa waren von Anfang an mit der Schreckensphantasie von menschlich-animalischen Hybridwesen verbunden. Edward Jenners Vakzination rief in der Zeit um 1800 die vielstimmig beschworene Angst hervor, die eingespritzten Kuhpocken könnten die Spezies des Menschen an sich verwandeln; die Pockenimpfung, so Kant in einer späten Notiz über die Ethik der Vakzination, stelle »die Menschheit zu sehr mit der Tierheit gleich«.[53] Im 21. Jahrhundert kehrt diese unheilvolle Vermischung humaner und animalischer Lebensformen im Zusammenhang mit den Ursprungserzählungen der SARS- und Corona-Pandemie wieder, die das Entstehen des neuen Virus an die übermäßige räumliche Nähe zwischen Menschen und Tieren koppeln, auf einem Bauernhof in Guangdong 2002 und einem Großmarkt in Wuhan Ende 2019.[54]

Gibt es im Abschlussbericht der Weltgesundheitsorganisation eine komplementäre Metapher zur »Zeitbombe« und »Spitze des Eisbergs« in den frühen Aussagen über Aids? Der Hinweis auf den »Umschlagpunkt« ließe sich in diesem

Sinne verstehen, auf den historischen Augenblick im Lauf des Ausrottungsprogramms, in dem die WHO und ihre Mitarbeiter vor Ort zum ersten Mal erkennen, dass die globale Beseitigung der Pocken tatsächlich gelingen kann, dass die viele Jahre lang ernüchternde und mit permanenten Rückschlägen konfrontierte Arbeit ihr Ziel erreichen wird. Noch in den frühen siebziger Jahren kommt es in Ländern, die vermeintlich frei von Pocken sind, immer wieder zu »sporadischen Neuinfektionen«,[55] die, wie der WHO-Bericht schildert, von den lokalen Kontrollteams mit zunehmendem Fatalismus registriert werden. Doch spätestens im Lauf des Jahres 1977, mit der anhaltenden Beschränkung der Ausbrüche auf das Land Somalia, setzt sich jene Gewissheit durch, dass »jeder im Zaum gehaltene Ausbruch der letzte« sein kann – ein Kippmoment der epidemiologischen Arbeit und Erzählung, der alle Zweifel auflöst und im Vergleich zu »Zeitbomben« und »Spitzen des Eisbergs« ein genau entgegengesetztes Verhältnis zur nahen Zukunft illustriert. Die Unwägbarkeit der Epidemie ist überwunden; das Ende der Bedrohung steht kurz bevor.

Die buchstäbliche und die metaphorische Epidemie

Wenn man die Erscheinungsweise der Pocken im Abschlussbericht der WHO auf einen Begriff bringen müsste, könnte man von ihrer eminenten Buchstäblichkeit sprechen. Nichts an der Krankheit oder am Personenkreis, der von den Pocken ereilt wird, ist in den letzten Jahrzehnten der Verbreitung noch von einem Überschuss an Imaginationen gekennzeichnet (anders als in der langen Geschichte ihrer tödlichen, von keinen Impf- und Erfassungsprogrammen im Zaum gehaltenen Bedrohung zwischen Mitte des 17. und Ende des 18. Jahrhunderts).[56] Das genaue Wissen um die Ansteckungswege und die Immunisierungsverfahren durch Impfung hat die Infektion mit den Pocken symbolisch neutralisiert; die spezifische Lebensweise der Patienten etwa spielt keine Rolle bei der Frage, ob sie für die Krankheit disponiert sind oder nicht. Aids hingegen ist vor der verbindlichen Entdeckung des HI-Virus im Frühling 1984 und noch bis zu den ersten Durchbrüchen der medikamentösen Behandlung von Infektionen Mitte der 1990er Jahre eine Krankheit, deren unerkanntes pathologisches Substrat mit einem »Exzess des Signifikanten« einhergeht, wie Brigitte Weingart geschrieben hat.[57] Randy Shilts' Chronik und Susan Sontags kritischer Kommentar *Aids und seine Metaphern* zwei Jahre später machen deutlich, wie stark die rätselhafte Ursache der Ansteckung von einem Geflecht der sozialen, kulturellen und moralischen Zuschreibungen überlagert wird. »Aids zu bekommen«, schreibt Sontag 1989, »bedeutet in den meisten Fällen, als Angehöriger [...] einer Gemeinschaft von Ausgestoßenen entlarvt zu werden«. Die Infektion werde als Antwort auf ausschweifendes und promiskuitives Verhalten betrachtet, auf den Konsum von illegalen Drogen und abweichender Sexualität, und strafe daher »die bereits Stigmatisierten«.[58]

Diese von Sontag analysierte Metaphorisierung von Aids führt in der öffentlichen Wahrnehmung zu einer unzulänglichen Vermengung im doppelten Sinne: zum einen zwischen medizinischen und sozialen Diagnosen und zum anderen zwischen dem Stadium der Infektion und dem Stadium der ausgebrochenen Krankheit, deren notwendige oder bekämpfbare Abfolge in den 1980er Jahren noch vollkommen ungeklärt ist. »Aids«, so Susan Sontag, ist die »erste ernsthafte Krankheit, die mit einem Buchstabenkürzel bezeichnet wird«,[59] und dass die Epidemie sowohl unterschiedliche, rasch verworfene Kunstnamen erhält (»GRID«, »ACIDS«, »CAIDS«) als sich auch in verschiedene Stadien staffelt (»HIV«, »AIDS«, dazwischen die in den achtziger Jahren gebräuchliche Vorstufe »ACR«, »Aids-related complex«), macht deutlich, dass es bei der medizinischen Definition des neuen Leidens einen willkürlichen, konstruktivistischen Anteil gibt. Die Immunschwächung verwandelt den Gesunden nicht einfach in einen Kranken, wie es im Fall der Pocken bei einer Inkubationszeit von zehn bis zwölf Tagen feststellbar ist; zwischen der Infektion und dem Ausbruch der Symptome liegt vielmehr ein bis zu zwei Jahre langer Zeitraum, der den Körper des Betroffenen in einer physiologisch noch nicht erklärbaren Weise schädigt. Das vierte Segment des Akronyms – S wie *Syndrom* – weist auf diese Unbestimmtheit hin; das neue Leiden führt eine Kombination von sekundären Erkrankungen herbei, die auf keine singuläre Ursache zurückgeführt werden können. Dennoch, schreibt Sontag, wird jeder HIV-positive Patient in der öffentlichen Wahrnehmung zwangsläufig bereits als »AIDS-Kranker« wahrgenommen: ein Phantasma, das die Kluft zwischen Infektion und Ausbruch leugnet und die Stigmatisierung der Infizierten verschärft.[60]

Im Vergleich zwischen dem WHO-Abschlussbericht und der Chronik von Randy Shilts lässt sich diese Differenz von Buchstäblichkeit und Metaphorisierung auch an der Art erkennen, wie über die charakteristischen Hautausschläge gesprochen wird, die beide Epidemien kennzeichnen. Zwei unterschiedliche Semiologien: Die Pusteln im Gesicht und auf dem Körper der Pockenkranken sind in den Jahrzehnten des Ausrottungsprogramms zwar ein Zeichen – ein Zeichen für die infektiöse Erkrankung eines Menschen –, aber über diese medizinische Dechiffrierung hinaus kommt dem Ausschlag keine weitere Bedeutung zu. Signifikant und Signifikat stehen, linguistisch gesprochen, in einer deckungsgleichen Beziehung zueinander. In dem Bericht *Smallpox and its Eradication* lässt sich diese Symmetrie immer wieder an der dokumentarischen Beiläufigkeit erkennen, mit der sich die Erwähnung der Hautausschläge bei der Beschreibung neuer Pocken-Ausbrüche vollzieht. Über die Kontrollpunkte der WHO-Teams an den Busbahnhöfen und Häfen von Dhaka in Bangladesch im Jahr 1975 heißt es etwa: »Es wurden alle Fälle mit Ausschlag erfasst, und diese wurden sofort von den Kontrollteams untersucht.« Ein Pockenfall im kenianisch-äthiopischen Grenzgebiet Anfang 1974 wird mit den Worten geschildert: »Die Patientin war eine 23-jährige Frau, die am 27. Januar einen Ausschlag entwickelte und schließlich zwei andere Personen ansteckte.« Über das Kontrollsystem im Norden Sambias Anfang der siebziger Jahre schreiben die Autoren: »In diesem Gebiet wurde jedes Dorf zweimal im Monat von einem Erfassungsteam besucht, um Fälle mit Ausschlag und Fieber zu dokumentieren.«[61] Die Entdeckung der Pockenbläschen auf der Haut der Kranken ist Teil einer routinierten Anamnese, die ein klar geregeltes epidemiologisches Handlungsprogramm auslöst.

Für die »seltsamen lilafarbenen Wundmale«, die ein Arzt

in San Francisco Anfang 1980 am Körper eines Mannes Mitte vierzig entdeckt, für die »komischen Beulen« hinter dem Ohr von Rick Wellikoff, einem der ersten Aids-Toten in den USA, und die »absonderliche Hautkrebs-Variante«,[62] die man bei Gaëtan Dugas feststellt, gilt eine andere Semiotik. Die Pusteln werden zwar als »Kaposisarkom« diagnostiziert, jene nach einem österreichischen Dermatologen benannte Krebserkrankung, die seit dem späten 19. Jahrhundert bei älteren Männern aus dem Mittelmeerraum und seit der Zeit des Ersten Weltkriegs auch in Zentralafrika bekannt ist. Aber sowohl der betroffene Personenkreis als auch die Aggressivität der bislang als gutartig beschriebenen Tumorart passen nicht zur vertrauten Ätiologie. »Rick Wellikoffs rascher Verfall« Ende 1980, schreibt Randi Shilts, »erstaunte die Ärzte nicht weniger als seine Freunde. So verhielt sich das Kaposisarkom normalerweise nicht.« Und den Leiter der CDC-Arbeitsgruppe, James Curran, zitiert Shilts mit den im Juni 1981 ausgesprochenen Worten: »Was es auch immer mit diesen neuen Hautausschlägen auf sich hatte: Das war nicht die gutartige afrikanische Version des Kaposi-Sarkoms aus den Lehrbüchern. Diese Krankheit war viel aggressiver.«[63]

Die Zeichen auf der Haut der Patienten können nicht gelesen werden; alle onkologischen Dechiffrierungscodes, die seit über hundert Jahren für diese Krebsvariante gegolten haben, passen mit den fatalen, offenbar ansteckenden Leiden der jungen Männer in New York und San Francisco nicht zusammen. Die »komischen Beulen« sind keine gebändigten Signifikanten, die wie der Pockenausschlag am Ende des Ausrottungsprogramms in einem kongruenten Verhältnis zu einer vorübergehenden, kurierbaren Krankheit stehen, sondern wuchernde Zeichen, die, je nach epidemiologischem und politischem Temperament der Interpreten, alles Mögliche bedeuten können: eine komplexere Variante des Kaposi-Sarkoms, eine spezifische Äußerungsform des homosexuellen Immunsystems, ein göttliches Stigma für die Promiskuitiven und Abweichenden.

Der letzte Kranke und Patient null

Die Einkreisung der schwindenden und die Entgrenzung der neuen Epidemie werden von zwei herausgehobenen Krankheitsfällen personifiziert: dem letzten und dem ersten Patienten. Ali Maow Maalin und Gaëtan Dugas repräsentieren Triumph und Verhängnis im Kampf gegen Seuchen, und dass der eine zum Zeitpunkt der Ansteckung als Koch arbeitet und der andere als Flugbegleiter, ist von sozialer Folgerichtigkeit: Der letzte Pockenkranke, mit dem die jahrhundertelange Weitergabe des Leidens abbricht, übt einen Beruf ohne Bewegungsradius aus; der erste HIV-Infizierte, laut Shilts ein rücksichtsloser Agent der Übertragung, ist Teil der globalen Fortbewegungsindustrie.

Das Ende einer Epidemie lässt sich verlässlich bestimmen. Dass der Koch in Merka zwischen dem 13. und 22. Oktober 1977 an den Pocken erkrankt (in den Tagen eines anderen historischen Ereignisses in Somalia, der Erstürmung der Lufthansa-Maschine auf dem Flughafen von Mogadischu); dass die WHO den Fall am 29. Dezember 1977 von der Liste der aktiven Ausbrüche nimmt und die Pocken am 8. Mai 1980 für weltweit ausgerottet erklärt, sind konkrete, sichere Daten.

Der Ursprung einer Epidemie hingegen ist ein labiles Ereignis. Für »Patient null« gilt jenes Problem, das Albrecht Koschorke für die »Logik kultureller Anfangserzählungen« insgesamt untersucht hat: Er ist eine Figur, die sich erst nachträglich, »im dramatisierenden Rückblick«, herausbildet und im Zeitfluss eine »Zäsur zwischen vorher und nachher« markiert, gemäß der von Koschorke zitierten Bemerkung in der *Poetik* von Aristoteles: »Ein Anfang ist, was selbst nicht mit Notwendigkeit auf etwas anderes folgt.« Die Darstellung dieser Zäsur, dieser Unterbrechung in der Chronologie, wird von dem Paradox gekennzeichnet, dass Ursprungserzählungen, wie Koschorke schreibt, »einen Teil dessen, was sie zu erklären beabsichtigen, schon vorauszusetzen«[64] haben. Im Fall von Gaëtan Dugas, der von der CDC-Arbeitsgruppe als anonymer und von Shilts dann als namentlich genannter »Patient null« identifiziert wird, besteht dieses Paradox darin, dass auch der erste Kranke seinerseits angesteckt worden sein muss, zu einem Zeitpunkt, der vor dem festgesetzten Anfang der neuen Epidemie liegt und damit mit noch größerem Recht als Ursprung bestimmt werden könnte. Die Figur »Patient null« lässt sich daher, wenn man ein mythisches Ereignis wie eine Ur-Infektion ausschließt, unendlich weit in der Geschichte nach hinten verschieben, was in der medizinhistorischen Forschung über Aids in den letzten vierzig Jahren auch geschehen ist. Von Gaëtan Dugas, der laut Shilts' Hypothese seine ersten Sexualpartner bei der offiziellen Feier zum 200. Geburtstag der USA am 4. Juli 1976 in New York ansteckte, ging die Position des frühesten Aids-Kranken auf die dänische Tropenärztin Grete Rash über, die 1977 an einer mysteriösen Virusinfektion starb, später dann auf eine kanadische Nonne in Haiti und schließlich auf den 1969 in St. Louis gestorbenen Robert Rayford, einen 16-jährigen Jungen, in dessen eingefrorenen Gewebeproben sich Spuren des HI-Virus fanden.

Alle Bemühungen, den Ursprung einer Ansteckungskrankheit zu datieren, sind also insofern von einer logischen Unmöglichkeit geprägt, als das Charakteristikum von Seuchen, zumindest im bakteriologischen und virologischen Verständnis, immer schon eine Zeit davor voraussetzt. Jeder Infizierte weist auf einen früheren Infizierten. Vielleicht ist es genau diese Aporie des Anfangs, die das Entstehen einer neuen Epidemie so attraktiv für Verschwörungserzählungen macht. Seit dem antisemitischen Vorwurf der Brunnenvergiftung in Zeiten der Pest kennt die Seuchengeschichte Theorien, die sich der Intransparenz des Ursprungs dadurch zu entledigen versuchen, dass sie einen Personenkreis anklagen, das fatale Kontagium bewusst ausgesetzt zu haben. In der Frühzeit von Aids etwa kursieren, wie sowohl Randy Shilts als auch Susan Sontag schreiben, rasch Gerüchte darüber, dass die Krankheit aus den biomedizinischen Labors des US-Geheimdienstes stammen könnte, der die unliebsame Gemeinschaft der Homosexuellen in Städten wie New York und San Francisco durch die Einspeisung von tödlichen Viren in die Luftzirkulation der Schwulenbars schwächen wolle.[65] Auch die konspirativen Theorien im Zusammenhang mit der Entstehung des Corona-Virus in China lassen sich in diesem Sinne begreifen, als willkommene Optionen, die Komplexität und die mangelnde Darstellbarkeit des Ursprungs einer Epidemie in eine einfache, lineare Erzählung zu verwandeln.

In der unbestimmbaren Figur des ersten Patienten veranschaulicht sich jene »epistemologische Offenheit«,[66] die laut Brigitte Weingart eine im Entstehen begriffene Ansteckungskrankheit ausmacht. Der letzte Patient beschließt den Diskurs über eine Seuche, wobei die Entscheidung der WHO, einige Proben mit Pockenviren in einem Dutzend hochgesicherter Laboreinrichtungen aufzubewahren, schon ein knappes Jahr nach Ali Maow Maalins Genesung vorführt, wie schnell diese abgeschlossene Erzählung sich in eine offene, unwägbare zurückverwandeln kann. Im biologischen Institut der Universität Birmingham, einem der Lagerorte von Pockenbeständen, geraten die Viren im August 1978 nach einem Laborunfall in die Lüftungsschächte des Gebäudes und infizieren eine Fotografin, die im darüberliegenden Stockwerk arbeitet und der Krankheit einige Wochen später erliegt. Über 300 Menschen werden in Quarantäne gestellt, mehrere tausend Personen in der Umgebung des Institutsgebäudes vakziniert. Der Leiter des mikrobiologischen Instituts, der den Vorfall verantworten muss, nimmt sich im September 1978 das Leben. Als Reaktion auf dieses Unglück entscheidet die WHO im Jahr 1979, alle Pockenviren, mit Ausnahme zweier Laborproben in den USA und in der Sowjetunion, zu zerstören.[67]

Eine Analyse der Erzählbarkeit von Seuchen in der Zeit um 1980 zu beginnen, hat mit der historisch einmaligen Möglichkeit zu tun, die parallele Ausrottung und Herausbildung zweier Epidemien miteinander vergleichen zu können. Neben den erwähnten Differenzen gibt es allerdings auch eine Ähnlichkeit der narrativen Perspektiven auf das Ende der Pocken und den Anfang von Aids, die auf das Verhältnis von Zentrum und Peripherie, von Eigenem und Anderem zurückgeht. Von Susan Sontag stammt die Hypothese, dass »eine Verbindung zwischen unserer Vorstellung von Krankheit und unserer Vorstellung von Fremdheit besteht«, was sich in der Geschichte der Seuchen bereits an der Namensgebung zeige: Laut Sontag hieß die Syphilis am Ende des 15. Jahrhunderts »für die Engländer *French Pox*, für die Pariser [...] *morbus Germanicus*, für die Florentiner das Neapolitanische Leiden, für die Japaner die Chinesische Krankheit«.[68] Der in Deutschland gebräuchliche Name »Spanische Grippe« für die Influenza-Pandemie von 1918 bis 1920 lässt sich in ähnlicher Hinsicht durchdeklinieren. Epidemien kommen immer von außen, bedrohen das Innere, und diese Sorge eint die Darstellungen über die Tilgung der Pocken und das Aufkommen von Aids.

In den frühen Analysen der »Centers for Disease Control« und der populistischen Darstellung von Randi Shilts stellt sich die Fremdheit des unbekannten Virus vor allem in der Rolle dar, die den 34 geflüchteten Haitianern ab Sommer 1982 bei der Erforschung der tödlichen Ansteckungskrankheit zukommt. Haiti repräsentiert sowohl in frühen medizinischen Spekulationen als auch in den öffentlichen Debatten der USA den exotischen Ort, an dem durch archaische Rituale, ungezügelte Sexualität, hygienische Mängel, tropisches Klima und eine übermäßige Nähe von Mensch und Tier die Bedingungen für das Entstehen eines neuen, gefährlichen Virus geschaffen sind, der dann in den Westen importiert wird und dessen zivilisatorische Ordnung bedroht. In der Erschaffung von »Patient null« wiederholt sich dieser xenophobe Blick auf den Ursprung der Epidemie, indem die frankokanadische Herkunft von Gaëtan Dugas, dem »Nicht-Kalifornier«, in den Graphiken der CDC-Arbeitsgruppe und den Beschreibungen von Randy Shilts immer wieder in den Fokus gerückt wird. »Die Hotline der Kaposi's Sarcoma Foundation« in San Francisco, schreibt Randy Shilts über den Winter 1982/83, »empfing ständig Anrufe von Personen, die sich über einen Mann mit französischem Akzent beschwerten, der wahllosen Sex mit Männern hatte und ihnen dann sagte, er leide an dem Schwulen-Krebs.« Das Nachrichten-Magazin *National Review* betitelt die Rezension des Buches von Shilts im Jahr 1987 mit dem Satz: »The Columbus of Aids«.[69]

Christoph Kolumbus, der kolonialistische Eindringling schlechthin, als Namenspate für »Patient null«: Im Zusammenhang mit der Frühzeit von Aids ist es naheliegend, dass die Einschleppung der neuen Krankheit, gemäß der Diagnose Susan Sontags, als Bedrohung des Einheimischen durch das Fremde beschrieben wird. Doch ein ganz ähnlicher kolonialer Gestus bestimmt, bei aller gesundheitspolitischen Sorge, auch den Bericht *Smallpox and its Eradication* der WHO. Hauptsitz der Organisation und Standort des hauseigenen Buchverlags ist Genf in der Schweiz, ein sprichwörtlicher Ort der Neutralität. »Europa, so ist man überzeugt«, heißt es bei Susan Sontag, »ist von Rechts wegen frei von Krankheit«, und der blinde Fleck der Erzählung in dem monumentalen Abschlussbericht liegt genau in diesem Selbstverständnis: Von 1967 bis 1977 bewegt sich das von Genf aus gesteuerte Ausrottungsprogramm in immer zivilisationsfernere Regionen, wo die eigenständige Meldebereitschaft der Einwohner zu wünschen übrig lässt, die Erfassungsdisziplin von den Kontrollteams mit allen Mitteln durchgesetzt werden muss und sogar Tricks zur Anwendung kommen wie jene oben zitierte Autofahrt in den Schlamm, um die pockenkranken Dorfbewohner aus ihren Verstecken zu locken. Der karibische Dschungel, der als Brutstätte des neuen Virus gilt, und das äthiopisch-somalische Hochland, in dem sich die letzten infizierten Nomadenstämme verbergen: Zwei epidemiologische Perspektiven des gesunden Westens auf die auslösenden oder widerständigen Refugien der Seuche, in denen sich um 1980 koloniale Machtverhältnisse erhalten, auch wenn ihre elementare Differenz zweifellos darin besteht, dass die fremde Sphäre in dem einen Fall als Ursprungsort einer neuen Krankheit gilt und im anderen als Region, die mit größtem gesundheitspolitischen Aufwand von der Geißel einer jahrhundertalten Seuche befreit werden soll.

Alles in allem soll die erzähltheoretisch orientierte Analyse der Ausrottung der Pocken und der Frühzeit von Aids eines illustrieren: Am Ende der Epidemie steht eine doppelte Eindämmung, eine der Krankheit und eine der Aussagen, so wie am Anfang der Epidemie eine doppelte Ausweitung steht, eine Ausweitung der Fälle und der Interpretationen. Zwischen der Infektion der Menschen und der Infektion der Zeichen besteht ein proportionaler Zusammenhang; die erfolgreiche Bekämpfung der Seuche geht wiederum mit der Linderung der Diskurse einher. Die Untersuchungen zur Geschichte der Epidemien in den folgenden Kapiteln haben sich zum Ziel gesetzt, dieser unauflöslichen Verbindung zwischen den Körpern und den Worten nachzugehen.

ZWEITES KAPITEL

Vom Miasma zu den Mikroben: Das Aufkommen der Bakteriologie und ihr Einfluss auf die Darstellungsweisen von Epidemien

1. Die Mikrobe: Herstellung eines neuen Erkenntnisobjekts

Die jahrhundertelangen Auseinandersetzungen mit der Ursache von Seuchen scheinen in der Zeit um 1880 vor einer endgültigen Klärung zu stehen. Es liegt deshalb nahe, das Hauptkapitel einer historischen Studie über die Darstellung epidemischer Krankheiten der vermutlich bedeutsamsten Zäsur dieser Geschichte zu widmen: dem Durchbruch der medizinischen Bakteriologie. Am 29. April 1878 unterrichtet der Chemiker Louis Pasteur die französische Akademie der Wissenschaften von den Anwendungsmöglichkeiten seiner seit den späten 1850er Jahren erarbeiteten Keimtheorie der Gärung auf Fragen der Medizin. Er präsentiert in dieser Rede den »absoluten Beweis, dass es übertragbare, ansteckende, infektiöse Krankheiten gibt, deren Ursache wesentlich und ausschließlich in der Anwesenheit von Mikroorganismen zu suchen ist«. Vier Jahre später verknüpft Robert Koch seine Entdeckung des bakteriellen Tuberkulose-Erregers mit der Erwartung, »daß die Aufklärungen, welche über die Ätiologie der Tuberkulose gewonnen sind, auch für die Beurteilung der übrigen Infektionskrankheiten neue Gesichtspunkte ergeben«.[1] Wenn Seuchen in antiken und mittelalterlichen Vorstellungen als Strafe Gottes oder Effekte von Naturkatastrophen und planetarischen Konstellationen erschienen und noch um die Mitte des 19. Jahrhunderts primär mit klimatischen Bedingungen, Bodenverhältnissen, Ausdünstungen oder unhygienischen Lebensumständen in Verbindung gebracht wurden, sorgen die neuen Erkenntnisse der Bakteriologie für eine spektakuläre Verdichtung der Kausalität im Innern des einzelnen Körpers. Ursache der Infektionen und Erkrankungen sind winzige lebendige Organismen, 1878 von Sédillot »Mikroben« getauft, die sich von Individuum zu Individuum übertragen. In der Zeit um 1880, dem »Jahrzehnt der Erregerjagden«, wie Christoph Gradmann sie genannt hat, wird diese »Ätiologie«, diese medizinische Ursachenlehre nach und nach für verschiedene epidemische Infektionskrankheiten geklärt: 1876 für den Milzbrand der Tiere, 1882 für die Tuberkulose (als erster menschlicher Krankheit), 1883 für Lepra, 1884 für Cholera, Typhus und Diphtherie.

In den Verkündungen der Ärzte und Chemiker, die den tiefen wissensgeschichtlichen Einschnitt ihrer Erkenntnisse immer wieder selbst betonen, dominiert eine Sprache der Enthüllung, der Freilegung einer lange verborgenen Wahrheit. Friedrich Loeffler schreibt 1887 in einem der ersten Lehrbücher der Bakteriologie, die neuen Untersuchungsmethoden hätten es ermöglicht, »den Schleier von dem geheimnissvollen Wesen der Contagien«, den bis dahin unsichtbar gebliebenen Ansteckungsstoffen, »hinwegzuziehen«; Georg Gaffky leitet seinen Bericht über die deutsche Cholera-Expedition nach Ägypten und Indien von 1883/84 mit den Worten ein, »die Erkenntniß des eigentlichen Wesens der Infektionskrankheiten« sei jetzt möglich. Pasteur sagt 1878 in seiner Rede pointiert: »Alle Dinge sind verhüllt, obskur oder fragwürdig, solange der Grund dieser Phänomene unbekannt ist, aber alles klärt sich in dem Moment auf, in dem der Grund bekannt ist.«[2] Dieses stolze Vokabular verweist in erster Linie darauf, dass die bakteriologische Forschung ein bis dahin rätselhaftes Verhältnis zur Deckung bringt: den Zusammenhang zwischen den Auslösern und den Folgen von Infektionskrankheiten. Die Diphtherie, schreibt Loeffler 1884 mit einer schönen Formulierung, wird durch »einen Mikroorganismus repräsentirt«.[3] In der frühen medizinischen Bakteriologie geht es also um die Herausarbeitung von Entsprechungen, von Kongruenzen, und wie unmittelbar die Beziehung zwischen der Mikrobe und der von ihr repräsentierten Infektion aufgefasst wird, zeigt alleine der Sprachgebrauch von Koch, Pasteur oder Loeffler, die ihre Entdeckungen von Beginn an den »Milzbrand-Bazillus«, den »Tuberkel-Bazillus«, den »Diphtherie-Bazillus« nennen. Der Erreger ist die Krankheit.[4]

Was dieser Triumph der Entschleierung ausblendet, ist zweifellos die Tatsache, dass die Bakteriologen die krankheitserzeugenden Organismen nicht einfach vorfinden, sondern in experimentellen Anordnungen erst mikroskopieren und filtern, dann außerhalb des Körpers in Reinkultur züchten und schließlich färben und fotografieren müssen, um das neue Erkenntnisobjekt »Bakterium« zu erhalten. Wissenschaftshistoriker haben daher bemerkt, dass die bakteriologischen Verfahren, die laborhafte Simulation von Natur in der Petrischale an einen »Kriterienkatalog von Modernität überhaupt«[5] erinnern. Gleichzeitig stiftet die Deckung von Mikrobe und Infektion, wie sie die frühen Bakteriologen behaupten, aber eine klassische Harmonie von Wesen und Erscheinung der Krankheiten, die den Erkenntnisrissen, die zur selben Zeit das philosophische und sprachanalytische Denken zu prägen beginnen, widerspricht. Friedrich Nietzsche beschäftigt sich in *Über Wahrheit und Lüge im außermoralischen Sinn* von 1873 bekanntlich mit den »willkürlichen Übertragungen« zwischen den Begriffen und den von ihnen benannten Gegenständen und betont jene Arbitrarität im Verhältnis der Zeichen zum Bezeichneten, die Ferdinand de Saussure dann Anfang des 20. Jahrhunderts zu einer Grundlage seiner sprachwissenschaftlichen Vorlesungen machen wird. »Wir glauben etwas von den Dingen selbst zu wissen«, schreibt Nietzsche, »wenn wir von Bäumen, Farben, Schnee und Blumen reden, und besitzen doch nichts als Metaphern der Dinge, die den ursprünglichen Wesenheiten ganz und gar nicht entsprechen.«[6] Die isolierten Bakterien werden im medizinischen Denken des späten 19. Jahrhunderts genau als solche ursprünglichen Wesenheiten aufgefasst; die Symptome des Milzbrandes, der Tuberkulose, der Cholera gehen auf notwendige Weise aus ihnen hervor.

Voraussetzung dieser Entsprechung ist die zunächst umstrittene Gewissheit, dass die Mikroben eigenständige, unabänderliche Arten bilden. Denn nur wenn sich ausschließen lässt, dass die verschiedenen winzigen Gebilde unter dem Mikroskop ihre Form wechseln oder ineinander übergehen können, wird es möglich, ein spezifisches Bakterium als Ursache einer spezifischen Infektionskrankheit zu identifizieren. Ferdinand Cohns frühe Versuche, die neu entdeckten Lebewesen in diesem Sinne wie ein Linné der Bakteriologie zu klassifizieren, gelten noch um 1870 als Randposition; viel häufiger finden sich bis dahin vermeintliche Belege für die veränderbare, dynamische Gestalt der Mikroorganismen.[7] Die ersten bakteriologischen Arbeiten Robert Kochs müssen daher den Nachweis der Krankheitsursache zunächst an den

Nachweis der Spezifizität der von ihm gefundenen Erreger knüpfen. In seinen *Untersuchungen über die Ätiologie der Wundinfektionskrankheiten* von 1878 betont er etwa, dass das »wichtigste Ergebnis« dieser Experimente »die Verschiedenheit der pathogenen Bakterien und ihre Unabänderlichkeit« sei. »Einer jeden Krankheit entspricht«, so Koch, »eine besondere Bakterienform und diese bleibt, so vielfach auch die Krankheit von einem Tier auf das andere übertragen wird, immer dieselbe.«[8] Manche der Mikroben, wie der Cholera- oder der Tuberkulose-Erreger, haben eine in den mikroskopisch untersuchten Gewebe- und Blutproben leicht zu identifizierende Gestalt; manche sind für die frühen Bakteriologen kaum von anderen, harmlosen Keimen zu unterscheiden. Auffällig an den Klassifikationen des späten 19. Jahrhunderts ist jedoch, dass als Referenz der Bakterienformen immer wieder schriftliche Zeichen verwendet werden: Koch prägt für den Cholera-Erreger den Namen »Kommabazillus« und spricht von den »verschlungenen Schriftzügen« der Tuberkulose-Mikroben; Pasteur vergleicht die Stäbchen des Diphtherie-Bakteriums laut seinem Biographen Vallery-Radot mit einem »mehr oder weniger flachen *accent circonflexe*« und erkennt in den Erregern der Hühnercholera und des Rotlaufs die »Form einer 8«.[9] Die Ausdruckskraft der neu entdeckten Substanz im Körper, die mit ihr verbundene Entschlüsselung von zuvor verborgenen biologischen Prozessen, wird durch den Bezug auf die sinnerzeugenden Codes der Schrift bekräftigt.

Konstanz und Differenzierung der Mikrobenarten sind die Bedingungen für die Verlässlichkeit der neuen Ätiologie. Und diese klare Definition der verschiedenen bakteriellen Spezies ermöglicht nun auch die klare Definition von Infektionskrankheiten, die lange Zeit nicht genau voneinander abgegrenzt werden konnten. Friedrich Loeffler leitet von seinen bakteriologischen Studien zur Diphtherie-Infektion eine schärfere Trennlinie zwischen den amorphen Krankheitskomplexen »Diphtherie« und »Scharlach« ab, und Robert Koch schreibt über seine Entdeckung des Tuberkulose-Erregers: »Damit ist auch die Möglichkeit gegeben, die Grenzen der unter Tuberkulose zu verstehenden Krankheit zu ziehen, was bisher nicht mit Sicherheit geschehen konnte. Es fehlte an einem bestimmten Kriterium für die Tuberkulose. [...] In Zukunft wird es nicht schwierig sein, zu entscheiden, was tuberkulös und was nicht tuberkulös ist. Nicht der eigentümliche Bau des Tuberkels, nicht seine Gefäßlosigkeit, nicht das Vorhandensein von Riesenzellen wird den Ausschlag geben, sondern der Nachweis der Tuberkelbazillen, sei es im Gewebe durch Farbenreaktion, sei es durch Kultur auf erstarrtem Blutserum.«[10]

Das Bakterium gewährt, mit einer Formulierung Christoph Gradmanns, die »unvergleichliche Vergegenständlichung der Krankheit«[11] und sorgt damit für eine radikale Essentialisierung der Infektionslehren. Cholera und Typhus, Tuberkulose und Diphtherie werden von winzigen Keimen hervorgerufen, die durch mikroskopische Analyse aufgespürt, im Reagenzglas gezüchtet und bestenfalls als Impfstoff oder Heilserum verabreicht werden können. Das Verhältnis von Ursache und Wirkung der Seuchen erfährt im letzten Viertel des 19. Jahrhunderts also eine Reduktion, die von den Medizinern umso euphorischer präsentiert wird, als der Grund für die Entstehung und Ausbreitung von Epidemien in den Jahrzehnten zuvor als heterogenes Bündel aus tellurischen, klimatischen, geographischen, hygienischen Faktoren sowie Aspekten der individuellen Disposition und Lebensführung erschien. All jene Kontexte eines Seuchenausbruchs, die vor den 1870er Jahren zu bedenken waren – von den meteorologischen Bedingungen vor Ort bis zur lokalen Bodenbeschaffenheit, von den Wohnverhältnissen der Bevölkerung bis zu ihren Essgewohnheiten –, schrumpfen jetzt zusammen auf die eine Frage, ob in den Gewebe-, Stuhl- oder Blutproben der Kranken und Leichen der spezifische Erreger der Infektion zu finden sei. Georg Gaffky, Mitarbeiter Robert Kochs und in den 1880er Jahren einer der Entdecker des Typhus-Bakteriums, macht diese Reduktion in einer unscheinbaren Formulierung über die Sepsis-Mikrobe sichtbar, wenn er schreibt, dieser Erreger siedle sich zwar häufig »in faulenden Flüssigkeiten an«, würde aber »an sich« mit der harmlosen Fäulnismasse »nichts zu tun« haben.[12] In diesem *an sich* verbirgt sich die ganze Zäsur der medizinischen Bakteriologie um 1880: Ansteckung vollzieht sich nicht mehr über Atmosphären, Umstände oder Dispositionen, sondern ist Effekt der konzentrierten, gefährlichen Essenz eines Keims.

Verbunden mit dieser Dekontextualisierung der Infektion ist eine mobilere, ortsunabhängige Praxis der epidemiologischen Arbeit. Die mikroskopischen Analysen und Tierexperimente der Bakteriologen sind überall möglich und gültig, am Schauplatz des Ausbruchs wie im eigenen Labor; das Augenmerk auf der Spezifik der Krankheit betrifft nun allein die Art der Mikrobe, nicht mehr die lokalen und regionalen Gegebenheiten. Der Reduktionismus des bakteriologischen Ansteckungsmodells führt zu einer kurzen, höchstens bis zur Ausbreitung der Spanischen Grippe am Ende des 1. Weltkriegs reichenden Phase der Epidemiegeschichte, die man als Monokausalitätsseligkeit der Mediziner bezeichnen könnte. Der gesunde Körper ist nach Robert Kochs oder Edwin Klebs' Anschauungen in den 1880er Jahren frei von Mikroben; Infektionskrankheiten werden, wie Christoph Gradmann schreibt, »als bakterielle Invasion« verstanden, »die sich – einmal in den Körper gelangt – dort ausbreite[t] wie in einem Kulturmedium«.[13] Dass auch ein unversehrter Organismus Mikroben enthalten könne, dass die Entdeckung von Erregern im Gewebe oder Blut nicht gleichbedeutend sei mit der Notwendigkeit einer Erkrankung, blenden die Bakteriologen der ersten Generation aus, auch wenn die Experimente zur Diphtherie durch die Pasteur-Schüler Émile Roux und Alexandre Yersin schon um 1890 zu dem Ergebnis gelangen, dass sich die Infektion nicht durch die Mikrobe selbst, sondern durch ein von ihr abgesondertes Gift vollzieht, und damit eine erste Gabelung der linearen Kausalität zwischen dem Vorhandensein des bakteriellen Erregers und dem Ausbruch der Krankheit herbeiführen. Georg Sticker wird seine Einleitung zu Pasteurs gesammelten Aufsätzen über die Hühnercholera im Jahr 1923 dann schon mit den kritischen Worten schließen: »Die Epidemiologie hat tiefere Gründe und verwickeltere Gesetze als der übersichtliche bakteriologische Schulversuch im Laboratorium.«[14] In den frühen Theorien und vor allem auch in der populistischen Rezeption der Bakteriologie dominiert hingegen eine monokausale Erklärung, die das Mysterium der Seuchenausbrüche für entziffert erklärt.

2. Ansteckung durch Atmosphäre: Die Miasma-Theorie

In den ersten beiden Dritteln des 19. Jahrhunderts, vor den einflussreichen Veröffentlichungen Pasteurs und Kochs zur medizinischen Bakteriologie, dominiert eine Theorie der Infektion, die heute vergessen ist. Grundlage dieser Theorie ist die Annahme von »Miasmen«, Verunreinigungen in der Luft, durch die Krankheiten entstehen und sich epidemisch verbreiten können. Als primäre Quelle der Verunreinigung bestimmen die Ärzte und Chemiker Ausdünstungen, die auf die Verwesung menschlicher, tierischer und pflanzlicher Organismen zurückgehen. Karl Heinz Dzondi nennt in seiner Abhandlung von 1822 fünf notwendige Bedingungen für die Entstehung von Miasma: »Organische Stoffe in Fäulnis« verbinden sich mit »atmosphärischer Luft«; zudem müsse »ein gewisser Grad von Wärme« herrschen, »Feuchtigkeit« sowie »ein gewisser Grad von Ruhe, insonderheit der Atmosphäre«. »Auf diese Gesetze«, so Dzondi, »ist die Genesis der Miasmen überall gegründet.«[15] Besonders anfällig für die Bildung von Miasma sind Orte, an denen viele Lebewesen auf engem Raum zusammenkommen und die Zirkulation der Luft nicht gewährleistet ist. »Aus Sümpfen, aus stehenden Wassern, aus Schlachtfeldern und anderen faulenden Stoffen«, schreibt Hufeland 1835, »aus Gefängnissen, Hospitälern, Krankenstuben« entstehen die schädlichen Ausdünstungen; wird in diesen geschlossenen Umgebungen, so der Artikel »Miasma«

im *Encyclopädischen Wörterbuch der medicinischen Wissenschaften* von 1840, »durch Absorption des Sauerstoffes, durch das Ausathmen vermehrter Kohlensäure« die Zusammensetzung der Luft verändert, »so werden sich Krankheiten bilden, wie der Typhus, der Hospitalbrand u. s. w.«[16]

Die Miasmen-Theorie denkt Ansteckung als atmosphärischen Vorgang. Im Gegensatz zu der Lehre von den »Kontagien«, die winzige unsichtbare Keime oder Samen im menschlichen Körper für die Infektion und die Verbreitung von Epidemien verantwortlich macht, geht die Ansteckungsursache für sie nicht auf diskrete, substanzielle Partikel zurück; »Miasma« ist amorph, weder fassbar noch isolierbar. Seuchen sind eine »atmosphärische Krankheit«, heißt es im Artikel »Ansteckung« des *Encyclopädischen Wörterbuchs der medicinischen Wissenschaften* apodiktisch, und auch Hufeland richtet seine zahlreichen Aufsätze über den miasmatischen Ursprung der Epidemien in den 1820er und 30er Jahren ganz auf die Kategorie der »Atmosphäre« aus. »Unter Krankheit der Atmosphäre«, schreibt er, »verstehe ich eine gewisse fehlerhafte Beschaffenheit des Innern der Atmosphäre selbst, welche, oft ohne alle sinnlich bemerkbaren Veränderungen derselben, eine so bestimmte Form und Qualität, ja ein so produktives inneres Leben hat, daß sie dasselbe [...] den menschlichen, thierischen, ja selbst vegetabilischen Organismen mittheilen, das heißt, dieselben mit einer bestimmten Krankheit anstecken kann.«[17]

Mit den Gelbfieber-Ausbrüchen in den USA und Südwesteuropa zwischen den 1790er und 1820er Jahren und dann vor allem mit der ersten europäischen Cholera-Epidemie von 1830 bis 1832 verschärft sich eine Auseinandersetzung über die Verbreitungsweise von Seuchen, die von der Frage »Kontagium« oder »Miasma«, Ansteckung von Mensch zu Mensch oder atmosphärische Übertragung bestimmt ist und unter dem Namen »Kontagionismusstreit« in die Wissenschaftsgeschichte eingeht. Im Konflikt dieser beiden Infektionstheorien, der in seinen Grundzügen schon seit hippokratischen Zeiten besteht, gilt die Miasmenlehre im 19. Jahrhundert lange als überzeugendere und auch modernere Position, die Keimtheorie dagegen als veraltet und reaktionär – eine Tendenz, die, wie der Medizinhistoriker Erwin Ackerknecht in seinem einflussreichen Aufsatz über den »Antikontagionismus« betont hat, im Rückblick deshalb überrascht, weil die Bakteriologie ab den 1870er Jahren die Lehre von den Kontagien gewissermaßen verifiziert. Das Miasmenkonzept dagegen gerät kurz nach der Hochphase seiner medizinisch-chemischen Plausibilisierung in rasantem Tempo in Vergessenheit.[18]

Wenn man sich den Widerstreit zwischen »Kontagionisten« und »Miasmatikern« in der ersten Hälfte des 19. Jahrhunderts ansieht, wird sofort klar, dass die Intensität der Debatten im Angesicht des Gelbfiebers oder der Cholera deshalb so hoch ist, weil die beiden Theorien unterschiedliche, beinahe entgegengesetzte Maßnahmen zur Eindämmung von Seuchen erfordern. Die Annahme von ansteckenden Keimen im Körper der Menschen oder an ihrer Kleidung und Wäsche zieht die Notwendigkeit nach sich, Infizierte und Gefährdete strikt von den Gesunden zu trennen und die noch verschonten Orte in der Region eines Ausbruchs abzuschotten; Quarantäneregelungen und Sperrgürtel, seit den großen Pest-Epidemien bekannt, sind die wichtigsten Bekämpfungsstrategien. In der Miasmentheorie dagegen spielt das Risiko sozialer Kontakte eine untergeordnete Rolle, und es geht in erster Linie darum, die Entstehungsbedingungen der schädlichen Ausdünstungen zu bekämpfen. Wie der junge Arzt und Revolutionär Rudolf Virchow 1848 mit einem schönen Bild über seine Zweifel an der kontagionistischen Erklärung der Typhus-Epidemie in Oberschlesien schreibt: »Wie, wenn eine Gesellschaft die Aufopferung hätte, daß jeder einzelne daraus seine Hand in ein Feuer steckte, würde man dann aus dem Umstande, daß jeder eine Verbrennung davon trüge, den Schluß ziehen, daß der zuerst verbrannte die übrigen angesteckt habe? Gewiß nicht. Das Feuer wäre ansteckend, aber nicht die Menschen.«[19]

Dass die Miasmenlehre im frühen 19. Jahrhundert als fortschrittlichere Theorie erscheint, hat vor allem zwei Gründe. Zum einen äußert sich im Verzicht auf Quarantäne- und Sperrmaßnahmen in Zeiten der Seuche ein liberales Verständnis von politischer Ökonomie. Wenn keine Gefahr der »Ansteckung« von Individuum zu Individuum besteht, kann die ungehinderte Zirkulation der Menschen und Waren auch unter den Bedingungen von Gelbfieber und Cholera aufrechterhalten werden. Antikontagionistische Reaktionsweisen auf Epidemien dominieren in Europa daher in Staaten wie Frankreich und England, die von der Idee des Freihandels geprägt sind und Quarantänen, so der britische Arzt Charles Maclean im Jahr 1824, für »Maschinen des Despotismus«[20] halten. Umgekehrt ist die Zurückweisung der Miasmentheorie während der ersten europäischen Cholera-Ausbrüche und das Beharren auf dem Konzept der Ansteckung durch Kontagien ein Kennzeichen der autoritären Monarchien Russlands, Preußens und Österreichs. Wie etwa Barbara Dettke und Peter Baldwin in ihren Studien minuziös rekonstruiert haben, erteilt die kontagionistische Infektionslehre diesen Regierungen die Lizenz, auf Seuchenausbrüche mit rigiden Beschränkungen des Handels- und Personenverkehrs zu reagieren.[21] Mit der Hypothese der Ansteckung von Mensch zu Mensch ist die Notwendigkeit staatlich regulierter Eingriffe gedeckt. Die atmosphärische Übertragung der Cholera durch Miasmen, auf eine Vielzahl von Menschen gleichzeitig, kann dagegen nur an den Quellen ihrer Entstehung verhindert werden; ist der Ausbruch einmal erfolgt, lässt sich die Ausbreitung der Krankheit durch keine Isolations- oder Sperrmaßnahmen mehr bekämpfen. Viele miasmatisch argumentierenden Ärzte, so Dettke in ihrer Untersuchung über die Cholera-Epidemie von 1831 in Berlin, Danzig und Königsberg, streiten aus diesem Grund sogar ab, »daß es menschenmöglich sei, Seuchenausbrüche zu vermeiden«.[22]

Der Fokus der miasmatisch orientierten Seuchenbekämpfung auf der Beseitigung schädlicher Quellen, auf Prophylaxe anstelle von Eindämmung, ist im frühen 19. Jahrhundert der zweite Grund dafür, dass dieser Infektionstheorie größere Modernität zugesprochen wird. Denn dieser Fokus macht den Kampf gegen Epidemien zum Bestandteil einer fortschrittlichen Sozialpolitik, die sich im Zeichen der »Hygiene« um Probleme der Wohnstätten, der Abwassersysteme oder der Abfallbeseitigung in den anwachsenden Städten zu kümmern beginnt. Mit der Miasmenlehre ist Anfang der 1830er Jahre etwa die Überzeugung verbunden, dass die ersten Cholera-Epidemien in Europa nicht, wie von den Kontagionisten behauptet, aus Indien über Persien und Ostrussland »eingeschleppt« werden, sondern autochthon in Königsberg, Berlin oder Paris entstehen, verursacht von den unzureichenden hygienischen Zuständen vor Ort. Rudolf Virchow schreibt knapp zwanzig Jahre später über die jüngsten Typhus- und Cholera-Ausbrüche in Deutschland, dass die Krankheiten sich »immer nur da« verbreiten würden, »wo durch die schlechten socialen Verhältnisse die Menschen sich längere Zeit unter abnormen Bedingungen befanden«, und leitet daraus die Erkenntnis ab: »Epidemien gleichen grossen Warnungstafeln, an denen der Staatsmann von grossem Styl lesen kann, dass in dem Entwicklungsgange seines Volkes eine Störung eingetreten ist.« Seuchenbekämpfung ist in diesem Verständnis untrennbar an innenpolitische Kritik gekoppelt, an die Forderung nach gesünderen Wohn- und Arbeitsverhältnissen; die zunehmende Verlegung der Friedhöfe und Schlachthäuser außerhalb der Stadt Mitte des 19. Jahrhunderts ist eine Folge dieser hygienischen Reformen.[23] Der Kontagionismus hingegen delegiert die Verantwortung für die Cholera-Epidemie nach außen (letztlich an das Ursprungsland in Südasien) und erkennt die entscheidenden Aufgaben staatlicher Seuchenpolitik, wie es die Monarchien Russlands, Preußens und Österreichs tun, in der konsequenten Abrieglung des eigenen Territoriums und der Isolation der bereits Erkrankten. (St. Petersburg errichtet 1830 so viele militärische Sperrkordone und Quarantänelager im Umland, dass es über fünfzig Tage dauert, bis man in die Stadt gelangt, und bleibt dadurch von der Cholera verschont.)[24]

Kontagionismus und Antikontagionismus sind in der ersten Hälfte des 19. Jahrhunderts keine strikt entgegengesetzten Lehren. Die Miasmatiker integrieren die Ansteckung durch Kontagien vielmehr in ihre Theorie der atmosphärischen Infektion, als möglichen Teil eines zweistufigen, gestaffelten Prozesses. Am Ursprung eines Gelbfieber- oder Cholera-Ausbruchs steht für sie immer eine atmosphärische Quelle, doch im Fortgang der Epidemie kann diese simultane Grundausbreitung von einer kontagiösen Infektion von Mensch zu Mensch ergänzt werden. Hufeland schreibt über die Cholera, ein lokaler Ausbruch könne »einen solchen Grad erreichen, daß sich, wenigstens in manchen Organismen, ein Ansteckungsstoff derselben entwickelt«. Dadurch entstehe eine Epidemie, »bei welcher es zweierlei Kranke giebt, solche, die durch atmosphärischen Einfluß, und solche, die durch individuelle Mittheilung die Krankheit bekommen haben, und wo alsdann die Krankheit auch an solche Orte übertragen werden kann, wo die atmosphärische Ursache fehlt«. Miasmen können sich laut dieser weitverbreiteten Vorstellung zwar nicht fortpflanzen, aber sie sind dazu in der Lage, sich in infizierten Körpern in Kontagien umzuwandeln, wenn »der Krankheitskeim«, wie der Artikel »Ansteckung« im *Encyclopädischen Wörterbuch der medicinischen Wissenschaften* von 1828 besagt, »in den Individuen eine solche Intensität erlangt, daß er sich in ihnen wiedererzeugt«. Als anschauliches Beispiel für diese Staffelung wird 1840 ein Ausbruch des »miasmatischen Wechselfiebers« in Paderborn beschrieben, das »in seinen ersten Perioden bloß die im Freien arbeitende Menschenklasse (die Männer) afficirte, welche durch die Sumpfluft die Krankheit einathmete, durch die Sumpfwasser die Krankheit eintrank«, in »späteren Perioden des Uebels« aber dafür sorgt, dass »auch die spinnende Frau zu

Hause von ihrem Manne, das Kind von seinem Vater angesteckt« wird.[25]

Im Sprachgebrauch des frühen 19. Jahrhunderts gilt nur die erste, miasmatisch erzeugte Infektionskrankheit als »epidemisch«. Die zweite, individuell übertragene heißt »contagiös«. Hufeland, der größte Systematiker unter den zeitgenössischen Infektionstheoretikern, verwendet für den ersten Fall in einer Abhandlung über das Gelbfieber 1835 den Terminus der »wirklichen Epidemie« und schreibt: »Die Atmosphäre wirkt ansteckend auf die Organismen. So entsteht Epidemie, und diese ist der einzige, wahre Begriff von Epidemie – eine Luftansteckung – und anders läßt es sich nicht erklären, wie so viele Menschen auf einmal von der nehmlichen Krankheit befallen werden.« Ein für den heutigen Leser zunächst verwirrender Satz aus dem *Encyclopädischen Wörterbuch der medicinischen Wissenschaften* – »Die meisten epidemischen Krankheiten werden im Verlaufe der Epidemie ansteckend«– erklärt sich genau aus dieser gestaffelten Terminologie der Miasmenlehre. Atmosphärische Ausdünstung ist die »Hauptursache«, wie es im Eintrag »Epidemia« von 1834 heißt, Ansteckung nur »die letzte Gelegenheitsursache«, »das letzte erregende Moment«.[26] Konsequenz dieser Abfolge ist für die miasmatisch ausgerichtete Seuchenbekämpfung daher auch eine zweistufige Reaktionsweise. Die »wirkliche Epidemie« kann nur am Ursprung ihrer Entstehung und nicht durch Regulierung der Menschenströme nach einem Ausbruch überwunden werden; die »Natur des Miasmas« ist derart, »daß es aufhört, wenn die Ursachen getilgt sind, welche es hervorgebracht«. Im kontagiösen Stadium der Epidemie dagegen rücken, wie der Artikel »Miasma« auflistet, jene gesundheitspolizeilichen Maßnahmen ins Zentrum, die aus früheren Pest-Epidemien bekannt sind und seit dem Beginn des bakteriologischen Zeitalters wie selbstverständlich wirken: Quarantänen, Sperrzonen, »Trennung der Gesunden von den Kranken und Leichen«.[27]

Alle Hypothesen und Programme, die zur Hochzeit der Miasmentheorie zwischen den 1790er und 1850er Jahren entwickelt werden, leiden unter einem fundamentalen Mangel: Die atmosphärischen Ausdünstungen, die für die Cholera-, Gelbfieber- und Typhus-Epidemien verantwortlich gemacht werden, sind nicht wahrnehmbar, ihre krankheitserzeugende Essenz nicht isolierbar. Die Infektionslehre beruht ungeachtet ihrer Überzeugungskraft und weitreichenden medizinischen Anerkennung auf einem imaginären Rest; selbst der ganz im Geiste der Ausdünstungstheorie verfasste Enzyklopädie-Artikel »Miasma« muss zugestehen, dass »von einer eigentlich letzten Erklärung der Entstehung miasmatischer Krankheiten nicht die Rede sein kann«.[28] Für das konkurrierende Konzept der Kontagien gilt allerdings bis in die 1860er Jahre hinein dasselbe. Trotz der spektakulären Erfolge der Pockenimpfung, trotz der mikroskopischen Entdeckungen von Parasiten im Blut der Syphiliskranken oder von winzigen Pilzen im Körper der epidemisch verendenden Seidenraupen seit den 1830er Jahren kann die Ansteckung von Individuum zu Individuum ebenso wenig nachgewiesen und auf eine infektionsverursachende Substanz zurückgeführt werden.

Im Widerstreit zweier unbelegbarer Theorien kommt der Miasmenlehre, wie Hufeland sagt, die größere Wahrscheinlichkeit zu, »wegen der vielen, nicht durch persönliche Mittheilung zu erklärenden Erkrankungsfälle«, wegen der »wunderbaren Hemmungen, Sprünge und Weiterverbreitungen der Krankheit«.[29] Dieser Mangel an linearer Rekonstruierbarkeit spricht für die Ausbreitung durch unsichtbare Dünste, und es gibt in der ersten Hälfte des 19. Jahrhunderts nur wenige Ärzte, die das imaginäre Fundament der Theorie betonen und ins Zentrum ihrer Kritik stellen. Die umfassendsten Einwände äußert Jakob Henle, der Lehrer Virchows, der das Miasma der Infektionskrankheiten im ersten Kapitel seiner *Pathologischen Untersuchungen* von 1840 wiederholt als »rein hypothetisch« bezeichnet, als einen »Begriff, und wenig mehr als ein Begriff ist es bis auf unsere Tage geblieben, denn noch hat es sich durch kein Hilfsmittel unseren Sinnen wahrnehmbar darstellen lassen«.[30] Henle selbst glaubt an die kontagiöse Übertragung von Krankheiten wie Cholera, Typhus und Gelbfieber, und er entwickelt eine Theorie der »infizierten Materie« durch lebendige Mikroorganismen, die in der Wissenschaftsgeschichte häufig als prophetische Vorwegnahme der medizinischen Bakteriologie interpretiert worden ist. Die anhaltende Plausibilität des hypothetischen Miasmenkonzepts erklärt sich Henle damit, dass auch die Ansteckung durch Kontagien nicht empirisch darlegbar sei; würde diese Darlegung einmal gelingen, schreibt er, »wäre ein Beweis aus theoretischen Gründen, wie ich ihn hier versucht habe, überflüssig und ein sehr unnötiger Umweg«.[31]

Dass man Miasmen nicht sichtbar machen und identifizieren kann, ist im frühen 19. Jahrhundert unwidersprochen. Doch es gibt eine andere Sinneswahrnehmung, die bei der Bildung der krankheitserzeugenden Dünste zumindest als mittelbarer Indikator eine Rolle spielt, und zwar die olfaktorische. Wenn diese Dünste als Folge von organischer Zersetzung und Fäulnis entstehen, in Sümpfen und Mooren, Schlachthäusern und Friedhöfen, so der Artikel »Miasma«, dann ist es vor allem »der Sinn des Geruchs, welcher Veränderungen der Atmosphäre erkennen läßt, die miasmatische Krankheiten hervorgebracht haben«. Am Beispiel der als »Wechselfieber« bezeichneten Epidemien in Ostwestfalen heißt es etwa: »Aus dem Boden der flachen Moorgegenden des Kreises Paderborn entband sich im Sommer, besonders gegen Morgen, ein faulig stinkender, die Luft verpestender Nebel, welcher besonders den Fremden auffallend und unerträglich, alle Eigenschaften enthielt, die miasmatische Infection sowohl durch die Lungen dem Athmenden zuzuführen, als auf die Haut und deren Thätigkeit nachtheilig einzuwirken.«[32] Fäulnis und Gestank gelten für die Infektionslehren bis zur Mitte des 19. Jahrhunderts als untrügliche Zeichen von Gesundheitsschädlichkeit – eine Verschränkung, die noch heute in Krankheitsbezeichnungen wie »Malaria« eingefasst ist. Das Stinkende erscheint als infektiös, das Wohlriechende als lindernd, latent miasmatische Orte werden im Rahmen der Seuchenbekämpfung mit blumigen Düften aromatisiert, und erst die Etablierung der Bakteriologie durchtrennt diesen Zusammenhang von Gestank und Krankheit, Ästhetik und Medizin endgültig und führt jene Entkoppelung zwischen Fäulnis und Ansteckungsgefahr herbei, die Alain Corbin als »kopernikanische Wende«[33] in der Geschichte der Hygiene bezeichnet hat. Die Infektion mit Mikroben vollzieht sich geruchlos; umgekehrt wird deutlich, dass faulige, unangenehm riechende Substanzen sogar gesundheitsfördernd sein können. Desinfektion und Desodorierung, eine für die Miasmatiker natürliche Allianz, treten als Kategorien auseinander.

Noch in den 1850er Jahren stehen sich Miasmenlehre und Kontagionismus als rivalisierende, unbeweisbare Infektionstheorien gegenüber. Zwanzig Jahre später errichtet die medizinische Bakteriologie die Fundamente einer experimentellen Wissenschaft, die in ihren Grundannahmen noch für gegenwärtige Epidemiologen Bestand hat; die Vorstellung von krankheitserzeugenden atmosphärischen Dünsten hingegen entpuppt sich als die von Henle angemahnte »hypothetische«, in der Rückschau sogar fiktive Substanz, deren Karriere in der Medizin ähnlich abrupt endet wie die des »Phlogistons« in der Chemie nach der Entdeckung der Oxidation durch Lavoisier oder die des »Äthers« als physikalisches Medium des Lichts nach der Relativitätstheorie Einsteins. Welche Wissensprozesse führen die Zurückweisung einer jahrzehntelang dominanten Infektionslehre genau herbei? Welche Erkenntniszäsuren verwandeln die zwar nicht restlos belegbare, aber weitgehend anerkannte Theorie innerhalb kürzester Zeit in Fiktion und Irrtum? Zunehmend hervorgebracht werden im Zuge des »Kontagionismusstreits« prinzipielle klimatische und statistische Einwände gegen die Ausdünstungslehre. Wilhelm Griesinger nennt in seinem großen *Handbuch der Infectionskrankheiten* von 1857 den Wind als Argument: Gegen die miasmatische Verbreitung der Cholera spreche »die Unabhängigkeit ihres Fortrückens von der Richtung der Luftströmungen«; die Seuche, sagt er, »erscheint zu gleicher Zeit an verschiedenen, weit voneinander entlegenen Orten, bei denen im geringsten kein Zusammenhang durch den Wind angenommen werden kann«.[34]

John Snow, dessen Untersuchungen über die Ursache der verheerenden Londoner Cholera-Epidemie von 1854 einen wichtigen Beitrag zur Kritik der Miasmenlehre liefern, macht auf eine einfache mathematische Rechnung aufmerksam: »Im Jahre 1849«, schreibt er im Hinblick auf die vorangegangene Epidemie in England, zeigte sich ein proportionales Verhältnis »zwischen der Dauer der Cholera und der Kopfzahl der Orte, die sie heimsuchte; ein Verhältnis, welches klar hinweist auf die Uebertragung von Person zu Person; denn wenn ein jeder einzelne Fall nicht mit einem früheren zusammenhinge, sondern von irgend einer unbekannten atmosphärischen oder tellurischen Bedingung abhängig wäre«, so Snow, würde der Ausbruch überall ähnlich lange dauern. Es gäbe keinen Grund, »weshalb die in einem Dorfe auftretenden 20 Fälle sich nicht über eine ebenso lange Zeitspanne ausdehnen sollten, als die 2000 in einer grossen Stadt«.[35] Snow erklärt in seiner bei Erscheinen wenig beachteten kontagionistischen Abhandlung das Londoner Trinkwasser anstelle der Luft zum Medium der Cholera-Ausbreitung, das nach seiner Hypothese »die wahre und specifische Ursache des Uebels enthält«. Er ist davon überzeugt, »dass die Krankheit sich thatsächlich von Person zu Person dadurch überträgt, dass der Krankheitsstoff in dem Trinkwasser verschluckt wird, oder auf andre Weise in den Nahrungscanal gelangt«; die von den meisten englischen Ärzten favorisierte Ausdünstungstheorie, das »unbekannte Etwas in der Atmosphäre«,[36] lehnt er ab. Die medizinische Bakteriologie wird Snows Hypothese aufgreifen und die Ansteckung mit der Cholera durch Trinkwasser nachweisen. Als Robert Koch 1884 in Kalkutta den Erreger erstmals in Reinkultur züchten kann, stellt er fest, dass das Bakterium in trockenem Milieu sofort abstirbt, in feuchtem aber bis zu 50 Tage lebensfähig bleibt; diese »experimentell festgestellte Thatsache«, so Koch, findet »ihre Bestätigung durch die Erfahrung, daß der Infektionsstoff noch niemals in trockenem Zustande, durch Waaren, Briefe und Postsendungen nachweislich von Indien aus verschleppt worden ist, und daß auch für eine Verbreitung durch die Luft in trockenem staubförmigen Zustande die bisherigen Beobachtungen durchaus nicht sprechen«.[37] Das für die Ausdünstungstheorie konstitutive Übertragungsmedium verliert seine Legitimationskraft.

Bevor die ersten Infektionskrankheiten von Pasteur und Koch tatsächlich auf isolierbare Mikroben bezogen werden können, ist für den Niedergang der Miasmenlehre aber vor allem ein medizingeschichtliches Ereignis verantwortlich, und zwar der 1862 erbrachte Nachweis Pasteurs, dass das seit der Antike für möglich gehaltene Konzept der Urzeugung organischer Materie unhaltbar ist. In einem berühmt gewordenen Experiment im großen Amphitheater der Sorbonne führt er seinem Widersacher Pouchet und dem anwesenden Publikum vor, dass Mikroorganismen in organischer Materie nicht aus sich selbst heraus entstehen können und alles Lebendige nur aus Lebendigem hervorgeht. Die Spontanzeugung aber ist die Möglichkeitsbedingung der Ausdünstungstheorie. Dzondi schreibt programmatisch: »Fäulnis [...] ist der Anfang eines neuen Lebens.« Und der Enzyklopädie-Artikel über Miasmen beschäftigt sich mit der Frage, »welche Verhältnisse denn ihrer Entwickelung günstig seien? welches denn der Boden sei, auf dem sie sich durch

Selbstzeugung (generatio aequivoca) hervorbringen?« Mit Pasteurs endgültiger Widerlegung der Urzeugung, mit seinem Beweis, dass diese Theorie »nunmehr als eine Schimäre anzusehen ist«,[38] wie er 1878 rückblickend schreibt, ist eine entscheidende biologische Voraussetzung der Miasmenlehre getilgt. Überall, wo sich Infektionskrankheiten wie die Cholera verbreiten, muss bereits ein kontagiöser Keim vorhanden gewesen sein; es ist unmöglich, dass dieser Keim sich spontan in einer Stadt oder einer Region aus organischer Materie bildet.

Für den Zusammenhang zwischen der Erzählbarkeit und der Bekämpfbarkeit von Seuchen markiert dieses schroffe Verschwinden der Miasmenlehre in der zweiten Hälfte des 19. Jahrhunderts ein entscheidendes Datum. Denn mit dem Ende der Urzeugungstheorie, mit dem Beginn der medizinischen Bakteriologie bricht die Vorstellung der simultanen Ansteckung einer Bevölkerungsgruppe ab und damit ein mächtiges epidemiologisches Narrativ, das die gesundheitspolitischen Prämissen eines Staates oder Ortes genauso bestimmt hat wie die Praxis der Eindämmung nach einem Ausbruch. Hufeland sagt von der Cholera, »daß also viele Menschen zugleich von derselben Krankheit ergriffen werden«; im Artikel »Miasma« heißt es, dass die Dünste »als fremdartige Bestandtheile der Atmosphäre nur einzelne, wenn auch noch so zahlreiche Infectionen bewirken, sich aber im erkrankten Organismus nicht selbst wiedererzeugen«.[39] Diese Idee der Simultaneität von Ansteckung, verursacht von einer amorphen, unsichtbaren Quelle, verringert in der Seuchenbekämpfung etwa das Augenmerk auf dem Verhalten des Einzelnen (zumindest solange, bis die Epidemie in ein kontagiöses zweites Stadium eingetreten ist). Bei einem Cholera- oder Typhus-Ausbruch geht es den miasmatisch fundierten Maßnahmen der Gesundheitspolizei nicht darum, die Infektionswege nachzuverfolgen oder den ersten Kranken vor Ort zu identifizieren. Ohnehin ist die Miasmentheorie, was die Eindämmung von Seuchen betrifft, von einem hohen Maß an Fatalismus geprägt. Die antikontagionistisch geprägte Königsberger *Cholera Zeitung*, die während der Epidemie im Spätsommer 1831 erscheint und sich gegen die offizielle preußische Cholera-Politik richtet, schreibt: »Überhaupt müßte zu einem sicheren Schutz gegen die choleraverseuchte Atmosphäre [...] der Himmel von der Erde abgesperrt werden.« Und in einem weiteren Aufsatz der Zeitung mit dem Titel *Welche Ansicht ist die tröstlichere?* heißt es: »Zum Wohle meiner Mitbürger muß ich aber wünschen, daß dieser Streit sich zu Gunsten des Contagiums entscheiden möchte. Denn gegen eine Ansteckung kann man sich möglichst sichern, gegen miasmatischen Einfluß nicht.«[40] Schädliche Ausdünstungen lassen sich nicht, wie kontagiöse Mitmenschen, in Quarantänelagern abschotten. Zudem kennt die Miasmentheorie kein Konzept der Impfung. »Bestimmte Gegengifte [...], wie es deren gegen Contagien giebt«, so der Artikel »Miasma«, »z. B. die Vaccine gegen das Pockengift, giebt es nicht«. Die Kategorie der physiologischen Immunität ist in dieser Infektionslehre nicht vorgesehen; Cholera-, Gelbfieber- oder Typhuserkrankungen können in der miasmatisch geprägten Vorstellung »dasselbe Individuum öfter treffen«.[41] Zweifellos hängt die rätselhafte Stagnation des Impfwissens in den ersten drei Vierteln des 19. Jahrhunderts, zwischen Jenners Vakzination und Pasteurs Erfolgen bei der Hühnercholera- und

Milzbrand-Bekämpfung, mit der Dominanz der Miasmenlehre in dieser Zeit zusammen.

Im Übergang von der Ausdünstungs- zur Mikrobentheorie als leitender epidemiologischer Anschauung erfährt schließlich auch die Frage nach der Verantwortung für die Ausbreitung von Seuchen eine Umkehr. Die Kollektivschuld der betroffenen Bevölkerung oder sogar der gesamten Menschheit am Ausbruch einer ansteckenden Krankheit ist seit den Gottesstrafen der Antike ein bekanntes Motiv. Das Miasma – ein atmosphärisches, die heimgesuchte Region mit einem flächendeckenden Schleier überdeckendes Agens der Infektion – kommt diesem Konzept der Kollektivschuld entgegen. »Will Gott die Cholera als eine Zuchtruthe für die abgefallene Christenheit brauchen«, heißt es noch im Jahr 1830 im Bericht eines Pastors aus der russischen Stadt Saratow, »so werden keine Schutzanstalten gegen dieselbe etwas helfen.«[42] Giftige Ausdünstungen treffen die (ungläubige, sündige oder auch nur durch gesundheitspolitische Verfehlungen geschwächte) Bevölkerung im Ganzen; dem Individuum kommt in der von den Miasmen ereilten Region keine besondere Verantwortung zu. Mit der Bakteriologie und der von ihr vollendeten »Säkularisierung des Infektionsbegriffs«[43] wendet sich dieses Verhältnis ins Gegenteil. Kollektive wie Staaten oder Städte sind frei von Schuld an der »eingeschleppten« Seuche; im Blickpunkt steht nach dem Ausbruch der einzelne Mensch innerhalb der Gemeinschaft, der durch sein bedachtes oder fahrlässiges, solidarisches oder egoistisches Verhalten dafür sorgt, ob sich die Epidemie ausweitet oder rasch eingedämmt werden kann. Wenn das Individuum Ende des 19. Jahrhunderts also, wie Carlo Ginzburg geschrieben hat, durch die Spurensicherungen der Kriminalistik und Psychoanalyse unter die Lupe der Humanwissenschaften gerät, lässt sich die bakteriologische Perspektive auf Epidemien in dieses neue »Indizienparadigma«[44] einfügen. Das Ansteckungsmodell der Mikroben erfordert sowohl einen mikroskopisch geschärften Blick auf den einzelnen Körper als auch die detaillierte Erfassung und Überwachung aller individuellen Wege im Umkreis der Seuche. Nicht mehr Gott, nicht mehr das Miasma, nicht mehr die allgemeine Hygienepolitik stehen im Zentrum des Kampfs gegen die Epidemie, sondern der einzelne Mensch.

3. Reduktionismus im Labor

In seinem großen Aufsatz zur Entstehung der Diphtherie schreibt Friedrich Loeffler 1884, er habe bei der Erforschung des Erregers die »drei Postulate« angewendet, »deren Erfüllung für den stricten Beweis der parasitären Natur einer jeden derartigen Krankheit unumgänglich nothwendig ist: 1) Es müssen constant in den local erkrankten Partien Organismen in typischer Anordnung nachgewiesen werden. 2) Die Organismen, welchen nach ihrem Verhalten zu den erkrankten Theilen eine Bedeutung für das Zustandekommen dieser Veränderungen beizulegen wäre, müssen isolirt und rein gezüchtet werden. 3) Mit den Reinculturen muss die Krankheit experimentell wieder erzeugt werden können.«[45] Diese zunächst von Robert Koch formulierten Grundsätze medizinischer Bakteriologie veranschaulichen den Bruch zwischen den vor den 1870er Jahren gültigen Infektionslehren und den neuen Programmen mit großer Deutlichkeit. Bakteriologische Ätiologie folgt einem Dreischritt: mikroskopischer Nachweis der Krankheit im Lebewesen, Laborzüchtung der Mikroben in Reinkultur, Wiedererzeugung der Krankheit im gesunden Lebewesen. Es gehört also zu den Prämissen der neuen Wissenschaft, dass sie experimentell vorgeht und die Ursache von Infektionskrankheiten über den Weg der Simulation klärt. Genau dieses Erkenntnisverfahren aber wäre unter den Bedingungen des Miasmas – einer unsichtbaren, nicht isolierbaren Atmosphäre – unmöglich gewesen. Miasmen lassen sich nicht züchten, können auch nicht wie wohldosierte Mikroorganismen von einem Krankheits- in einen Impfstoff verwandelt werden.

»Bei der Erforschung der Schmarotzerkrankheiten«, schreibt Pasteur 1880 mit Blick auf die Hühnercholera, »ist das erste und nützlichste Erfordernis dieses, sich eine Flüssigkeit zu verschaffen, worin der Keim leicht wächst und weiterhin vor einer Vermischung mit Keimen anderer Art behütet wird«; seine »Methode«, die er ab 1857 zur Untersuchung der Gärungsprozesse durch Mikroorganismen entwickelt und dann in den 1870er Jahren auf Fragen der Infektionskrankheiten übertragen hat, beruhe »im wesentlichen in der Reinkultur dieser kleinen Wesen, in ihrer Ablösung von allen fremden, toten oder lebendigen Materien, die sie begleiten«.[46] Die Isolierung und kontrollierte Vermehrung der Mikroben außerhalb des Körpers gewährt zunächst die Erkenntnis, dass die Bakterienformen voneinander abgrenzbar sind und nicht ineinander übergehen. Mit der Einspritzung dieser komprimierten Hühnercholera-, Milzbrand- oder Tuberkulose-Erreger in die Blutbahn des gesunden Tiers und der willkürlichen Auslösung der Infektion ist für die frühen Bakteriologen der Nachweis erbracht, dass die Mikroben die Krankheit verursachen. Die Einsicht, dass winzige biologische Wesen für die Ansteckung verantwortlich sind, und die Möglichkeit der experimentellen Nachahmung fallen in eins: Als René Vallery-Radot in seiner Biographie die vergeblichen Versuche Louis Pasteurs beschreibt, Mitte der 1880er Jahre den Erreger der Tollwut zu isolieren, heißt es pointiert: »Da dieses unbekannte Etwas lebt, dachte Pasteur, so muß man es doch auch züchten können.«[47]

Im Begriff »Reinkultur« zeigt sich die radikal veränderte Ausgangslage bei der Erforschung der Epidemien um 1880: Die Bakteriologie verlagert die Analyse und Bekämpfung der Infektionen von der kontaminierten Außenwelt ins hermetisch abgeschlossene Labor, von der passiven Beobachtung der Krankheit vor Ort in die aktive Erzeugung der Krankheit in der Petrischale (benannt nach ihrem Erfinder, einem Assistenten Robert Kochs) und in den Versuchstieren. Diese doppelte Übertragung von *in vivo*-Vorgängen auf *in vitro*-Prozesse und wieder zurück – »Kann sich das, was sich in meinem Röhrchen abspielt, nicht auch in einem tierischen Organismus vollziehen?«,[48] fragt Pasteur – verlangt nach einer komplexen, von den Bakteriologen im letzten Viertel des 19. Jahrhunderts unentwegt korrigierten Experimentalanordnung unter dem Mikroskop. Von Bedeutung ist erstens das spezifische Nährmedium, in dem die Reinkulturen eines Bakteriums gezüchtet werden sollen. Pasteur verwendet nur flüssige Varianten, neutralisierten Harn oder abgekochte Bierhefe für die Milzbrand- und sterilisierte Hühnerfleischbrühe für die Hühnercholera-Mikroben; Robert Koch macht die Beobachtung, dass gallertartige Nährböden wie gekochte Kartoffelhälften oder geronnenes Rinderblutserum die Darstellung der gezüchteten Tuberkulose- und Cholera-Bakterien erleichtern. Ein zweiter unabdinglicher Faktor der Identifizierung ist der Einsatz synthetischer Farbstoffe, der vor allem Koch ab den späten 1870er Jahren beschäftigt und der es ermöglicht, krankheitserzeugende Erreger in den Gewebeproben genauer von anderen Körperzellen zu unterscheiden. Friedrich Loeffler widmet den Färbetechniken Kochs und deren Beitrag zur Differenzierung der Mikrobenarten in seinen Vorlesungen über die Geschichte der Bakteriologie ein eigenes Kapitel; »nach diesen seinen Arbeiten«, schreibt er 1887, »konnte von ›den‹ Bacterien nicht mehr die Rede sein«.[49] Die Kennzeichnung von Cholera- oder Tuberkulose-Erregern durch Anilinfarben erleichtert schließlich auch die dritte entscheidende Visualisierungstechnik der frühen Bakteriologen, die Mikrofotografie, die vor allem dazu notwendig ist, die im Labor entstandenen Bilder und Erkenntnisse durch möglichst getreue Abbildung zu vervielfältigen und einem breiten Publikum zugänglich zu machen.[50]

Nährmedien, Färbetechnik, Mikrofotografie: drei Verfahren des bakteriologischen Wissens, die jenes Artefakt namens »Mikrobe« herauspräparieren, das in den Körper des Versuchstiers injiziert wird. Für Krankheiten wie die Tuberkulose oder die Diphtherie gilt dieser Körper Mitte der 1880er Jahre als getreue Analogie der Prozesse im menschlichen Organismus. Bei der Erforschung der Cholera-Infektion jedoch lässt sich diese Entsprechung nicht herstellen. Die Experimente mit Hühnern, Affen, Hunden und eigens aus Berlin mitverschifften Mäusen etwa, die Koch und seine Mitarbeiter in Ägypten und Indien vornehmen, führen auch nach der sicheren Entdeckung der »Kommabazillen« zu keinem Ergebnis; die Tiere fressen letale Mengen an Cholera-Kulturen, aber sie erkranken nicht, und in ihrem Darminhalt sind die Bakterien nicht nachweisbar. Die Cholera betrifft alleine den Menschen, Versuchstiere als Medium der Beglaubigung scheiden aus. Da sich die Bakteriologie aber als streng experimentelle Wissenschaft versteht, wendet Georg Gaffky in einer bemerkenswerten Passage seines Reiseberichts den Blick auf den Menschen selbst: »Eine Beobachtung, welche in den verschiedensten Epidemieen und an den verschiedensten Orten gemacht ist«, schreibt er, »ist die, daß die Wäscherinnen, welche von Cholerakranken herrührende Wäsche zu reinigen haben, in besonders hohem Maße der Infektion ausgesetzt sind«. Diese »Erfahrung« bezeichnet Gaffky als »Ersatz des Thierexperiments« – ein Argument, das er mit einem Zitat aus einem Bericht Robert Kochs über die indische Expedition zu stärken versucht. »Auf jeden Fall«, so Koch über die cholerainfizierten Wäscherinnen, »liegen hier die Verhältnisse so, wie bei einem Experiment, in welchem ein Mensch mit geringen Mengen einer Reinkultur von Kommabacillen gefüttert wäre. Es ist in der That ein Experiment, welches ein Mensch unbewußt an sich selbst vornimmt, und dem ganz die nemliche Beweiskraft zukommt, als wenn es absichtlich herbei geführt wäre.«[51]

In dem Maße, in dem die Bakteriologie das Verhältnis von Ursache und Wirkung der Infektionskrankheiten auf die pathologische Kraft von winzigen Keimen zuspitzt, rückt eine Vielzahl jener Kriterien, die zuvor als maßgeblich für die Entstehung von Seuchen galten, in den Hintergrund. Verbunden mit der Miasmenlehre war bis zum letzten Drittel des 19. Jahrhunderts eine auffällig heterogene Ansammlung von Faktoren, die für die rätselhaften Verheerungen der Cholera, des Typhus oder der Tuberkulose herangezogen wurden. In der Hannoveraner *Instruction für die Sanitäts-Behörden* von 1831 über die nahende Cholera heißt es etwa unter § 12: »Feuchte Luft, Verkühlung, besonders des Nachts, gesperrte feuchte Wohnung, körperliche und geistige Anstrengung, schlechte Nahrung, Unmässigkeit, Herabstimmung des Gemüths, Mangel an hinlänglich schützender Bekleidung, und alles, was Entkräftung nach sich zieht, sind die vorzüglichsten Umstände, welche die Entwickelung der Cholera begünstigen.« Der Enzyklopädie-Artikel »Miasma« von 1840 betont in einer ähnlich breitgefächerten Aufzählung, dass die Ausdünstungen »durch schlechte Nahrungsmittel und Getränke, besondere Zustände der Atmosphäre, climatische Einflüsse, deprimirende Gemüthsbewegungen, Mangel an angemessener Kleidung bei schlechter Jahreszeit und Witterung« befördert werden und an den verschiedensten Orten ihren Ausgang nehmen können. Konsequenterweise erhalten die so verbreiteten Krankheiten, wie es in dem Artikel heißt, »ihre specielle Benennung nach den Orten [...], in denen sie erscheinen, wie Lager-, Schiffs-, Hospital-, Kerkerfieber u. s. w.«[52]

Dem Reduktionismus der frühen Bakteriologie steht in der ersten Hälfte des 19. Jahrhunderts eine multikausale Perspektive auf Seuchen entgegen, getreu der im *Encyclopädischen Wörterbuch der medicinischen Wissenschaften* geäußerten Auffassung, »daß die Epidemieen nie aus *einer* Ursache, sondern aus einem Conflict sehr mannigfaltiger Triebfedern hervorgehen«.[53] Um etwa die ersten Cholera-Ausbrüche in Europa zu bekämpfen, greift man Anfang der 1830er Jahre auf die unterschiedlichsten Kriterien und Untersuchungsformate zurück. Besonders anschaulich wird diese Vielfalt in dem groß angelegten Abschlussbericht der Pariser Cholera-Kommission, der kurz nach der Epidemie von 1832 mit über 18 000 Todesopfern erscheint. Dieser *Rapport sur la marche et les effets du Choléra-Morbus dans Paris* beginnt mit einer detaillierten Beschreibung der geographischen und klimatischen Verhältnisse der Stadt und listet dann, wie es heißt, eine »gewaltige Menge von Fakten«[54] auf, die aus jedem Bezirk von Paris gesammelt wurde. Klassifiziert werden die Cholera-Toten der sechs Monate währenden Epidemie nach Beruf, Alter und Geschlecht, nach der Jahreszeit, der Tagestemperatur und dem Wochentag ihrer Erkrankung, nach der Himmelsrichtung und der Elevation ihres Wohnorts. Von den 450 Seiten des Berichts bestehen rund zwei Drittel aus Karten und Statistiken, die sich bemühen, erkenntnisleitende Muster in der Verteilung der Infektionen festzustellen, doch abgesehen von einigen marginalen Auffälligkeiten (ein leichtes Übermaß an Männern unter den Toten, eine Erhöhung der Fälle am Montag, vermutlich wegen der opulenten Mahlzeiten am arbeitsfreien Sonntag)[55] finden sich in der statistischen Aufarbeitung der Epidemie keine Indizien, die auf eine klare Logik der Ansteckungswege schließen lassen. Die Miasmatiker des frühen 19. Jahrhunderts erkennen in diesem Fehlen einer singulären Ursache aber keinen Mangel, sondern die Bestätigung ihrer Auffassung, dass nur vielfältige, hygienisch ausgerichtete Vorbeugungsmaßnahmen die Wiederkehr der Seuche verhindern können.[56]

Grundsätzlich kann der Bruch zwischen Miasmenlehre und Bakteriologie als ein vorübergehendes Zurücktreten aller lokaler, umweltlicher Faktoren aus den Infektionstheorien beschrieben werden. Diese Gesichtspunkte spielen nach der Entdeckung der Mikroben zwar noch eine Rolle, aber nur in begleitender, verstärkender Hinsicht. Robert Koch macht die neue Hierarchie 1901 am Beispiel der Tuberkulose-Krankheit deutlich, wenn er rückblickend schreibt: »Noch vor wenigen Jahrzehnten war das eigentliche Wesen der Tuberkulose unbekannt, man hielt sie für eine Folge, gewissermaßen für den Ausdruck des sozialen Elends, und da man diese vermeintliche Ursache mit einfachen Mitteln nicht beseitigen konnte, so verließ man sich auf die zu erwartende allmähliche Besserung der sozialen Zustände und tat nichts. Heute liegen in dieser Beziehung die Verhältnisse ganz anders. Wir wissen, daß das soziale Elend die Tuberkulose zwar wesentlich begünstigt, daß aber die eigentliche Ursache der Krankheit ein Parasit ist, also ein sichtbarer und greifbarer Feind, den wir ebenso verfolgen und vernichten können wie andere parasitäre Feinde des Menschen.« Am Anfang der Krankheit steht die Mikrobe, und Koch betont in diesem Aufsatz mit dem Selbstbewusstsein des wissenschaftlichen Erneuerers, dass »man bei der Bekämpfung von Seuchen das Übel an der Wurzel treffen muß und nicht die Kräfte auf nebensächliche unwirksame Maßregeln vergeuden soll«.[57] In den Hintergrund rücken durch die Überzeugungskraft der Bakteriologie daher alle medizinischen Lehren und Subdisziplinen, die sich bis in die 1870er Jahre hinein mit genau solchen nun als »nebensächlich« und »unwirksam« diskreditierten Fragen befasst haben. Es sind dies vor allem Theorien, die die Entstehung und Verbreitung von Seuchen auf die *Umgebung* beziehen, auf die spezifischen geographischen, klimatischen oder geologischen Bedingungen am Ort des Ausbruchs.

Mitte des 19. Jahrhunderts erscheinen in Deutschland und Frankreich eine Reihe von Abhandlungen, die sich einer neuen Disziplin namens »medizinische Geografie« oder »medizinische Topografie« zugehörig fühlen. Ihre Ambition besteht darin, die räumliche Verbreitungslogik der Cholera, des Typhus, der Tuberkulose oder des Gelbfiebers systematisch zu erklären. »Die Erfahrung beweist«, schreibt Jean Christian Boudin 1843 in seinem *Versuch einer medicinischen Geographie*, »daß gewisse Krankheiten, für deren Weiterverbreitung wir den Contact mit Menschen oder Sachen als Gesetze ansehen, geographisch begrenzt und von den Structur- und Elevationsverhältnissen des Bodens abhängig sind; mit Recht wird durch diese topographische Abgrenzung das Dogma der Ansteckung bedeutend geschwächt.«[58] Ausgehend von der Miasmenlehre, gegen den Kontagionismus gerichtet, analysiert Boudin jene geographischen Hauptkriterien, die seiner Anschauung nach maßgeblich für die Ausbreitung von Seuchen an bestimmten Orten sind: der Breiten- und Längengrad, die Höhe über dem Meeresspiegel, die Textur des Bodens, die lokale Beschaffenheit des Wassers. So wie jede Region ihre eigene Vegetation, ihre eigene Fauna und Flora aufweise, schreibt Boudin, so bringe sie auch ihre eigenen Krankheitsdispositionen und Krankheitserscheinungen hervor. Mit Hunderten von Anekdoten und Statistiken aus Seuchengebieten untermauert Boudin seine beiden Gesetze der »geographischen Affinität« und des »geographischen Antagonismus«: Sie besagen einerseits, dass bestimmte Krankheiten, wie etwa »Typhus« und »Hospitalbrand«, »Tuberkel-Schwindsucht« und »Typhoid-Fieber«, »Cholera« und »intermittiernde Fieber«, immer in denselben Regionen auftauchen, und andererseits, dass das »Vorkommen gewisser pathologischer Manifestationen« an einem Ort das »gleichzeitige Vorkommen einer anderen Reihe von Krankheitsformen in derselben Lokalität mehr oder weniger unmöglich« macht.[59]

In Deutschland ist der bekannteste und hartnäckigste

Verfechter dieser lokal argumentierenden Infektionstheorie der Münchner Hygieniker Max Pettenkofer. In seinen *Untersuchungen und Beobachtungen über die Verbreitungsart der Cholera* von 1855, die nicht umsonst wie ein Reisebuch gegliedert sind, mit Städtenamen als Kapitelüberschriften, erhebt er die »Terrainverhältnisse« an den Orten der jüngsten Epidemie in Bayern zum wichtigsten Kriterium des Seuchenausbruchs. Die anhaltende Imprägnierung von feuchtem und lockerem Boden mit Exkrementen gilt Pettenkofer als unabdingbare Voraussetzung für die Entstehung und Ausbreitung der Cholera und anderer Infektionskrankheiten; je trockener und höher dagegen eine Ansiedlung liegt, desto weniger ist sie von dem Ausbruch betroffen. In der Studie ist einmal von der »Überzeugung« die Rede, man würde »in der ganzen Welt keinen Ort, dessen Häuser auf Felsen fundirt sind, auffinden, wo die Cholera je als Epidemie aufgetreten wäre«. Pettenkofer verteidigt den »allgemeinen unverkennbaren Effekt der Bodenbeschaffenheit« bei Seuchen, den er 1855 zum ersten Mal ausführlich analysiert, auch nach Robert Kochs Entdeckung der »Kommabazillen«; noch auf der *Zweiten Konferenz zur Erörterung der Cholerafrage* von 1885 bringt er seine Zweifel an der Infektionskraft der Mikroben, wie man in den Diskussionsprotokollen nachlesen kann, wortreich vor.[60]

Mit dem Siegeszug der Bakteriologie im späten 19. Jahrhundert verringert sich dieses environmentale Interesse bei der Bekämpfung von Seuchen. Längen- und Breitengrade, Bodenverhältnisse, Elevation: Für die grundlegende Ätiologie der Infektionskrankheiten, für die Ansteckung durch Mikroben, spielen diese Faktoren keine Rolle. Die folgenschwersten Epidemien des 19. Jahrhunderts in Europa, die

Cholera, der Typhus, die Tuberkulose, breiten sich nach den neuen Erkenntnissen der Bakteriologen unabhängig von geographischen Gegebenheiten aus (anders als das Gelbfieber, dessen Übertragung durch die Stechmücke spezifische klimatische Bedingungen erfordert). Ursache der Infektion ist ein umgebungsunabhängiger, in der Neutralität des Labors wiederholbarer Prozess. Im Bericht über die ägyptische Cholera-Expedition schreibt Gaffky einmal, der Nil hätte im Sommer 1883 seinen historisch tiefsten Stand erreicht und »den eingeschleppten Krankheitskeimen besonders günstige Bedingungen«[61] geboten. Die Verhältnisse vor Ort haben ballenfalls unterstützende Funktion, aber keine kausale Bedeutung mehr für die Verbreitung der Seuche. Ansteckend ist, um Virchows Bild aus dem Jahr 1848 aufzugreifen, die infizierte Hand, nicht das Feuer.

Die Miasmentheorie, mit ihren simultanen Erkrankungen in einer prädisponierten Region, erforderte das Augenmerk auf der Logik des Raums. Die Bakteriologie, mit ihren sukzessiven Ansteckungen von Fall zu Fall, erfordert das Augenmerk auf der Logik der Zeit. Und diese Abschwächung geographischer und räumlicher Kriterien bringt in der Frühzeit der Mikrobenlehre auch eine für die Hygieniker verstörende soziale Nivellierung der Opfer von Epidemien mit sich. Aus den zahllosen Statistiken und Karten des Pariser Berichts über den Cholera-Ausbruch von 1832 lesen die Ärzte als eine der wenigen brauchbaren Erkenntnisse heraus, dass die Seuche in den ärmeren und dichter besiedelten Bezirken der Stadt sowie in den Gefängnissen eine leicht erhöhte Zahl an Kranken und Toten gefordert hat. Eine entscheidende Frage des Berichts lautet daher: »Wie stark hingen die Verheerungen der Cholera mit der Zusammenballung der Bevölkerung zusammen?«, und in einem Fazit der gesammelten Pariser Daten wird sie dahingehend bejaht, »dass es einen bestimmten Teil der Bevölkerung und eine bestimmte Art von Wohnorten gibt, die das Voranschreiten der Cholera und ihre tödliche Kraft begünstigen. Diese Faktoren sind plausibler als alle Temperaturschwankungen, Windrichtungen, Bodenverhältnisse oder der höhere oder niedrige Grad an Elevation und Feuchtigkeit der Erde.«[62]

Als John Snow den großen Londoner Cholera-Ausbruch von 1854 untersucht, stellt er nicht nur zum ersten Mal die Hypothese auf, dass das Trinkwasser anstelle der Luft als Medium der Ansteckung begriffen werden müsse. Er kommt durch seine minuziöse Analyse der Wasserversorgung in verschiedenen Stadtteilen auch zu dem Befund, dass weder die soziale Schicht der Menschen noch die Anzahl der Bewohner in den Wohnungen und Häusern der maßgebliche Faktor für die Verteilung der Erkrankungen sei, sondern schlicht die Herkunft des Trinkwassers in den Haushalten. Snow ermittelt in den besonders stark betroffenen Londoner Vierteln jeweils den Namen des Wasserwerks, das die Bevölkerung über unterirdische Röhrensysteme und Pumpen in Häusern und Straßen mit Wasser versorgt. Er gelangt zu dem Ergebnis, dass das Wasser der »Southwark- und Vauxhall«-Gesellschaft, das mit den in die Themse geleiteten Abwässern in direkte Berührung kommt, fast zehnmal so viele Todesopfer hervorgebracht hat wie das aus unverschmutzten Quellen stammende Wasser der konkurrierenden »Lambeth«-Gesellschaft, und das, obwohl »Southwark und Vauxhall« viele wohlhabende Straßenzüge versorgt und »Lambeth« eher schlecht beleumundete Londoner Gegenden. »Selbst Bethnal Green und Spitalfields«, schreibt Snow, »die wegen ihrer Armuth und Unsauberkeit so berüchtigt sind, haben nur eine Mortalität erlitten, die weit unter der durchschnittlichen der Hauptstadt zurückbleibt.« Rund um die Trinkwasserpumpe in der Broad Street in Soho, laut Snow eine Hauptquelle der Epidemie mit Tausenden Infektionen, bleibt ausgerecht ein verwahrlostes Arbeiterheim mit 500 Bewohnern frei von Erkrankungsfällen, weil es über einen eigenen Brunnen mit separater Wassereinspeisung verfügt.[63]

Zwanzig Jahre vor Pasteurs und Kochs Versuchen, noch ohne das Wissen um die Existenz von Bakterien, verlagert John Snow die Fahndung nach der Ursache der Cholera von den großen sozialhygienischen Fragen auf das konkrete infrastrukturelle Problem, welcher Haushalt Zugang zu welchem Wasser habe. »Nicht weniger denn 300 000 Leute beiderlei Geschlechts, verschiedenen Alters und Berufs und jeden Ranges und Standes, vom Vornehmen hinunter bis zum Proletarier«, schreibt er, »wurden ohne ihre Wahl, und in den meisten Fällen ohne ihr Wissen in zwei Gruppen getheilt, von denen die eine mit Wasser gespeist ward, welche die Jauche Londons, und in ihr das, was nur immer von Cholerakranken kommen konnte, enthielt, die andere Gruppe dagegen Wasser empfing, welches von solchen Verunreinigungen gänzlich frei war.«[64] Die Mikrobentheorie und ihr präzises Wissen um die Prozesse der Ansteckung wird diese Abkopplung der Infektionsgefahr von sozialer Zugehörigkeit und persönlichem Verhalten dann noch einmal verschärfen. Auch wenn sich die bakteriologische Epidemiologie weiterhin in den Dienst der Hygienebewegung stellt und die Maßnahmen der öffentlichen Gesundheitspflege zu bündeln vermag, besteht die grundlegende Irritation ihrer Erkenntnisse darin, dass sie dem Ansteckungsvorgang eine in der ersten Hälfte des 19. Jahrhunderts unvorstellbare Kontingenz verleiht. Ein vermögender, wohlgepflegter, in geräumiger Wohnung lebender Bürger kann von der Cholera dahingerafft werden; der in Armut hausende Arbeiter eine Straße weiter bleibt verschont. Die kontagiöse Substanz, von Snow noch als mysteriöses »Krankheitsgift«[65] bezeichnet, von den Bakteriologen dann identifiziert, steht in keinem direkt kausalen Verhältnis zur Lebensweise und Mentalität der Menschen; alle hartnäckig weitergetragenen Theorien des 19. Jahrhunderts, wonach die Cholera mit Vorliebe diejenigen treffe, die eine Ansteckung durch ihre Lebensweise, ihre Biographie oder ihre Disposition herausfordern würden, verlieren angesichts der zufälligen, neutralen Macht der Infektion durch Mikroben ihre Autorität.

Für die erzählende Literatur an der Wende zum 20. Jahrhundert schaffen der Siegeszug der Bakteriologie und das Zurücktreten der Umgebung als Ursache von Krankheit problematische Bedingungen bei der Darstellung von Seuchen. Es ist in der Literaturwissenschaft häufig vom Erstaunen die Rede, wie selten Epidemien in der neuen Epoche der Mikroben von Romanen, Novellen und Erzählungen aufgegriffen worden sind.[66] Der Grund dafür hat mit der Abstraktion von bakterieller Ansteckung zu tun, die sich unsichtbar vollzieht, abgekoppelt von den räumlichen Gegebenheiten eines Handlungsortes. Zur Blütezeit der Miasmentheorie, die einen bestimmten Schauplatz mit seinen spezifischen geographischen, klimatischen und hygienischen Bedingungen zur

Ursache erklärt, stand die literarische Abbildung von Epidemien unter geeigneteren Vorzeichen, und es ist folgerichtig, dass sich die berühmteste Seuchenerzählung um 1900 bereits veralteter Ansteckungsmodelle bedient, um die Ausbreitung der tödlichen Infektionen in aller Anschaulichkeit und morbiden Opulenz darstellen zu können.

Thomas Manns Cholera-Novelle *Der Tod in Venedig* erscheint im Jahr 1912, zu einer Zeit, in der sich die Autorität der Bakteriologie auf ihrem Höhepunkt befindet. Die Miasmenlehre hat keine Relevanz mehr für die medizinische Auseinandersetzung mit Epidemien. Dennoch macht die Erzählung, die erkennbar im zeitgenössischen Venedig spielt, von Beginn an deutlich, dass sich ihre Hauptfigur, der Münchner Schriftsteller Gustav Aschenbach, einem im miasmatischen Verständnis kritischen Ort nähert. Schon auf der Schiffsreise in Richtung der Stadt sind »Himmel und Meer« dauerhaft »trüb und bleiern«; bei der Ankunft in Venedig heißt es: »Es war warm hier im Hafen. Lau angerührt vom Hauch des Scirocco.« Als Aschenbach am ersten Morgen im Hotel das Zimmerfenster öffnet, glaubt er »den fauligen Geruch der Lagune zu spüren«; später werden, noch vor dem eigentlichen Cholera-Ausbruch, »die üblen Ausdünstungen der Kanäle« erwähnt, die »widerliche Schwüle [...] in den Gassen«, der »leis faulig[e] Geruch von Meer und Sumpf« und ein weiteres Mal »die faul riechende Lagune«.[67]

Venedig ist in Thomas Manns Novelle ein pathologischer Ort, die Stadt selbst liegt im »Fieberdunst«[68] der Lagune, wie es einmal heißt, und trotz der am Ende der Erzählung erwähnten Desinfektionsmittel und den aus Robert-Koch-Aufsätzen übernommenen Passagen, die Mann über die Herkunft der Cholera einstreut, orientiert sich die literarische Darstellung des Ausbruchs nicht an der Bakteriologie, sondern an der früheren Infektionslehre, an der sumpfartigen Fäulnis der Kanäle, an den giftigen Ausdünstungen Venedigs, die olfaktorisch wahrgenommen werden können. »Die Luft war still und riechend, schwer brannte die Sonne durch den Dunst […] Aus kleinen, hochliegenden Gärten hingen Blütendolden, weiß und purpurn, nach Mandeln duftend, über morsches Gemäuer. Arabische Fensterumrahmungen bildeten sich im Trüben ab.«[69] Die Kunst des Novellendichters, die plastische Beschreibung der *Atmosphäre* eines Ortes, reaktiviert eine Seuchentheorie, die von atmosphärischer Ansteckung ausgeht. Umgekehrt würde Thomas Manns charakteristischer Darstellungsstil, seine von musikalischer Komposition beeinflussten Arrangements der angedeuteten und wiederholten »Leitmotive«, an der Abstraktion der bakteriologischen Infektion abprallen. Eine Cholera-Epidemie dreißig Jahre nach Kochs Isolation des Erregers als miasmatischen Ausbruch einer »kranken Stadt«[70] zu erzählen, lässt sich also als poetologisches Manöver eines Autors begreifen, sein dem Realismus des 19. Jahrhunderts verpflichtetes Beschreibungsinventar auch im Zeitalter der unsichtbaren Mikroben aufrechtzuerhalten.

4. Fäden, Ketten, Zusammenhänge: Neue Erzählformen der Bakteriologie

Der Durchbruch der Mikrobentheorie führt im letzten Viertel des 19. Jahrhunderts nicht nur zu einer Neuausrichtung der medizinischen Infektionslehren, sondern hat auch elementare Konsequenzen für die Darstellbarkeit von Epidemien. Solange Miasmen die Auseinandersetzung mit Seuchen prägten, solange man »Infektion« in erster Linie als simultane Erkrankung einer Vielzahl von Menschen durch eine atmosphärische Quelle dachte, war das Beziehungsgeflecht zwischen den einzelnen Personen an einem infizierten Ort nicht von primärem Interesse. Nun, mit Beginn des bakteriologischen Zeitalters, rücken genau diese individuellen Wege und Begegnungen ins Zentrum der Aufmerksamkeit. Wenn »Ansteckung« heißt, dass isolierbare Mikroben von Mensch zu Mensch weitergegeben werden können, über Körpersekrete oder vermittelt durch Kleidung und Bettwäsche, dann fallen die Bekämpfung von Epidemien und die Erfassung und Rekonstruktion der Übertragungswege zusammen.

In den frühesten bakteriologischen Darstellungen von Epidemien lässt sich der neue Fokus auf dieser Rekonstruktion gut erkennen. Georg Gaffkys Bericht über die Reise der deutschen Cholera-Kommission nach Ägypten 1883 etwa beginnt mit einer ausführlichen Schilderung des Krankheitsausbruchs in der Hafenstadt Damiette, der ersten ägyptischen Cholera-Epidemie seit knapp zwanzig Jahren. Von den gut 30 000 Bewohnern des Ortes am Mittelmeer sterben zwischen Juni und August 1883, in der Zeit einer Handelsmesse, mehr als 2000 Menschen an der Seuche. Gaffky diskutiert zunächst die unterschiedlichen Hypothesen über die Ursache des Ausbruchs, die sich vor der Ankunft der deutschen Kommission um Robert Koch in der Stadt entwickelt haben. Die Untersuchung zweier von den Gesundheitsbehörden eingesetzter Ärzte kommt zu dem Ergebnis, »daß die Cholera in Damiette spontan entstanden sei und zwar in Folge der außerordentlich ungünstigen hygienischen Verhältnisse«; ihr Abschlussbericht führt laut Gaffky »nicht weniger als 14 verschiedene Punkte auf, welche nach ihrer Meinung für die Annahme einer spontanen Entstehung der Cholera ins Gewicht fallen«. Eine zweite Auffassung stammt von einem belgischen Arzt im nahegelegenen Alexandria, der die Ansicht formuliert, dass die Krankheit »nicht aus Indien eingeschleppt sei, sondern unter dem mitwirkenden Einflusse der ungünstigen sanitären Verhältnisse des Landes aus anderen Krankheiten sich entwickelt habe«. Zu einer dritten Einschätzung gelangt ein von der britischen Militärregierung in Ägypten beauftragter Generalstabsarzt, der bestreitet, dass die Cholera 1883 nach Ägypten »frisch eingeschleppt worden ist«, und demgegenüber die Überzeugung vertritt, dass »die Krankheit seit der Epidemie des Jahres 1865 überhaupt niemals völlig aus Egypten verschwunden gewesen sei«.[71]

Gaffky widerspricht all diesen Theorien, vor allem den Hypothesen über die spontane Entstehung der Cholera aufgrund der Lebens- und Wohnverhältnisse in Damiette. Mit der neuen bakteriologischen Lehre ist das Axiom verbunden, dass diese lokalen Faktoren in keiner direkten kausalen Beziehung zu dem Ausbruch stehen können. »Das entscheidende Moment gegen eine solche Annahme«, schreibt er, »bleibt selbstverständlich die über allen Zweifel feststehende Erfahrung, daß bis dahin noch niemals aus ungünstigen hygienischen Bedingungen heraus [...] die epidemische Cholera sich entwickelt hat«. Die Ausgangsfragen der Bakteriologie lauten dagegen: »Woher stammte der Keim? Auf welchen Wegen war er nach Damiette gelangt?«[72] Diese Fährten gilt es nachzubuchstabieren. Gaffky ermittelt, dass die Cholera in den Monaten vor dem Ausbruch in Damiette nur in Indien herrschte und vor allem in Bombay und Kalkutta Hunderte von Todesfällen forderte. Er informiert sich über die Reiselänge zwischen Kalkutta über Bombay nach Ägypten, durch den gut zehn Jahre zuvor eröffneten Suezkanal, und findet heraus, dass die Quarantäneregelungen im Hafen von Suez für Schiffe aus Bombay am 13. Juni aufgrund sinkender Cholera-Zahlen in Indien aufgehoben wurden, sechs Tage vor dem ersten Todesfall in Damiette. Diese Schiffe, schreibt Gaffky, »hatten nur eine ärztliche Inspektion zu bestehen und wurden, falls während dieser Reise keine verdächtigen oder ausgesprochenen Fälle von Cholera vorgekommen waren, ohne weiteres zum freien Verkehre zugelassen«, vor allem Richtung Norden nach Port Said und Damiette. »Daß unter diesen Umständen ausreichend Gelegenheit gegeben war, den Krankheitskeim zumal von Bombay aus nach Egypten zu verschleppen, liegt bei der großen Zahl der aus Bombay auslaufenden und den Suezkanal passirenden Schiffe auf der Hand.«[73]

Gaffkys Bericht versucht sich im Anschluss an einer minuziösen Rekonstruktion des Ausbruchs in der Hafenstadt, die von den deutschen Bakteriologen Anfang Oktober 1883, sechs Wochen nach den letzten Erkrankungen, besucht wird. Anders als in den gesundheitspolitischen Darstellungen der Jahrzehnte zuvor, zum Beispiel den großen Berichten über die Cholera-Epidemien von Paris 1832 oder London 1848[74], geht es nun nicht mehr um die Aufzeichnung der Witterungsbedingungen in der Zeit der Epidemie oder um die Rubrizierung der Todesfälle nach Stadtteilen, Berufsgruppen, Geschlecht oder Wochentagen. An die Stelle der Suche nach klimatischen, sozialen und hygienischen Mustern, die über die Entstehung und Verbreitung der Cholera Aufschluss geben könnten, tritt die gezielte Fahndung nach dem frühesten Auftauchen des Keims. Diese bakteriologisch fundierte Erzählung der Epidemie rückt daher auch einen neuen, in den miasmatischen Seuchendarstellungen unerheblichen Protagonisten ins Zentrum der Aufmerksamkeit: den ersten Kranken, der für den Ursprung des Ausbruchs an einem bestimmten Ort entscheidend ist.

Mit Hilfe von lokalen Ärzten und Dolmetschern identifiziert die Kommission das erste Cholera-Opfer in Damiette, eine syrische Köchin, die nach übereinstimmenden Aussagen bereits am 19. Juni gestorben ist. Dass diese früheste Erkrankung gerade nicht mit mangelnden hygienischen Lebensumständen in Bezug gesetzt werden kann, betont Gaffky in seinem Bericht immer wieder. »Der Fall«, so schreibt er, »ereignete sich in dem Hause eines wohlhabenden angesehenen Mannes […], welches an einer der größeren Straßen der Stadt gelegen und […] luftig und reinlich gehalten war«. Während der Messe sollte in diesem Haus eine Feier stattfinden. »Unter anderem wurde eine der Familie bekannte, in Damiette wohnende Syrerin [...] zur Hilfe geladen, da sie ganz besonders gut auf Herrichtung beliebter syrischer Gerichte sich verstand«. Die Frau erkrankte aber schon »wenige Stunden nach ihrer Ankunft unter den ausgesprochenen Erscheinungen der Cholera und erlag ihrem Leiden in dem Hause, dessen Fest sie verschönern sollte, am folgenden Morgen«.[75] Das bakteriologische Interesse richtet sich nun ganz auf diese Person und ihre letzten Kontakte mit anderen Menschen, wie bei einer polizeilichen Ermittlung. Im späten 19. Jahrhundert nähert sich die Seuchenbekämpfung der kriminologischen Arbeit an; beide Disziplinen fahnden nach einem Individuum, das am Ursprung einer sozialen Unordnung steht.

Deutlich wird diese Nähe vor allem auch an der Erzählweise Gaffkys, die die verborgenen Beziehungen zwischen den Hauptfiguren zu Beginn des Ausbruchs wie in einem Detektivroman aufzurollen versucht. »Die Kommission«, so heißt es in dem Bericht, »hat sich aufs angelegentlichste bemüht, über die Person dieser Syrerin mehr zu erfahren und womöglich die Quelle ihrer Erkrankung zu ermitteln«. Sie sucht die Wohnung auf, in der die Frau mit ihrer erwachsenen Tochter gelebt hat (auch diese Räume, wie herausgestellt wird, »reinlich und ordentlich gehalten«), und bei einer Befragung der anderen Hausbewohner erhalten die Bakteriologen die Auskunft, dass eine am »14. Juni in Damiette eingetroffene Fremde« für drei Messetage in der Wohnung des Hausbesitzers untergebracht war. »Dieselbe kam von Port Said, um mit indischen Produkten, seidenen Tüchern, Parfüms, sowie anderen, zu Geschenken sich eignenden Dingen, Kokosnüssen u. dgl. Handel zu treiben. Woher sie diese Sachen bezogen hatte, konnte mit Sicherheit nicht angegeben werden, doch wurde allgemein angenommen, daß sie dieselben in Port Said von Matrosen aus Indien kommender Schiffe erworben habe.« Die Besucherin schlief in der Wohnung des Hausbesitzers, »hielt sich aber Tags über sehr viel bei der Syrerin auf«.[76]

In dieser Frau, die Damiette kurz nach dem Ausbruch der Epidemie verließ und dann in einem Dorf bei Port Said selbst an einer milden Cholera-Infektion erkrankte, identifiziert Gaffky die wahrscheinlichste Quelle des Ausbruchs. Die behauptete Verknüpfung ist für die Kommission nicht beweisbar; Gaffky bringt deshalb noch andere Protagonisten zur Sprache wie etwa »zwei Kapitäne«, die »in einem und demselben Hause mit der Syrerin wohnten« und »fortwährend zwischen Port Said und Damiette unterwegs waren«. Der erste Ausbruch der Epidemie in Ägypten kann also von der Kommission nicht eindeutig rekonstruiert werden, weil die entscheidende Überträgerfigur fehlt und der Cholera-Erreger im Herbst 1883 ohnehin noch nicht verlässlich isoliert ist (das wird Robert Koch erst im späteren Verlauf der Reise in Indien gelingen). Für den mit der Bakteriologie verbundenen Einschnitt der Darstellungsweisen von Epidemien ist dieser Bericht Gaffkys dennoch zentral, weil er die narrativen Effekte der neuen Infektionslehre besonders anschaulich vorführt. Was in Zeiten von Kontakttagebüchern, Erfassungszetteln und Corona-Warn-Apps wie eine natürliche, selbstverständliche Reaktionsform auf eine pandemische Lage wirkt, nimmt hier, in den 1880er Jahren, seinen Anfang. Unter bakteriologischen Ausgangsbedingungen wird der Kampf gegen die Seuche gleichbedeutend damit, ein Beziehungsgeflecht aus Ansteckenden und Angesteckten sichtbar zu machen, die Kausalität der wuchernden Erkrankungen an die Nachbildung eines sozialen Gefüges zu koppeln. Gaffky beschließt seine Theorien über den Ursprung der Cholera in Ägypten mit dem Fazit: »So giebt es eine ganze Reihe von Wegen, auf welchen der Krankheitskeim von Indien her der Syrerin oder, allgemeiner gesagt, dem ersten Kranken zugeführt sein kann. – Bei dem regen Verkehr zwischen Port Said und Damiette, der noch dazu durch die Messe erheblich gesteigert war, bei den eingehend geschilderten Lebensgewohnheiten der Bevölkerung und bei dem großen Mangel an Aerzten wäre es andererseits aber ein geradezu wunderbarer Zufall, wenn der Weg der Einschleppung mit Sicherheit im Einzelnen hätte klar gelegt werden können.«[77]

Neun Jahre nach den Ausbrüchen in Ägypten wird Hamburg zum Schauplatz der letzten großen Cholera-Epidemie in Mitteleuropa. Zwischen August und Oktober 1892 erkranken in der Stadt rund 18 000 Menschen, über 8000 sterben an der Cholera. Die Gründe für diesen späten und verheerenden Ausbruch sind von der Sozialgeschichte detailliert erforscht worden: das Anfang der 1890er Jahre noch ungefilterte Hamburger Trinkwasser, in dem sich die Cholera-Bakterien verbreiten können (anders als in dem von der Seuche kaum betroffenen Nachbarort Altona, der schon seit 1859 über ein Filtriersystem verfügt), das mangelnde Abwassersystem der Stadt, das lange Zögern der Gesundheitsbehörden, in denen weiterhin die miasmatischen Boden- und Lufttheorien dominieren.[78] Erst als Robert Koch in den nach Berlin versendeten Gewebeproben von Erkrankten den Cholera-Erreger entdeckt, beginnt die Stadtregierung über Informationskampagnen und Schutzmaßnahmen zu beraten, mehr als eine Woche nach dem ersten Verdachtsfall.

Richard Evans hat die Epidemie von 1892 in seiner Studie *Tod in Hamburg* als tiefe Zäsur in der Geschichte der Stadt beschrieben, die zur Umbildung ganzer Wohnviertel und zur Neuorganisation des Trinkwasser- und Kanalisationssystems führte. Für das hier verfolgte Argument ist ein anderer Einschnitt entscheidend: die Beobachtung, dass sich an dem großen Cholera-Ausbruch im Spätsommer (und der kleineren Nachepidemie zwischen Dezember 1892 und Februar 1893) das Verhältnis zwischen der neuen bakteriologischen Methode und der veränderten Darstellungsweise von Seuchen im späten 19. Jahrhundert besonders deutlich abbildet. In den Aufsätzen Robert Kochs über die beiden Ausbrüche werden sowohl die bestehenden Unzulänglichkeiten als auch die künftig erhofften Triumphe des bakteriologisch fundierten Umgangs mit Epidemien präzise geschildert. Koch stellt dabei den Vergleich der Haupt- und Nachepidemie in den Mittelpunkt seiner Ausführungen, die beide in etwa gleich lang dauerten (gut zwei Monate), in der Drastik ihres Verlaufs sich aber eminent unterschieden: Die Nachepidemie in Hamburg und Altona führte nur zu 64 Erkrankungen und 18 Todesfällen, und der Bakteriologe geht der Frage nach, wie sich diese auffallende Ungleichheit der beiden Ausbrüche erklären lässt.

Im umfangreichsten Aufsatz zu den Hamburger Epidemien, *Die Cholera in Deutschland während des Winters 1892 bis 1893*, schließt Koch mit Blick auf frühere Cholera-Wellen die Jahreszeit als Faktor der Differenz aus. Bedeutsam sei vielmehr die Verlaufsstruktur der beiden Epidemien und die damit verbundene Frage der Rekonstruierbarkeit. Die verheerenden Konsequenzen des Cholera-Ausbruchs im Sommer, mit »explosionsartigem Verlaufe«, sind untrennbar gekoppelt an die Unmöglichkeit, die Ansteckungswege zurückzuverfolgen: Dieser Typus kommt laut Koch »dadurch zustande, daß der Infektionsstoff auf einmal und gleichmäßig über den befallenen Ort ausgestreut wird«; sein wichtigstes Kennzeichen ist, »daß die einzelnen Fälle keinen unmittelbaren Zusammenhang untereinander erkennen lassen«.[79] Begünstigt wird dieser wuchernde Verlauf durch die schon von Snow vertretene und Anfang der 1890er Jahre weitgehend anerkannte Theorie, dass das Cholera-Bakterium neben der Ansteckung von Mensch zu Mensch oder über infizierte Kleidung und Bettwäsche vor allem über das Trinkwasser übertragen wird. Die hygienischen Errungenschaften der städtischen Wasserversorgung im 19. Jahrhundert, die verzweigte Infrastruktur aus Leitungen und Röhren, drohen diese chaotische Verteilung laut Koch sogar zu verstärken, weil das »Choleragift« im Wasser kein »aufgelöster, ganz gleichmäßig verteilter Stoff« sei. Die »ungleichmäßige Bewegung des Wassers in einem Leitungsnetz«, schreibt er, muss »einen erheblichen Einfluß auf die Beförderung der Cholerabakterien ausüben, und es kann allein dadurch schon bewirkt werden, daß in einem Rohrstrang viele, in einem anderen Strang wenige Cholerabakterien in die angeschlossenen Häuser gespielt werden«.[80]

»Explosionsartiger« Ausbruch der Seuche und Drastik des Verlaufs sind also untrennbar verbunden (im Sommer 1892, nach Robert Kochs Hypothese, ursprünglich durch das Waschen cholerainfizierter Kleidung von Schiffspassagieren im Hamburger Hafenbecken verursacht). Die milde zweite Epidemie im darauffolgenden Winter dagegen kann von Anfang an auf eingrenzbare »Herde« bezogen werden, wie Koch sagt: Von den 64 Erkrankten, zum einen Teil Matrosen eingelaufener Schiffe, zum anderen Tagelöhner und Obdachlose in verschiedenen Hamburger Stadtteilen, lassen sich in 58 Fällen »Beziehungen zu solchen Personen nachweisen, welche vorher an Cholera erkrankt waren«. Dieser Nachweis, so Koch, »ist allerdings nur der überaus gründlichen Untersuchung zu verdanken, welche die Sanitätspolizei auf jeden einzelnen Fall verwendet hat. Eine oberflächliche Untersuchung, wie sie früher unter ähnlichen Verhältnissen üblich war, hätte den Zusammenhang gewiß nicht herausgefunden.«[81] Die erfolgreiche Bekämpfung der Cholera, der epidemiologische Anspruch, die Seuche zu kontrollieren, hat also laut Koch zwei Seiten: Zweifellos sind die dezidiert medizinisch-hygienischen Methoden zur Identifikation und Abtötung des Erregers unabdingbare Komponenten. Aber die Überzeugungskraft der neuen Wissenschaft »Bakteriologie« ist ebenso an ein darstellendes Vermögen gebunden. Die miasmatische Theorie der simultanen Infektionen, deren Logik nicht abgebildet werden kann, nimmt sie nicht hin. »Beginn und Ende der Lokalepidemie«, schreibt Koch daher unmissverständlich, »ließen sich früher fast nie mit der nötigen Sicherheit erkennen, sie waren gewissermaßen verschleiert, so daß man wohl die groben Linien der eigentlichen Epidemie verfolgen konnte, aber nach dem Anfange und Ende zu in der Regel den *Faden* verlor. Daher kam es denn auch, daß man mit den Maßregeln beim Beginn des Seuchenausbruches zu spät kam und beim Nachlassen derselben die Hände viel zu früh in den Schoß legte. Jetzt ist es wesentlich anders geworden. In dem vielverschlungenen Netze, welches die Cholera in ihren Wegen und bei ihren Ausbreitungen bildet, bleiben uns nur noch vereinzelte *Fäden* verborgen, alles übrige liegt bis zu den kleinsten Ausläufern hin klar und deutlich vor unseren Blicken.«[82]

Bakteriologische Seuchenbekämpfung besteht im ausgehenden 19. Jahrhundert auch darin, eine kohärente Nacherzählung des epidemischen Ausbruchs liefern zu können, das Chaos der wuchernden Ansteckungen in eine narrative Ordnung, eine logische Folge zu überführen. Eine der beiden wichtigsten Metaphern für dieses Vermögen ist in Robert Kochs Texten das Bild des »Fadens«, das für die rekonstruierte Beziehung zwischen den einzelnen Krankheitsfällen bürgt. Die andere Metapher, mit derselben Funktion, ist das Bild der »Kette«, das in den Aufsätzen zu den Hamburger Epidemien ebenso häufig auftaucht. »Faden« und »Kette«, zwei Begriffe, die unter dem Mikroskop der Bakteriologen ganz buchstäblich für die Form und Anordnung der Mikroorganismen gebraucht werden, sind für Koch auch bei der bildhaften Nacherzählung der Epidemie zentral. Zur Untermauerung der Ansteckungshypothese bei der Cholera schreibt er: »Für diese Auffassung spricht auch entschieden die kettenförmige Verbindung der einzelnen Fälle«; an anderer Stelle betont er die bakteriologische Notwendigkeit, bei einem Cholera-Ausbruch »die Zusammengehörigkeit der Glieder einer solchen vielfach verschlungenen, oft auch in Verästelungen auslaufenden Kette zu ermitteln«. Im Hinblick auf die Hamburger Nachepidemie heißt es einmal: »An einem solchen Herde entstehen auch nicht plötzlich viele Fälle, sondern sie folgen einander, bilden gewissermaßen Ketten.«[83]

Heute hat der Begriff der »Infektionskette« im Zusammenhang mit der Corona-Pandemie einen vertrauten, alltäglichen Klang angenommen. In den Schriften Robert Kochs wird dieses Wort zum ersten Mal als Leitmetapher des bakteriologischen Verfahrens eingesetzt. Die Fähigkeit der Epidemiologen, eine Verbindung zwischen den Krankheitsfällen herzustellen, entscheidet über die Beherrschbarkeit der Seuche, wobei die Frage nach der lückenlosen Rekonstruktion auch von Koch als sekundär erachtet wird. Wie Gaffky in Damiette betont er in seinen Ausführungen über die erfolgreiche Eindämmung der Nachepidemie (unter Verwendung beider Metaphern), man dürfe »nicht verlangen, daß in der Kette der Erkrankungen jedes einzelne Glied deutlich erkennbar sein muß. Es ist unmöglich den Verkehr der Menschen untereinander bis in seine feinsten Fäden bloßzulegen«.[84] Grundsätzlich erfordert die bakteriologische Methode aber genau diese Bloßlegung, diese minuziöse soziale Rekonstruktion, die in Zeiten der lokalen Luft- und Bodentheorien unerheblich war und von der miasmatisch orientierten Seite im »Kontagionismusstreit« des frühen 19. Jahrhunderts auch explizit kritisiert wurde. (In der Autobiographie des Arztes Karl Ignatius Lorinser äußert sich diese Kritik in Bezug auf den Cholera-Ausbruch in Preußen 1831 sogar unter Gebrauch desselben Sprachbilds; seine Überzeugung, die Krankheit übertrage sich simultan durch atmosphärische Strömungen, verbindet er mit der hämischen Formulierung, die Kontagionisten würden in ihrer Theorie der Ansteckung immer vergeblich nach dem »ostindischen Faden«[85] suchen.)

In Robert Kochs Schriften mündet die Verknüpfung der »Fäden« und »Ketten« schließlich in einen dritten zentralen

Begriff, der die erfolgreiche bakteriologische Rekonstruktion eines Cholera-Ausbruchs beglaubigt: das Wort »Zusammenhang«. Über die Hamburger Nachepidemie schreibt Koch etwa, dass »sich sehr oft ein unmittelbarer Zusammenhang zwischen den einzelnen Fällen des Herdes ermitteln« ließe; in einer Art Fazit zu den Ereignissen des Winters 1892/93 sagt er später: »Das Gefüge einer kleinen Epidemie bleibt [...] durchsichtig und in seinem Zusammenhange verständlich.« Demgegenüber heißt es über den »explosionsartigen« Ausbruch vom Sommer: »Von Anfang an waren die Erkrankungen ohne Zusammenhang.«[86] Wenn Eindämmbarkeit und Darstellbarkeit von Seuchen seit der Frühzeit der Bakteriologie untrennbar miteinander verschränkt sind, kennzeichnet dieser Begriff gewissermaßen den Moment, in dem sich die souveräne Erzählperspektive des Epidemiologen einstellt. Das Unbehagen der losen ersten Krankheitsfälle ist überwunden; die bakteriologischen Verfahren – die Laboruntersuchungen und konsequenten hygienischen Maßnahmen – haben diese Fälle in eine kausale Ordnung gebracht, ihre Wucherung gebändigt. Nun kann der Epidemiologe die »Infektionsketten« und den »Zusammenhang« des Ausbruchs überblicken wie ein auktorialer Erzähler.

Verstreute Phänomene müssen in einen »Zusammenhang« gebracht werden: eine narrative Praxis der Epidemiologen, die in Deutschland auch seit dem Frühjahr 2020 Tag für Tag zu besichtigen war, in den Pressekonferenzen der Bundesregierung und jenes Instituts für Infektionskrankheiten, das seit über hundert Jahren Robert Kochs Namen trägt. Eine der geläufigsten Vokabeln in diesen Verlautbarungen war der Begriff des »Infektionsgeschehens«, das von der Gesundheitspolitik »beobachtet«, »kontrolliert« und »in den Griff bekommen« werden müsse. In diesem schillernden Begriff verbinden sich epidemiologische und narratologische Facetten. Die prominentesten Erzähltheorien der letzten Jahrzehnte, etwa von Gérard Genette und Karlheinz Stierle, weisen der Kategorie des »Geschehens« eine zentrale Rolle zu, als einem Kontinuum von Ereignissen, das noch keine sinnvollen Verknüpfungen aufweist und erst vom Erzähler in eine »Geschichte«, einen »Plot« verwandelt werden muss. »Das Geschehen als eine Reihe von Einzelereignissen«, heißt es in einer erzähltheoretischen Einführung von Matías Martínez und Michael Scheffel, »wird zur Einheit einer Geschichte integriert, wenn die Ereignisfolge zusätzlich zum chronologischen auch einen kausalen Zusammenhang aufweist«.[87] Genau um diesen Gestaltungsakt geht es auch im Kampf der Gesundheitsbehörden gegen die Pandemie, die das aktuelle »Infektionsgeschehen« kommentieren und einordnen. Millionen von losen Sozialkontakten im Land, Hunderttausende von Testergebnissen müssen Tag für Tag in kohärente Statistiken, Entwicklungstendenzen und Verhaltensempfehlungen übersetzt werden. In den Sommermonaten 2020 und 2021 ließ sich dieses Geschehen zeitweise überblicken und kontrollieren; sämtliche Ansteckungswege waren zurückzuverfolgen. In den Winterhalbjahren dagegen geriet die Pandemie immer wieder »außer Kontrolle«, was gleichbedeutend damit war, dass das »Infektionsgeschehen« nicht mehr in lineare, kausal verknüpfbare Geschichten überführt werden konnte. Philip Mortimer, ein englischer Virologe, hat diese notwendige Allianz von Seuchenbekämpfung und Narration in der Zeit der ersten SARS-Epidemien 2002/2003 einmal selbst hergestellt; in einem Aufsatz, der die Koch'schen Postulate auf die Untersuchung gegenwärtiger Infektionskrankheiten bezieht, formuliert er die epidemiologische Hoffnung: »Ein Ausbruch sollte wie eine Geschichte einen kohärenten Plot haben.«[88]

5. Infektion und Verbrechen: Die Figur des gesunden Überträgers

Epidemien schärfen, wie etwa die *Cluster Studies* der »Centers for Disease Control« Anfang der 1980er Jahre zeigen, die soziale Frage, was Menschen miteinander verbindet. Neben Beziehungen der Verwandtschaft, Liebe, Freundschaft, Kollegialität oder auch der Feindschaft und Gewalt tritt die *Ansteckung* als weitere Kategorie hinzu. Im Vergleich zu anderen Formen menschlicher Relation erscheint sie als besonders kontingent. Zumindest bei Infektionskrankheiten, die sich nicht wie Syphilis oder HIV primär durch sexuellen Kontakt übertragen, geht das Verhältnis von Ansteckendem und Angestecktem auf flüchtige und anonyme (und zum Teil sogar zeitlich versetzte) Begegnungen zurück, auf eine Fahrt im Bus, auf die gemeinsame Anwesenheit in einem überfüllten Saal oder auf die kurz nacheinander erfolgte Berührung einer Türklinke oder eines Einkaufswagens.

Unter den Bedingungen der Bakteriologie führen Epidemien im späten 19. Jahrhundert endgültig eine riskante Intensität des Sozialen herbei. Die Entdeckung der Mikroben und ihrer Übertragung von Mensch zu Mensch macht der Vorstellung einer atmosphärischen Infektion ein Ende, die sich unabhängig vom Verhältnis der einzelnen Kranken zueinander ausbreiten würde. »Man versteht den Pasteurismus nicht, wenn man nicht versteht, dass er die Gesellschaft anders zusammensetzt«, sagt Bruno Latour und zielt damit genau auf diese Intensität; »die Aktivität der Mikrobe«, schreibt er, »impliziert die Neudefinition der Gesellschaft«.[89] Soziale Beziehungen stehen in Zeiten der Epidemie unter latentem Verdacht. Übermäßige Nähe zwischen Menschen kann zur Ausbreitung der Infektionen führen, was bei sexuell übertragbaren Krankheiten die öffentliche Stigmatisierung der Lebensweise von Einzelpersonen oder ganzen Bevölkerungsgruppen verstärkt. Aber auch Epidemien, die sich durch flüchtigen Kontakt verbreiten, bringen das Stigma der sozialen Promiskuität hervor. Das hat in den Corona-Jahren die Figur des »Superspreaders« deutlich gemacht. Bereits die aktive Teilnahme am gesellschaftlichen Leben kann ausreichen, um die eigene Umgebung zu gefährden und fahrlässig herbeigeführte Kontakte an die Schwelle einer Straftat zu bringen.

Verschärft wird die Gefahr der sozialen Promiskuität durch den von der Bakteriologie entdeckten Typus des »gesunden Überträgers«, also jenen infizierten und kontagiösen Personen, die selbst ohne Krankheitserscheinungen bleiben. Die Erkenntnis dieses Phänomens markiert an der Wende zum 20. Jahrhundert einen Einschnitt in der Darstellungs- und Bekämpfungsweise von Epidemien. Inwieweit vor allem leicht oder kaum Erkrankte für die Streuung eines Cholera-Ausbruchs verantwortlich sind, hat die kontagionistisch orientierten Seuchentheorien schon vor dem Durchbruch der Bakteriologie beschäftigt: »Ihr Unwohlsein ist uncontrollirter und spottet aller Cordons«, schreibt Wilhelm Griesinger 1857 über die »bloss Diarrhöekranken«; »sie vermögen die Ursache der Krankheit überall hin zu verstreuen«. Die Frage, »ob auch ganz Gesunde, die aus dem Ort der Epidemie oder überhaupt aus einem Infectionsheerde kommen, das Gift mit sich führen können«, sei laut Griesinger aber »bis jetzt nicht mit völliger Sicherheit zu entscheiden«.[90]

Zum ersten Mal rücken die symptomfreien Überträger im Zusammenhang mit dem zweiten Hamburger Cholera-Ausbruch von 1892/93 in den Mittelpunkt des Interesses. Da bei dieser mild verlaufenen Nachepidemie, wie Robert Koch schreibt, »die bakteriologische Diagnostik in möglichst vollständiger Weise durchgeführt« worden sei, hätten sich auch in solchen Fällen Cholera-Erreger gefunden, die »selbst gar keine Symptome darboten und nur deswegen untersucht wurden, weil sie mit unzweifelhaften Cholerakranken in Berührung gewesen waren«.[91] Diese Entdeckung verändert das epidemiologische Wissen darüber, wie sich die Cholera an einem bestimmten Ort ausbreitet; sie verändert aber in einem grundsätzlichen Sinne auch das Verständnis davon, wer nach einem Ausbruch überhaupt als »krank« zu bezeichnen ist, wessen soziale Bewegungen fortan registriert, überwacht und wenn nötig eingeschränkt und isoliert werden müssen. Nicht mehr die spürbaren und äußerlichen Symptome sind die verlässlichsten Zeichen der Infektion und Kontagiosität – das Fieber, der Schwindel, das Erbrechen, die Diarrhöe mit ihren »reiswasserfarbigen« Ausscheidungen –, sondern der Nachweis von kommaförmigen Cholera-Mikroben in der Stuhl- oder Gewebeprobe.

In einem erkenntnistheoretischen Sinn schwächt die Figur des »gesunden Überträgers« die Überzeugung der frühen Bakteriologie, dass die Existenz von Mikroben im Körper gleichbedeutend mit dem Ausbruch der zugehörigen Krankheit sei. Für die gesundheitspolitische Praxis jedoch bedeutet die Entdeckung Robert Kochs, dass die bakteriologische Methode an der Wende zum 20. Jahrhundert endgültig zur Leitwissenschaft bei der Eindämmung von Epidemien wird. Denn nun ist sie nicht mehr allein dazu in der Lage, die tatsächliche Infektion von symptomatisch Kranken zu verifizieren, sondern sie kann auch vermeintlich gesunde, an der Ausbreitung der Seuche unbeteiligte Personen von einem Moment auf den anderen in Überträger verwandeln, in ansteckende Glieder der »Kette« von Infektionen.

Im Hinblick auf die Cholera wird die Bedeutung des »gesunden Überträgers« dadurch abgeschwächt, dass der Erreger auch bei symptomfreien Menschen spätestens nach zehn Tagen aus dem Körper ausgeschieden wird. Für das Verständnis einer anderen Infektionskrankheit, die in Deutschland gerade hartnäckig verbreitet ist, erweist sich dieses Konzept aber als zentral: für den Typhus. 1901 entwickeln Wilhelm von Drigalski und Heinrich Conradi ein Verfahren, das innerhalb von 18 bis 24 Stunden einen sicheren Nachweis des Typhus-Erregers in Stuhlproben ermöglicht (zuvor war es unmöglich gewesen, Typhus- und Coli-Bakterien unter dem Mikroskop auseinanderzuhalten). Unter den Dutzenden von Personen, in deren Ausscheidungen sie den Erreger isolieren, befinden sich auch vier, die ohne jedes Symptom einer Typhusinfektion geblieben sind. Mit Bezug auf Robert Kochs Analysen während der Hamburger Cholera-Epidemie schreiben Drigalski und Conradi: »Auch für den Typhus können wir auf Grund unserer Untersuchungen die Thatsache hinstellen, dass Menschen aus der typhusdurchseuchten Umgebung die Typhusbacillen aufnehmen, mit sich herumtragen und trotzdem keinerlei Krankheitsanzeichen darbieten.«[92]

Im Unterschied zur Cholera behalten die »chronischen Bazillenträger«, wie diese Gruppe Anfang des 20. Jahrhunderts genannt wird, den Typhus-Erreger lange nach der eigenen, milden oder sogar unbemerkt gebliebenen Infektion im Körper; es werden Fälle bekannt, in denen äußerlich gesunde Menschen über viele Jahre hinweg, eine Frau noch 27 Jahre nach der eigenen Ansteckung, die Krankheit weitergegeben haben. Als physiologische Ursache dieser anhaltenden Kontagiosität identifizieren die Ärzte die Gallenblase, die bei manchen Personen nach der ersten Infektion dauerhaft entzündet bleibt und Typhus-Bakterien produziert.[93] Die Figur des gesunden Überträgers hat auch Konsequenzen für die epidemiologische Erfassungsarbeit, wie Robert Koch in einer Senatssitzung der Kaiser-Wilhelm-Akademie 1902 in Bezug auf den Typhus betont. Wer ist nach einem Ausbruch überhaupt als »Fall« zu registrieren und statistisch zu verzeichnen? »Diese Frage«, so Koch, »ist in der Cholerazeit aufgeworfen und vielfach diskutiert worden. Man hat gesagt: man kann doch unmöglich einen Menschen cholerakrank nennen, der nicht cholerakrank ist, und wenn er auch die Cholerabazillen in seinen Entleerungen hat.« In Hamburg habe man sich 1892/93 »in bezug auf die offizielle Meldung dahin geeinigt, daß die sogenannten Bazillenträger nicht zu melden sind. Es wurde aber alles mit ihnen gemacht, was auch sonst mit cholerainfektionsgefährlichen Menschen gemacht wurde, und so ist es mein Standpunkt auch hier in bezug auf die Typhusfrage.« Koch unterscheidet die klinische Erfassung von Typhuskranken, die die chronischen Überträger nicht registrieren sollte, von der bakteriologisch-hygienischen: Für diese »kommt immer nur derjenige in Betracht, der imstande ist, den Infektionsstoff zu produzieren. [...] Die sogenannten Bazillenträger sind für uns die allergefährlichsten. Das sind die, die nicht schwerkrank im Bette liegen, wo alles desinfiziert werden kann, sondern die umherlaufen, manchmal weite Reisen machen und überallhin die Erreger verschleppen.«[94]

Um 1900 gewinnt das Augenmerk auf den sozialen Verästelungen im Wirkungskreis einer Epidemie, von den Bakteriologen ohnehin schon geschärft, umfassende Bedeutung. Ansteckend und todbringend können bei einem Cholera- oder Typhus-Ausbruch nicht nur sichtbar Kranke sein, sondern letztlich alle in der Umgebung auftauchenden Menschen. Die »unheimliche Tätigkeit der Bazillenträger«, so ein zusammenfassender Artikel über das Phänomen von 1912, fordert die Epidemiologen zu noch größerer Wachsamkeit heraus, zu lückenlosen bakteriellen Analysen, zu flächendeckenden Desinfektions- und Quarantänemaßnahmen.[95] In der Figur des gesunden Überträgers verschärft sich das angstauslösende, latent paranoide Potenzial, das die medizinische Bakteriologie seit Beginn entfaltet, und es ist kein historischer Zufall, dass William Hammonds psychiatrischer Gründungstext der »Mysophobie«, der übermäßigen Angst vor Verunreinigung und Kontamination, im Jahr 1879 erscheint, gleichzeitig mit Pasteurs und Kochs durchschlagenden Erfolgen. In seiner ersten Fallgeschichte berichtet Hammond konsequenterweise über eine Patientin, deren Berührungsphobie von der Angst vor einer Pockeninfektion durch Geldscheine ausgelöst wird. Emil Kraepelins *Lehrbuch der Psychiatrie*, 1883 erstmals erschienen, enthält von der vierten Auflage im Jahr 1893 an einen Abschnitt über pathologische »Besorgnisse [...], sich zu verunreinigen (Mysophobie)«.

Kraepelin schreibt: »Neuerdings pflegen sich diese Befürchtungen gern an die modernen Vorstellungen von der Infection durch mikroskopische Krankheitserreger anzuknüpfen«; der Kranke »fühlt sich keinen Augenblick sicher, ob er nicht irgendwo durch Anstreifen einen gefährlichen Infectionsstoff aufgefangen habe, der sich nun auch noch weiter auf andere Personen übertragen könne«.[96] Das Reich der Mikroben, das neue Wissen um eine Welt winziger Lebewesen, die in unvorstellbarer Anzahl die Umgebung bevölkern und die menschlichen Körper bedrohen, prägt an der Wende zum 20. Jahrhundert die Imagination des Sozialen, und es ist fast verwunderlich, dass Luc Boltanski in seiner großen Studie über »Kriminalliteratur, Paranoia, moderne Gesellschaft« an keiner Stelle die Bakteriologie als viertes konstitutives Element dieser Epoche erwähnt. Boltanski interessiert sich in seinem Buch für das simultane Auftauchen des Kriminal- und Spionageromans, der psychiatrischen Diagnose der Paranoia und der Gesellschaftswissenschaft der Soziologie, und er interpretiert diese Gleichzeitigkeit als disziplinenübergreifendes Interesse im späten 19. Jahrhundert, der oberflächlichen Realität den Schleier zu entreißen und die verborgenen *Rätsel und Komplotte* zu untersuchen, die dem Buch den Titel gegeben haben.[97] Auch die Bakteriologie folgt der hermeneutischen Ambition, hinter dem Wahrnehmbaren die eigentlichen Ursachen und Kräfte aufzuspüren; das Rätsel der Ansteckungen und Seuchenausbrüche, so ihre Lehre, geht zurück auf das Wuchern unsichtbarer Keime.

Wenn Seuchen in Zeiten der Bakteriologie die Frage nach den prekären Verbindungsweisen der Menschen stellen, ergibt sich wie erwähnt eine besondere Nähe zwischen der epidemiologischen und der kriminalistischen Perspektive auf soziale Beziehungen. In welchem Verhältnis stehen Verbrechen und Infektion? Robert Koch schildert den Anblick der zahllosen Cholera-Opfer am Hamburger Hafen im Sommer 1892 in einem privaten Brief mit den Worten, die Menschen seien »von unsichtbaren Geschossen dahingestreckt«.[98] Die tödliche Infektion ist ein Mord ohne Täter, ein Verbrechen ohne Intention. Solange Ausdünstungen oder Miasmen als primäre Ursache der Ansteckung galten, wurde der Grund der Erkrankung nicht in erster Linie mit dem Verhalten anderer Personen in Zusammenhang gebracht. Unter den Vorzeichen des Mikrobenwissens aber muss einer Infektion immer ein Infizierter vorausgehen, und die Analysen der Bakteriologie, die Koch schon 1882 im Hinblick auf die Tuberkulose als »Ermittlungsarbeiten«[99] bezeichnet hat, richten sich fortan auf einen menschlichen Urheber, der als Quelle des lokalen Ausbruchs identifiziert werden kann.

In Damiette rückte die bakteriologische Investigation das erste Cholera-Opfer in den Mittelpunkt, das im Bericht Georg Gaffkys nur »die Syrerin« genannt wird, sowie jene aus Port Said eingereiste »Händlerin«, in der man die Person zu identifizieren glaubte, die den Erreger in die Stadt gebracht hatte. Ein Jahrzehnt später macht sich Robert Koch noch einmal an den Versuch, den Urheber eines Cholera-Ausbruchs zu bestimmen, und zwar in einer psychiatrischen Anstalt in Nietleben bei Halle, in der Anfang 1893, während der zweiten Hamburger Epidemie, 122 Personen erkranken und 52 sterben. Der geschlossene soziale Kosmos einer Klinik eignet sich laut Koch besonders gut für die Beglaubigung der bakteriologischen Hypothese, dass der Ausbruch der Krankheit nicht auf lokale Bodenverhältnisse zurückzuführen sei und »die Einschleppung« vielmehr »durch Personenverkehr stattgefunden haben« müsse. Als Übertragungsmedium der Infektionen bestimmt er die unzureichend gefilterten Abwässer der Anstalt, in denen sich große Mengen von Cholera-Bakterien finden, die über die nahegelegene Saale wieder in das Trinkwasser eingespeist werden. Die entscheidende Frage für den Bakteriologen ist aber, wer am Ursprung dieser Übertragung gestanden hat. In Verdacht gerät rasch »ein aus Halle engagierter Wärter«, der »unmittelbar vorher aus Hamburg gekommen war [...] Dieser selbe Wärter litt in den ersten Tagen seiner Beschäftigung in Nietleben an starkem Durchfall.«[100] Da der Verdächtige die Anstalt bei Ankunft Kochs schon wieder verlassen hat und seine Erkrankung bereits im Dezember 1892, vier Wochen vor dem ersten tödlichen Cholera-Fall, abgeklungen ist, kann er nicht zweifelsfrei als Urheber des Ausbruchs zugeordnet werden. Diese sichere Identifikation ist für den Bakteriologen aber, anders als bei der polizeilichen Ermittlung einer Straftat, keine Notwendigkeit, die den Erfolg der Ermittlungen sichert oder zerschlägt: »Es wäre ja gewiß recht schön gewesen, namentlich für den Laien«, schreibt Koch, »wenn man die Person, welche die Cholera nach Nietleben vermutlich gebracht hat, bestimmt hätte bezeichnen können, aber eine das ganze Gebäude zum Einsturz bringende Lücke entsteht dadurch nicht, daß diese Person unentdeckt geblieben ist.«[101]

Epidemiologien müssen keine Täter präsentieren, die Ansteckung anderer Menschen mit der Cholera gilt nicht als Straftat; entscheidend ist für Koch die prinzipielle Überzeugungskraft der Rekonstruktion von Seuchenausbrüchen, die seiner Arbeit detektivische Züge verleiht. Am Ende des 19. Jahrhunderts fahndet der Bakteriologe nach Verdachtspersonen im sozialen Gefüge eines Falles. Nicht umsonst bezeichnet Bruno Latour in seinem Buch über den Pasteurismus einen Arzt, der die Cholera-Epidemie von Toulon 1884 begleitet, als »Sherlock Holmes«. Der Pasteur-Schüler Alexandre Yersin wiederum passt, wie Andrew Mendelsohn beschrieben hat, im Jahr 1889 entlassene Diphtherie-Patienten vor Pariser Krankenhäusern ab und verfolgt sie durch die Straßen der Großstadt, um ihre sozialen Kontakte wie eine menschliche Tracking-App mit einem Notizbuch aufzuzeichnen und ihre anhaltende Kontagiosität zu studieren.[102]

In der Frühzeit der Bakteriologie gibt es allerdings einen berühmten Fall, in dem die ärztliche Ermittlung eines Seuchenausbuchs tatsächlich mit der polizeilichen Ermittlung einer Straftat zusammenfällt und der Vorgang der Ansteckung als Gesetzesübertretung aufgefasst wird, die zum jahrzehntelangen Freiheitsentzug eines infektiösen Menschen führt. Die Rede ist von der New Yorker Köchin Mary Mallon, der ersten bekannt gewordenen »gesunden Überträgerin« in den USA, die unter dem Namen »Typhoid Mary« einen festen Platz in der Geschichte der Epidemien gefunden hat.

Ende 1906 wird der Sanitärtechniker und Hygieniker George Soper mit der gesundheitspolitischen Untersuchung eines Typhus-Ausbruchs auf Long Island beauftragt, bei dem im Spätsommer sechs von elf Personen im Haushalt einer New Yorker Bankiersfamilie erkrankten. Soper unterzieht die Wasserversorgung des Ferienhauses in Oyster Bay aufwendigen bakteriologischen Analysen, untersucht den Brunnen, die Senkgruben, die Leitungen, die Plumpsklos der Bediensteten und die WCs der Familie, ohne auf Typhus-Erreger zu stoßen. Er rekonstruiert die Quellen der Lebensmittelbeschaffung, die Herkunft der Milchprodukte, des Obstes, der Meeresfrüchte, die sich aber nicht von denen der verschont gebliebenen Nachbaranwesen unterscheidet. Den letzten Typhus-Fall im Ferienhaus hat es im Jahr 1901 gegeben; eine von früheren Mietern herrührende Infektion kann ebenfalls ausgeschlossen werden. Zudem hat kein Familienmitglied oder Hausangestellter Oyster Bay in den Wochen der Sommerferien verlassen. Erst Sopers Erkundungen, ob es in der Zeit vor dem Typhus-Ausbruch »ein besonderes Ereignis« im Haus gegeben hätte, liefert, wie er sagt, »den Schlüssel des Rätsels«. Am 4. August 1906, zwei Wochen vor den ersten Erkrankungen, begann die von einer New Yorker Arbeitsagentur vermittelte Köchin Mary Mallon ihren Dienst, nach Auskunft der Familie »eine etwa vierzig Jahre alte Frau mit irischen Wurzeln, groß, stämmig, alleinstehend. Sie schien bei bester Gesundheit zu sein.« Mit Hilfe der New Yorker Vermittlungsagentur rekonstruiert Soper die Berufsbiographie der Frau in den Jahren zuvor, die gleichzeitig als Infektionsbiographie erscheint: Zwischen 1900 und 1904 ermittelt er vier Arbeitsstätten Mallons, bei denen es unter den Familienmitgliedern und Hausangestellten zu Typhus-Erkrankungen kam; nach dem Engagement in Oyster Bay kommen bis Anfang 1907 zwei weitere Ausbrüche hinzu. »Die Köchin«, schreibt Soper, »war in keinem Fall selbst von der Krankheit betroffen. Wir wissen nur von einer einzigen ihrer Arbeitsstellen, bei der der Typhus nicht im Haus ausbrach«. Mary Mallon stand laut Soper »nie in Verdacht«; bei einer Familie soll sie so aufopferungsvoll bei der Pflege der Erkrankten mitgeholfen haben, dass ihr am Ende der Dienstzeit fünfzig Dollar zusätzlich ausbezahlt wurden. Die Infektionen in Oyster Bay führt der Hygieniker auf ein bestimmtes Dessert zurück, Eis mit frischem Pfirsich, bei dessen Zubereitung die Typhus-Bakterien von den Händen der Köchin auf die Nahrungsmittel übertragen worden seien. Insgesamt macht der Hygieniker Mary Mallon dafür verantwortlich, im Lauf ihres Lebens 35 Menschen mit Typhus angesteckt zu haben, drei davon mit tödlichem Ausgang.[103]

George Soper verfasst zwischen 1907 und 1939 mehrere Aufsätze über Mary Mallon, den ersten, im *Journal of the American Medical Association*, noch unter Wahrung ihrer Anonymität. Von dem Phänomen des »gesunden Überträgers« habe er, wie er im letzten Artikel kurz nach ihrem Tod schreibt, durch die Lektüre Robert Kochs und seiner Schüler bereits im Jahr 1902 erfahren. Doch »nichts davon war in den USA bekannt, und die Entdeckung von Typhoid Mary brachte die Existenz des chronischen Bazillenträgers mit seinen infektiösen Ausscheidungen zum ersten Mal in Amerika und allen anderen englischsprachigen Ländern ans Licht«.[104] Im März 1907, drei Monate nach seiner Beauftragung, macht Soper die Köchin an ihrer neuen Arbeitsstelle in einem Haus in New York City ausfindig und konfrontiert sie mit seinem Verdacht. Er fordert sie auf, sich ärztlich untersuchen zu lassen, was sie ablehnt; in einem Aufsatz schreibt er, dass Mary Mallon ihn mit einer Tranchiergabel attackiert und aus dem Haus gejagt hätte. Soper teilt dem New Yorker »Department of Health« mit, dass die Frau »eine Bedrohung für die öffentliche Gesundheit« sei, und empfiehlt, sie »in Gewahrsam zu nehmen und ihre Ausscheidungen sorgfältig zu untersuchen«.[105] Kurze Zeit später wird Mary Mallon von Mitarbeitern der Behörde mit polizeilicher Unterstützung im Haus abgepasst und nach heftigem Widerstand in ein New Yorker Krankenhaus gebracht. Bei den bakteriologischen Tests, die zwei Wochen lang täglich durchgeführt werden, finden sich hohe Mengen von Typhus-Bakterien im Stuhl. Auf den Vorschlag Sopers und der behandelnden Ärzte, sich in einem riskanten operativen Eingriff[106] die Gallenblase entfernen zu lassen, geht Mary Mallon nicht ein; sie wird daher bis November 1907 in der Klinik festgehalten, unter Fortsetzung regelmäßiger Tests, und danach in das Riverside Hospital auf North Brother Island verlegt, das New Yorker Quarantäne-Krankenhaus auf einer unbewohnten Insel. Mit Ausnahme der Zeit von 1911 bis 1915, zwischen ihrer unter strengen Auflagen erfolgten Entlassung und der Wiederverhaftung als Köchin am Ort eines erneuten Typhus-Ausbruchs, verbringt sie ihr restliches Leben auf dieser Insel, bis zu ihrem Tod 1938.

Mary Mallon ist in der medizin- und wissensgeschichtlichen Literatur der letzten Jahrzehnte aus verschiedenen Gründen zu einer prominenten Figur geworden. Zum einen zeigt ihr Fall auf eindringliche Weise, wie sich die modernen Humanwissenschaften im Namen der »öffentlichen Gesundheitspflege« des abweichenden Körpers eines Menschen bemächtigen und ihn zum Schauplatz juristisch-medizinischer Zuschreibungen machen. Die Bakteriologie, die Autorität ihrer Tests und Prognosen, nimmt in dieser Allianz die Rolle eines Katalysators ein; »ich spürte eine starke Verantwortung für den Fall«, sagt Soper über sein Handeln im

Frühling 1907, »weil Mary unter bestimmten Bedingungen eine große Epidemie hätte auslösen können«.[107] Nicht nur der Körper der Köchin wird dabei Gegenstand von Interventionen und Eingriffsversuchen – ihre Ausscheidungen, ihr Blut, ihre Gallenblase –, sondern auch ihre Lebensgeschichte: Soper bietet Mary Mallon nach der ersten Internierung an, ein Buch über sie zu schreiben und ihr sämtliche Tantiemen zu überlassen, falls sie mit ihm kooperieren und ihm ungehinderte Einblicke in ihre Biographie gewähren würde. Zum anderen machen die Aufsätze des Hygienikers die Metaphorisierungsstrategien im Sprechen über Krankheit deutlich. Mary Mallon ist in den Schilderungen Sopers nicht bloß eine chronische Typhus-Überträgerin, deren Fall sich auf die Rekonstruktion der epidemiologisch relevanten Daten beschränkt; er verbindet seine Darstellung vielmehr mit Einschätzungen über ihre Geschlechtsidentität, ihre soziale Herkunft und ihre Lebensführung.[108] Mary wird als unweibliche Frau beschrieben, »deren Gang an einen Mann erinnert« und deren »Geist einen dezidiert maskulinen Einschlag hat«. Gleichzeitig erwähnt er mehrfach das promiskuitive Leben der Köchin und rückt ihre kulturell eher »neutrale« Typhus-Kontagiosität in die Nähe einer sexuell übertragbaren Infektion wie der Syphilis, die Mary Mallon noch stärker zu einer Figur der Abweichung und Illegitimität macht. Besonders auffällig ist in Sopers Aufsätzen in dieser Hinsicht die fortwährende Betonung der Heimatlosigkeit Mary Mallons, die an Randy Shilts' Beschreibung von Gaëtan Dugas erinnert. Als jugendliche Immigrantin sei Mary alleine von Irland nach New York gekommen und habe es in den Jahren ihres freien Lebens versäumt, eine Familie zu gründen. »In der Zeit, in der ich sie kannte«, schreibt George Soper, »hatte Mary kein Zuhause.«[109] Nach ihrem Tod hätte sich kein einziger Mensch gemeldet, um ihr bescheidenes Erbe anzutreten, und Soper koppelt diese mangelnde soziale Einbindung an ihre Existenz als Typhus-Überträgerin, so als hätte, wie bei »Patient null« der Aids-Epidemie, die emotionale Haltlosigkeit ihre chronische Infektiosität verstärkt oder sogar hervorgebracht. Konsequenterweise stellt Randy Shilts diesen Zusammenhang fünfzig Jahre später selbst her, wenn er von Gaëtan Dugas in seinem Buch einmal als einer »Quebec'schen Version von Typhoid Mary« spricht.[110]

Der Fall der Mary Mallon, die seit einem New Yorker Zeitungsartikel von 1909 unter ihrem verunglimpfenden Spitznamen bekannt ist, veranschaulicht also sowohl die institutionelle Gewalt der öffentlichen Gesundheitspflege als auch die Konstruktionsweisen weiblicher Devianz an der Wende zum 20. Jahrhundert. Für den Argumentationszusammenhang dieses Buches steht allerdings ein anderer Aspekt ihrer Lebensgeschichte im Vordergrund. Im drastischen Schicksal der Köchin erreicht ein narrativer Ehrgeiz bei der Bekämpfung von Epidemien seinen Höhepunkt, der sich seit den Anfängen der Bakteriologie herausgebildet und mit der Entdeckung des chronischen Überträgers zugespitzt hat. Wenn seit Pasteur und Koch die Rückverfolgung der »Fäden« und »Ketten« eines Seuchenausbruchs im Zentrum stehen, wenn der Fluchtpunkt der Rekonstruktionen idealerweise mit der Bestimmung des ersten Infizierten vor Ort zusammenfällt, der für die »Einschleppung« verantwortlich gemacht werden kann (was in Damiette 1883 oder in Nietleben 1893 nicht gelungen ist), dann lässt sich die Entlarvung der typhusbringenden Köchin umso triumphaler als Erfolg der neuen Methode in Szene setzen. Mary Mallon ist eine Trophäe der medizinischen Bakteriologie. Sie personifiziert die Wahrheitskraft der Laboranalysen, die so stark ist, dass auch eine äußerlich gesunde, unverdächtige Person als Urheberin der Epidemien bestimmt werden kann. Subjektives Körpergefühl oder fehlende Kenntnis der eigenen Ansteckungsfähigkeit sind angesichts der Evidenz der isolierten Typhus-Erreger nachrangig. Das macht Mary Mallons Biographie so ungewöhnlich und anrührend: dass die ihr angelasteten Infektionen, die sie für beinahe die Hälfte ihres Lebens in Gewahrsam bringen, zumindest bis zu ihrer ersten Festsetzung unbewusst geschehen sind. Wie Soper selbst in dem Artikel von 1939 schreibt, der trotz seiner erbarmungslosen Rolle in dem Fall vom Mitgefühl eines Nachrufs getragen ist: »Sie wurde in der Welt als gefährliche Person dargestellt und schlechter behandelt als ein Krimineller, und doch hat sie sich nicht der mindesten Gewalteinwirkung gegenüber irgendjemandem schuldig gemacht.«[111]

Im Widerstreit zwischen subjektiver Unschuld und dem Faktum der Ansteckung lautet die entscheidende juristische Frage im Jahr 1907, ob eine chronische Bazillenträgerin überhaupt als »Bedrohung für die öffentlichen Gesundheit« festgehalten werden kann. Ist der fahrlässige Umgang mit der eigenen Kontagiosität eine Straftat? Dieses Problem thematisiert schon der amerikanische Bakteriologie William Park in einem Aufsatz über Mary Mallon im Jahr 1908: »Hat die Stadt das Recht«, schreibt er in seiner ebenfalls noch anonym gehaltenen Schilderung, »ihr vielleicht das ganze Leben lang die Freiheit zu entziehen? Die Alternative wäre allerdings, eine Frau auf das öffentliche Leben loszulassen, die bislang mindestens 28 Personen infiziert hat.«[112] Ein Jahr nach dem Artikel wird dieses bis dahin unbekannte gesundheitspolitische Dilemma vor Gericht gebracht. Ein New Yorker Anwalt nimmt die ersten populären Zeitungsberichte über »Typhoid Mary« zum Anlass, um die Rechtmäßigkeit ihrer Festsetzung auf North Brother Island juristisch prüfen zu lassen. Im Juli 1909 setzt sich der New York Supreme Court mit dem Fall auseinander. Die Vertreter der Gesundheitsbehörde argumentieren mit einem Abschnitt aus dem *Greater New York Charter*, der seit 1897 gültigen kommunalen Gesetzgebung der Stadt. Paragraph 1170 regelt, dass das »Department of Health« »jeden Menschen, der an einer ansteckenden, pestartigen Infektionskrankheit leidet, an einem geeigneten Ort unterbringen und isolieren kann«[113] – eine Option, die bei den Pocken- und Tuberkulose-Ausbrüchen der Jahre zuvor auch schon in die Praxis umgesetzt wurde. Ist dieser Gesetzesabschnitt aber auch auf den neuen Fall einer kontagiösen Person anwendbar, die selbst keine Symptome der Krankheit aufweist? Die Juristen der Gesundheitsbehörde bejahen diese Frage und erklären vor Gericht, dass das Amt »das Recht hat, Mary Mallon zu isolieren, weil sie mit großen Mengen des ansteckenden Typhus-Bazillus infiziert ist«;[114] die Definition von »Krankheit« in Paragraph 1170 trifft in der Argumentation der Behörde also auch auf die chronische Überträgerin zu. Mary Mallons Anwalt scheitert mit seiner Auffassung, dass bloße bakteriologische Tests eine zu dünne Grundlage seien, um einen Menschen, der von seiner gefährlichen körperlichen Konstitution nichts wusste, jahrelang festzusetzen. Die Rechtmäßigkeit der Isolation wird vom Gericht bestätigt, und »Typhoid Mary« bleibt zwei weitere Jahre in dem Quarantänekrankenhaus, bevor sie unter der Bedingung entlassen wird, nicht mehr als Köchin zu arbeiten und sich alle drei Monate bei der Gesundheitsbehörde zu melden. Doch sie missachtet diese Auflagen, wird 1915 nach einem Typhus-Ausbruch in einem New Yorker Frauenkrankenhaus in der Küche entdeckt, wo sie unter falschem Namen beschäftigt ist, und kommt nach North Brother Island zurück. In den Jahren darauf beginnt sie in dem Krankenhaus schließlich als Hilfslaborantin zu arbeiten und lernt jene bakteriellen Tests durchzuführen, die sie selbst als Überträgerin gekennzeichnet haben.

Mit dem Phänomen des *healthy carrier* kehrt um 1900 die Frage nach den individuellen Bedingungen der Ansteckung in den Kampf gegen Epidemien zurück, die die Bakteriologie zunächst für überwunden gehalten hat. Die behauptete Monokausalität der Infektion – der Erreger im Körper, der wie ein Gift notwendigerweise zur symptomatischen Erkrankung führt – gerät durch Fälle wie den Mary Mallons in Zweifel; offenbar kann der menschliche Organismus ganz unterschiedlich auf das Eindringen der Typhus- oder Cholera-Mikroben reagieren. In den Jahren nach der Festsetzung der New Yorker Köchin wird die Figur des chronischen Überträgers zu einem ständigen Problem der Seuchenbekämpfung; 1912 rechnet man für Typhus-Epidemien in Deutschland schon mit über tausend solcher Personen pro Jahr,[115] und die Inhaftierung aller in Verdacht stehenden Menschen, wie sie im ersten bekannt gewordenen Fall mit beinahe symbolischer Rigorosität geschehen ist, kann schon allein aus logistischen Gründen nicht bewerkstelligt werden. Die Bakteriologen stehen vor der Frage, womit diese Differenzen der Reaktion in den Körpern zu tun haben, und die ersten Hypothesen zum *healthy carrier* reichen Anfang des 20. Jahrhunderts von einer noch unbestimmten »individuellen Disposition« bis zu der Vermutung, dass sich gesunde Überträger eher unter den Menschen ärmerer, sozial schwächerer Schichten finden, deren Körper einer Infektion mit größerer »Abhärtung« begegnen.[116] Genau jene Faktoren der *Umgebung*, des sozialen oder klimatischen Milieus, die mit der Entdeckung der bakteriellen Infektion in den Hintergrund gerückt sind, beginnen nun also wieder eine Rolle zu spielen. Die kurze, kaum zwanzig Jahre währende Ära der sicheren Kausalitäten in der Geschichte der Epidemiologie kommt an ihr Ende.

6. Die Spanische Grippe 1918: Kollaps der bakteriologischen Erzählung

Die verheerendste Pandemie der Menschheitsgeschichte, mit bis zu 50 Millionen Toten weltweit, ereilt die Infektionsmedizin in Europa und den USA auf dem Höhepunkt ihres Selbstbewusstseins. Die Erfolge der Bakteriologie bei der Seuchenbekämpfung haben Anfang des 20. Jahrhunderts die frühe Kritik am »Mikrobenwahn« Pasteurs und Kochs in den Hintergrund gedrängt. Sogar der große Krieg ab 1914 bringt im Gegensatz zu den Jahren 1870/71 in Deutschland und Frankreich keine nennenswerten Epidemien unter den zusammengepferchten Truppen hervor. Breit angelegte Impfprogramme halten berüchtigte Kriegsseuchen wie Pocken, Cholera und Typhus im Zaum; die Erreger und Ansteckungswege der Ruhr und der Diphtherie sind bekannt. Noch am Ende des dritten Kriegsjahres kann etwa der Direktor der medizinischen Klinik in Freiburg, Christian Bäumler, in einer Adventsrede vor der Freiburger Medizinischen Gesellschaft »die höchst erfreuliche Tatsache hervorheben, daß trotz des Eindringens der Russen in Ostpreußen, trotz der außerordentlichen Anstrengungen unserer Feldheere, trotz der seelischen und durch die schwieriger werdende Volksernährung zunehmenden Ermattung großer Bevölkerungsteile Kriegsseuchen [...] nicht zum Ausbruch gekommen« sind. Die vielfältigen Impfungen, die »wahrhaft großartigen Schutzmaßregeln« vor Krankheiten wie Fleckfieber sowie die »Fortschritte in unserer Kenntnis der Infektion und darauf sich stützender prophylaktischer und therapeutischer Maßnahmen« hätten »zweifelsohne eine Ausbreitung dieser so gefährlichen Kriegsseuche[n] im Heere wie in der Bevölkerung verhütet«.[117]

Ende Mai 1918, in der Zeit der deutschen Angriffsoffensive in Frankreich und Belgien, melden Nachrichtenagenturen eine Influenza-Epidemie in Spanien, die erste in Europa seit 1889–1892, an der unter anderem König Alfonso leide. Diese frühen Informationen aus dem Südwesten Europas führen dazu, dass die Krankheit, die sich in den Wochen darauf bis nach Afrika, China und Neuseeland ausbreitet, den Namen »Spanische Grippe« erhält, obwohl bereits viele zeitgenössischen Kommentare betonen, dass diese Kennzeichnung primär mit der Kriegsneutralität Spaniens zu tun habe, das keine Nachrichtensperre über den Gesundheitszustand seiner Bevölkerung verhängt hat. Nach dem Ende des Weltkriegs stellt sich heraus, dass die Influenza in anderen Ländern zeitgleich oder sogar deutlich früher ausgebrochen ist; als Beginn der Grippepandemie gelten heute die Fälle am 4. März 1918 in dem militärischen Ausbildungslager Camp Funston im US-Bundestaat Kansas. Der erste Ausbruch in Europa wird im Nachhinein auf April datiert, verursacht durch anlangende US-Soldaten im Hafen von Bordeaux.[118]

Die erste Welle der Pandemie, zwischen Mai und Juli 1918, verläuft eher mild, mit einer geringen, an frühere Grippeepidemien erinnernden Mortalitätsrate von etwa 0,5 Prozent. Alfred Crosby schreibt in seinem bahnbrechenden Buch über die Spanische Grippe in den USA, die Krankheit sei dort im Angesicht der sich zuspitzenden Kämpfe in Europa und der Übersendung von rund 300 000 US-Soldaten pro Monat ab

Mai 1918 kaum beachtet worden, auch wenn vereinzelte Autopsien bei letalen Fällen bereits den verstörenden Befund von blutdurchtränkten Lungen ergeben hätten.[119] Im Lauf des Julis und Augusts flaut die Epidemie fast vollständig ab, bevor sie Ende August, Anfang September 1918 in drei Hafenstädten auf drei verschiedenen Kontinenten wiederkehrt, in Freetown (Sierra Leone), Boston und Brest, der Hauptanlegestelle der amerikanischen Soldaten. Die wenigen erhaltenen Beschreibungen dieser frühesten Ausbrüche während der zweiten Krankheitswelle machen deutlich, dass die Grippepandemie im Lauf des ruhigen Sommers ihre Bedrohlichkeit verschärft hat. Im Camp Devens bei Boston, einem für 35 000 Personen ausgerichteten Militärlager, in dem 45 000 Rekruten zusammengepfercht sind, hält man die ersten Fälle aufgrund ihrer hohen Mortalität für Meningitis; Mitte September erkranken fast 2000 Soldaten am Tag, am 23. September über 12 000. Einer der behandelnden Ärzte im Krankenhaus von Camp Devens, Roy Grist, berichtet in einem Brief vom 27. September 1918 an einen Kollegen von diesen »Grippeattacken«, die »sehr rasch die zähflüssigste Lungenentzündung entwickeln, die man je gesehen hat«. Die Körper der Kranken verändern sich drastisch: »Zwei Stunden nach der Einweisung haben sie bereits mahagonibraune Flecken über den Wangenknochen, und ein paar Stunden später kann man die beginnende Zyanose mitansehen«, den lebensbedrohlichen Sauerstoffmangel im Blut, der »sich von den Ohren aus über das ganze Gesicht ausbreitet, bis man die dunkelhäutigen Soldaten nicht mehr von den weißen unterscheiden kann. Es ist dann nur eine Frage von Stunden, bis der Tod eintritt, nach einem Kampf um Atemluft, der zum Ersticken führt. Es ist grauenvoll. Man kann es vielleicht ertragen, einen, zwei oder zwanzig Männer so sterben zu sehen, aber dass die armen Teufel hier wie Fliegen zu Grunde gehen, ist schwer auszuhalten. Im Durchschnitt haben wir ungefähr 100 Todesfälle am Tag, und es wird immer mehr.«[120] In den USA breitet sich die schwere zweite Welle der Influenza ab September über das ganze Land aus. Mitte Oktober sterben in der Stadt Philadelphia etwa 4600 Menschen an einem einzigen Tag; bis zum Frühjahr 1919, dem Ende der Pandemie in der nördlichen Hemisphäre, fordert die Krankheit in den USA fast 700 000 Tote. In Deutschland fallen der Spanischen Grippe, vor allem in den vier Monaten zwischen September und Dezember 1918, etwa 300 000 Personen zum Opfer.[121]

Zwischen der stolzen Rede des Freiburger Klinikdirektors über die Ausmerzung der Kriegsseuchen und dem Bericht Roy Grists über das wahllose Sterben influenzakranker Soldaten liegen keine zwei Jahre. Die Spanische Grippe trifft die Wissenschaft der Bakteriologie und ihre wirkungsvolle Eindämmung von Seuchen vollkommen unvorbereitet; »die Nachfahren von Pasteur und Koch«, so Crosby, »haben nichts anzubieten«, und er spricht sogar vom »größten Scheitern der Medizin im 20. Jahrhundert«.[122] Was können die neuen Infektionslehren über die ansteckende Krankheit der Grippe sagen? Im Frühling 1918 liegt die letzte Influenza-Pandemie fast dreißig Jahre zurück. Die »Russische Grippe«, die sich im Herbst 1889 von St. Petersburg in Richtung der Metropolen Westeuropas ausbreitete, war die erste Grippeepidemie des bakteriologischen Zeitalters, und die Mikrobiologen hielten es wenige Jahre nach der Isolation des Tuberkulose-, Cholera- und Typhus-Erregers für ihre »selbstverständliche Pflicht«, wie Wilfried Witte schreibt, »bei dieser neuen Pandemie der alten Krankheit Grippe den verursachenden Keim aufzuspüren«.[123] Erfolg vermeldet Anfang 1892 Richard Pfeiffer, leitender Bakteriologe an Robert Kochs soeben gegründetem Institut für Infektionskrankheiten in Berlin. In seinen *Vorläufigen Mittheilungen über die Erreger der Influenza* schildert er die Untersuchung von 31 Krankheitsfällen, darunter sechs Obduktionen, und hält als Ergebnis fest: »In *allen* Fällen von Influenza fand sich in dem charakteristischen eiterigen Bronchialsecret eine bestimmte Bacillenart. Diese Stäbchen waren in uncomplicirten Influenzafällen in *absoluter* Reincultur und meist in ungeheuren Mengen nachweisbar.« Auf den potenziellen Einwand gegen seinen Befund, die 31 Proben würden nicht von Betroffenen der in Deutschland bereits abgeflauten Russischen Grippe stammen, sondern von einem späteren lokalen Ausbruch, entgegnet Pfeiffer: »Die *gleichen Bacillen* hatte ich schon vor zwei Jahren bei dem ersten Auftreten der Influenza in Sputumpräparaten Influenzakranker in derselben ungeheuren Menge gesehen und photographirt.« Der Bakteriologe hält sich daher, wie er in dem Artikel von 1892 schreibt, »für berechtigt, diese eben beschriebenen Bacillen als die Erreger der Influenza anzusprechen«. In einem längeren Aufsatz ein Jahr später stellt er die Resultate seiner Experimente ausführlich vor, »welche, wie ich glaube, über die ätiologische Seite der Influenza ein helles Licht verbreiten«.[124]

Der »Influenza-Bazillus«, kleiner als alle anderen bislang entdeckten Mikroben, gezüchtet auf gallertartigem Agar-Tang, reiht sich 1892 in die triumphale Reihe der isolierten Erreger von Infektionskrankheiten ein. Laut Pfeiffer ist er auf keine anderen Versuchstiere als den Affen und das Kaninchen übertragbar. Otto Leichtenstern, der 1896 eine Monographie über die Influenza und die Russische Grippe schreibt, würdigt den Berliner Kollegen in der Einleitung: »Die in der Aetiologie der acuten Infectionskrankheiten führende Disciplin, die Bakteriologie, löste die, wie sich zeigte, schwierige Aufgabe, den specifischen Krankheitserreger aufzufinden, erst nach langen, vergeblichen Versuchen. Bewährt sich der von R. Pfeiffer 1892 entdeckte ›Bacillus influenzae‹ auch in Zukunft, namentlich in späteren Pandemien, als ausschließlicher Erreger der Krankheit, wie bestimmt zu erwarten ist, so darf wohl diese Entdeckung als die bedeutendste Errungenschaft unserer jüngsten Influenza-Periode bezeichnet werden.«[125] Leichtensterns Studie bleibt 22 Jahre lang die letzte große Untersuchung, die in deutscher Sprache über die Influenza erscheint.

Ab Mai 1918 – und dann vor allem im Angesicht der erschreckenden zweiten Welle – wird das »helle Licht« der bakteriologischen Ätiologie Pfeiffers mehr und mehr getrübt. Millionen von Menschen erkranken alleine in Deutschland an der Spanischen Grippe, Hunderttausende sterben, und die Ärzte können nichts tun, sind sich nicht einmal einig über die Entstehungsweise der Krankheit. Die Gewebeproben der Patienten, die Autopsien der Toten ergeben völlig widersprüchliche Ergebnisse. Der Pfeiffer-Schüler Paul Hübschmann, der 1922 nicht weniger als 420 in den Jahren zuvor publizierte Studien zur Spanischen Grippe durcharbeitet, beginnt seinen Aufsatz mit der Bemerkung: »Nehmen wir eine vorläufige Sichtung des Materials vor, so kann man die Autoren in zwei Gruppen einteilen, solche, die den Influenzabazillus als den Erreger annehmen, und solche, die ihm die Gefolgschaft versagen.«[126] Zwischen 1892 und 1918 haben weder die Notwendigkeit noch ausreichende Möglichkeiten bestanden, die Hypothesen Pfeiffers zu verifizieren oder zu widerlegen. Nun, bei der mit allen Kräften vorangetriebenen Fahndung nach Ursache und Therapie der Spanischen Grippe, sprechen vor allem zwei Beobachtungen gegen die ätiologische Bedeutung des »Influenzabazillus«. Zum einen tauchen die Pfeifferschen Mikroben nur in einem Teil der analysierten Proben auf, und selbst wenn sie isoliert werden können, sind sie mit einer Vielzahl anderer Mikroorganismen vermischt. Der Schweizer Bakteriologe Hermann Sahli, eigentlich ein Apologet der Theorie Pfeiffers, schreibt 1919, er habe bei seinen Untersuchungen von Grippekranken »den Influenzabacillus inkonstant und [...] fast immer mit reichlich Begleitbakterien, Pneumokokken, Streptokokken [...] zusammen vorgefunden.« Zum anderen werden jetzt zahlreiche Stimmen laut, die daran erinnern, dass die Mikrobe im Vierteljahrhundert zwischen den beiden Grippepandemien auch bei der bakteriologischen Untersuchung anderer Infektionskrankheiten entdeckt worden ist. Fritz Prein, ein scharfer Kritiker Pfeiffers, listet in seiner umfassenden Studie von 1920 auf, dass Influenza-Bazillen in der jüngsten Vergangenheit bei Diphtherie-, Masern-, Scharlach-, Tuberkulose- und Keuchhusten-Patienten nachgewiesen worden seien. Diese multiple Verbreitung der Bakterien, verbunden mit den »spärlichen und negativen Befunden« bei Grippekranken, würden, wie Prein schreibt, »einen schweren Schlag gegen die ätiologische Stellung der Pfeifferschen Bazillen« bedeuten. Richard Pfeiffer selbst versucht seine Hypothesen in einem Aufsatz von 1922 zu verteidigen, dessen defensiver Titel »Das Influenzaproblem« schon den gewandelten Tonfall im Vergleich zu den Verkündungen Anfang der 1890er Jahre andeutet. Als die Spanische Grippe begann, schreibt er, »durfte man erwarten, daß nunmehr mit Leichtigkeit dank den großen Fortschritten der Bakteriologie und ihren Methoden alle Unsicherheiten und Zweifel zur Lösung gelangen würden, welche seit der Entdeckung der Influenzabazillen während der großen Pandemie der Jahre 1889–1892 noch nicht restlos geklärt waren.« Und Pfeiffer fügt mit eher euphemistischen Formulierungen hinzu: »Diese Erwartungen haben sich nur zum Teil erfüllt, das Influenzaproblem hat in mannigfacher Hinsicht den rastlosen Bemühungen der Bakteriologen getrotzt, und neue Zweifel sind zu den früher entstandenen hinzugekommen.«[127]

Für die Verfechter des »Bacillus influenzae« als Erreger der Spanischen Grippe kommt der von Pfeiffer entdeckten Mikrobe trotz der lückenhaften und unspezifischen Funde die entscheidende Rolle im Infektionsprozess zu; das Bakterium scheint, wie es Sahli formuliert, das »Bindeglied« zwischen den Pandemien von 1889 und 1918 zu sein. Aus Tagebüchern deutscher Soldaten am Ende des Ersten Weltkriegs weiß man, dass Grippekranke im Militärlazarett als Simulanten abgewiesen werden, wenn sich in den mikroskopischen Untersuchungen ihres Sputums keine Influenzabazillen finden.[128] Den Kritikern dieser Ätiologie werfen die Ärzte vor, bei ihren Experimenten mit dem kompliziert herzustellenden Nährmedium Agar (das Richard Pfeiffer, wie er einmal erwähnt, zuerst als Geliermittel in der Küche seiner Frau entdeckt hat), nicht genau genug gearbeitet zu haben. Doch auch die wohlwollendsten Anhänger der Hypothese Pfeiffers stellen ab Herbst 1918 die bedingungslose Zustimmung zu den dreißig Jahre alten Analysen in Frage. Hermann Sahli etwa unterzieht die *Vorläufigen Mittheilungen* einer präzisen Neulektüre und versteht die Formulierung Pfeiffers, dass er den bakteriellen Erreger »in allen unkomplizierten Fällen«[129] von Influenza gefunden habe, als selbstgewählte Einschränkung. Pfeiffer selbst hat sich nie zu möglichen Relativierungen der Experimente von 1892 geäußert, aber man muss seiner Selbstgewissheit zugutehalten, dass sie in die Hochzeit der »Erregerjagden« fiel, in der Monat für Monat, Jahr für Jahr eine weitere Infektionskrankheit ihr verhängnisvolles Rätsel preiszugeben schien. Als der epochale Artikel über den Influenzabazillus publiziert wurde, war die Russische Grippe in Europa vorbei, es bestand keine Möglichkeit zu Wiederholungsversuchen, und die Erkenntniseuphorie der neuen Infektionsmedizin sorgte dafür, dass man eine lineare bakteriologische Ursachenlehre auch für die jahrhundertealte Seuche der Influenza dankbar annahm. Sollte Richard Pfeiffer tatsächlich eigene Zweifel im Feinvokabular seines ersten Artikels untergebracht haben, wurden sie von der überzeugungssatten Resonanz auf bakteriologische Erkenntnisse Anfang der 1890er Jahre hinweggeschwemmt.

Je länger die verheerende Grippepandemie in der Endphase des Ersten Weltkriegs jedoch andauert, je mehr Menschen der Krankheit ohne jede ärztliche Eingriffsmöglichkeit zum Opfer fallen, desto vielstimmiger äußert sich die Vermutung, dass die Influenza-Mikrobe keine zentrale Bedeutung für die Infektionen habe. Der Schweizer Bakteriologe Carl Spengler schreibt 1919: »Der Erreger der spanischen

Grippe kann [...] mit dem Pfeiffer'schen Bazillus nicht identisch sein.« William Park in New York und Alexander Fleming in London kommen laut Crosby etwa zeitgleich zu der Auffassung, »dass der Mikroorganismus, der diese Epidemie verursacht hat, noch nicht identifiziert ist«.[130] Die regelmäßig bestätigten Evidenzen der Mikrobentheorie laufen bei der Spanischen Grippe ins Leere, was vor allem bei den Nachfahren Robert Kochs und Friedrich Loefflers in Deutschland Fassungslosigkeit auslöst (die Nation der gefeierten Militärstrategen und Bakteriologen erleidet im Herbst 1918 eine doppelte Niederlage). »Wie steht«, fragt Hübschmann, »die relativ[e] Harmlosigkeit des Influenzabazillus« mit dem »katastrophale[n] Verlauf der Epidemie in Einklang?« Und Preins Untersuchungen enden mit der pessimistischen Schlussdiagnose, nach Durchsicht aller Forschungsergebnisse seien »wir der Klärung der Ätiologie der pandemischen Influenza um nichts nähergekommen«. Man müsse mit dem Erreger dieser Krankheit »als einer gänzlich unbekannten Größe rechnen«.[131]

Um 1920 ist also nicht nur die konkrete Bedeutung des Pfeifferschen Grippebazillus erschüttert, sondern etwas viel Grundsätzlicheres: die Gewissheit, ob die Pandemie, die weltweit mehr Tote gefordert hat als der Weltkrieg, überhaupt mit einem bakteriellen Erreger und den seit den 1870er Jahren experimentell beglaubigten Infektionsprozessen in Verbindung gebracht werden könne. Sämtliche Axiome der Bakteriologie stehen ein knappes halbes Jahrhundert nach den Koch'schen Postulaten plötzlich wieder zur Disposition. Das betrifft vor allem jene für die Etablierung der Mikrobenlehre so entscheidende Hypothese, dass die Bakterien konstante

Arten bilden und spezifische Erreger spezifische Krankheiten verursachen. Für den Influenzabazillus, das konstatieren nach 1918 sogar Pfeiffers Verteidiger, trifft dies nicht zu. Paul Hübschmann schreibt im Hinblick auf die Spanische Grippe, es müsse »doch jeder zugeben, daß von einer absoluten Konstanz der verschiedenen Arten in keiner Hinsicht die Rede sein kann«, und die Tatsache, dass der vermeintliche Grippe-Erreger auch in Proben zahlreicher anderer Infektionskrankheiten nachzuweisen ist, nimmt ihm gerade die Spezifik, die laut Koch für die bakteriologische Ansteckungstheorie konstitutiv war. Die verlässliche Abgrenzbarkeit der Krankheiten, die etwa die Entdeckung des Tuberkulose- und Diphtherie-Erregers befördert haben, lässt sich im Fall der Grippepandemie nicht bewerkstelligen. »Das Bild« der Influenza, so Hermann Sahli, »ist eben polymorpher als bei irgend einer anderen Infectionskrankheit«[132] – ein Satz, der das Ende des Monokausalitätsdiktums in der Bakteriologie nach 1918 deutlich macht. Mit dem Rätsel der Spanischen Grippe, mit der erschreckenden Inkongruenz zwischen dem, wie Hübschmann sagte, harmlosen Influenzabazillus und den Millionen Toten, stürzt das System der Entsprechungen zwischen Erreger und Infektion, das die Bakteriologie errichtet hat, in sich zusammen.

Dass die Dinge in der Epidemiologie komplizierter liegen, als es Pasteur und vor allem Koch anfangs darstellten, dass die Ursache von Infektionskrankheiten nicht erschöpfend damit zu begründen ist, dass eine spezifische Mikrobe einen gesunden, bakterienfreien Körper krank und kontagiös macht, wird nicht erst seit der Spanischen Grippe diskutiert. Die Geschichte der Bakteriologie ist seit den späten 1880er

Jahren, nach den spektakulären Funden der Anfangszeit, vielmehr eine Geschichte zunehmender Verzweigungen und Variabilitäten. Zu den ersten Erkenntnissen, die das lineare Verständnis von bakterieller Infektion, die klare Deckung von Erreger und Erkrankung relativieren, gehört wie erwähnt die Beobachtung von Roux und Yersin, dass die Diphtherie nicht von der Mikrobe selbst, sondern von einem durch sie abgesonderten Giftstoff ausgelöst wird. Friedrich Loeffler konnte sich trotz seiner Entdeckung des Erregers 1884 die genaue Entstehungsweise der Diphtherie nicht erklären; Roux und Yersin gelingt fünf Jahre später der experimentelle Nachweis, dass die Toxine des Bakteriums »auch nach Entfernung der Mikroben selbst in unendlich kleinen Dosen den Tod der Tiere hervorrufen« können. Robert Koch sagte 1884 bei der ersten Konferenz zur Erörterung der Cholerafrage noch apodiktisch: »Die fraglichen Bakterien müssen sich stets mit dem Infektionsstoff dieser bestimmten Krankheit decken.«[133] Eine zweite Relativierung erfährt ab den 1890er Jahren die Hypothese der frühen Bakteriologen, dass in einem gesunden Körper keine Mikroben vorhanden seien und eine Infektionskrankheit, mit jenem vielbenutzten Begriff Kochs und seiner ersten Schüler, als »Invasion« des Organismus verstanden werden müsse. Diese Theorie widerlegt bereits Richard Pfeiffer in seinen Untersuchungen zur Russischen Grippe, in denen es 1893 einmal heißt: »In Nase und Rachen findet sich auch bei ganz gesunden Menschen ein wahrer Wirrwarr der verschiedensten Bakterienarten.«[134] Inwiefern diese »Begleitbakterien«, wie sie genannt werden, an den Infektionen in Zeiten einer Epidemie teilhaben, ist eine ungeklärte, aber auch vernachlässigbare Frage, weil bei allen Infektionskrankheiten, die bis in die Jahre des Ersten Weltkriegs bakteriologisch ermittelt werden, der spezifische Erreger isoliert werden konnte.

Für die Spanische Grippe nun gelingt das nicht, und manche Ärzte halten daher einen Entstehungsprozess der Krankheit für wahrscheinlich, den sie wie Roy Grist im Krankenhaus Camp Devens »Mischinfektion« nennen oder »Sekundärinfektion«. Der Influenzabazillus ist in dieser Theorie nur der Auslöser von weiteren bakteriellen Infektionen, die zu den letalen Lungenentzündungen führen. »Wir wissen jetzt«, schreibt Richard Pfeiffer 1922, »daß die Influenza an sich das Leben in nur geringem Maße bedroht, und daß der tödliche Ausgang wesentlich auf Komplikationen zu beziehen ist, besonders auf sekundäre Pneumonien, die durch sehr verschiedene Erreger, Staphylokokken, Streptokokken, Pneumokokken bedingt sein können, und bei denen die eigentlichen Erreger, welche ihnen den Weg in den Organismus eröffnet haben, dann mehr oder weniger stark zurückgedrängt, ja ganz überwuchert werden.«[135] Unter den kategorischen Kritikern des Pfeifferschen Bazillus findet sich aber ab Herbst 1918 auch eine andere, von der bakteriellen Ätiologie noch weiter entfernte Anschauung. Die Influenza, so die Hypothese, werde von einem Erreger unbekannter Art verursacht, der zu klein sei, um in den verfügbaren Mikroskopen entdeckt zu werden. Seine pathogene Wirksamkeit könne nur dadurch bewiesen werden, dass man die Blut- und Gewebeproben der Grippepatienten zunächst durch jene Porzellan- oder Tonfilter leitet, die alle bakteriellen Erreger verlässlich zurückhalten, und die gefilterte Substanz anschließend auf den unbekannten Giftstoff untersucht. Da die Spanische Grippe –

anders, als es Pfeiffer 1892 verkündete – für die Ärzte nach dem Ersten Weltkrieg nicht im Tierexperiment zu übertragen ist, bleibt nur der Selbstversuch mit dieser bakterienfreien Substanz, für deren mysteriösen Erreger sich der Begriff »filtrierbares Virus« etabliert. Ende 1918 injizieren sich deutsche, französische und japanische Forscher beinahe zeitgleich die gefilterten Blutproben; in Militärgefängnissen in Boston und San Francisco finden sogar Menschenversuche mit einigen Dutzend inhaftierten Soldaten statt, denen, wie bei den ersten Pocken-Inokulationen in London 1721, Straffreiheit im Falle des Überlebens zugesagt wird (in Zeiten der Pandemie beginnen die zivilisatorischen Errungenschaften rasch zu bröckeln). Manche dieser Experimente bringen eindeutige Ergebnisse hervor. Die Probanden, die mit dem filtrierten Virus geimpft werden, erkranken sämtlich an Influenza; die Kontrollgruppe, die hohe Dosen des Pfeifferschen Bazillus verabreicht bekommt, bleibt vollständig gesund.[136] Aber im Angesicht der globalen Pandemie, an der bis zum Jahr 1920 fast 40 Prozent der Weltbevölkerung erkranken, können diese Resultate keine wissenschaftliche Autorität über die Natur des Erregers beanspruchen. Die Versuche mit dem »filtrierbaren Virus« hätten nur dann zweifelsfreie Gültigkeit, wenn sie in strikter Laboratmosphäre ohne jeden Kontakt mit der kontagiösen Außenwelt durchgeführt werden könnten, also mit Tieren anstelle von Menschen, oder wenn das giftige Substrat mikroskopisch sichtbar gemacht werden könnte. Beides liegt unter den wissenschaftlichen Bedingungen der Jahre nach dem Ersten Weltkrieg außerhalb des Möglichen.

Bevor Wilson Smith, Christopher Andrewes und Patrick

Laidlaw 1933 durch Laborversuche mit Frettchen, die sich als einzige Tierart für die Übertragung eignen, das Influenzavirus beim Menschen isolieren und die epidemiologische Subdisziplin namens Virologie bekannt machen, bevor die ersten Elektronenmikroskope Ende der dreißiger Jahre die Visualisierung des Erregers ermöglichen, erstreckt sich also ein etwa 15 Jahre langer Zeitraum, in dem die bakteriologisch dominierte Seuchenbekämpfung eine elementare Krise durchlebt. Die Intensität dieser Krise wird vor allem dadurch anschaulich, dass nach 1918 all jene Infektionsmodelle und Ansteckungstheorien eine vorübergehende Renaissance erleben, die seit den Anfängen der medizinischen Bakteriologie verabschiedet worden sind. Dies betrifft vor allem die Miasmenlehre, die im Angesicht der Spanischen Grippe und den giftgasgestützten Kämpfen zwischen Deutschland und der Entente im Herbst 18 zur Erklärung der massenweisen Infektionen in Europa herangezogen wird. Die endlosen Explosionen auf dem Schlachtfeld, die verwesenden Leichen, die neue unsichtbare Kampfwaffe – Einflüsse, die für eine Reihe von deutschen und französischen Ärzten eine andere Erklärung der Influenza-Pandemie als die unglaubwürdigen bakteriologischen Infektionsmodelle nahelegen. »Hier wird so viel Gas benutzt«, konstatiert ein Angehöriger des US-Militärs im Oktober 1918 in Frankreich, »dass die Luft um uns herum vergiftet ist.« Die simultane Ansteckung großer Menschengruppen durch toxische Ausdünstungen erscheint wieder denkbar.[137]

Neben der Miasmentheorie, von Pasteur und Koch ins Reich der Fabeln verbannt, ziehen die Mediziner am Ende des Ersten Weltkriegs aber auch dezidiert parawissenschaftliche

Perspektiven auf die Spanische Grippe in Betracht, deren einstige Autorität in Zeiten der Seuche noch weiter in die Vergangenheit zurückreicht. »Ich habe den Eindruck«, schreibt Paul Hübschmann 1922, »daß wir neben der einfachen bakteriologischen Forschung auch wieder auf die ältern epidemiologischen Anschauungen werden zurückkommen müssen [...]. Unserem allzusehr bakteriologisch geschulten Geist mutet vielleicht die Annahme kosmisch-tellurischer Einflüsse auf das Werden und Vergehen von Infektionskrankheiten sonderbar an, aber wir werden dennoch unser Augenmerk nicht ganz von ihnen ablenken dürfen.« Der Wissenschaftshistoriker Andrew Mendelsohn macht auf die britische Influenza-Konferenz am 13. November 1918 aufmerksam, zwei Tage nach dem Waffenstillstand, auf der die führenden Epidemiologen Englands Sydenhams Hypothese aus dem späten 17. Jahrhundert aufgreifen, wonach die Welt etwa alle hundert Jahre durch Planetenkonstellationen von flächendeckenden Seuchen ereilt wird (ein Befund, der auch Anfang der 2020er Jahre noch irritierend wirkt). Mendelsohn zitiert zudem den seit 1915 amtierenden Direktor des Robert-Koch-Instituts, Fred Neufeld, der 1924 die Rückkehr seiner Wissenschaft »zu älteren, etwas mystischen Lehren« fordert.[138] Das Fiasko der Spanischen Grippe zwingt die Bakteriologie dazu, ihren Reduktionismus der Ansteckungsvorgänge zurückzunehmen und sich wieder Fragen der Umwelt, der Atmosphäre und der persönlichen Disposition zu nähern.

Im Verhältnis zwischen der Bekämpfbarkeit und der Darstellbarkeit von Epidemien steht das Jahr 1918 für ein Kollabieren der bakteriologischen Erzählung. Die in den 1880er Jahren entstandene Zuversicht, was die vollständige Rekonstruktion von Seuchenausbrüchen betrifft, wird von der Spanischen Grippe jäh durchkreuzt. In den Ermittlungen der deutschen Cholera-Expedition in Damiette 1883, in Kochs Beschreibungen der Nachepidemie von Nietleben 1893 und noch im Fall der Mary Mallon ging es darum, die »Ketten« und »Fäden« der Ansteckung zwischen Menschen sichtbar zu machen, jenen »Zusammenhang« der Erkrankungen zu entdecken, der die Darstellung und die Eindämmung der Seuche ermöglichte. Genau dieser Zusammenhang, das wird den Ärzten spätestens ab September 1918 klar, kann bei der Spanischen Grippe nicht hergestellt werden. »Niemand zweifelt heute an der Bedeutung der Mikroorganismen als ätiologischer Faktoren für die Infektionskrankheiten«, schreibt Paul Hübschmann. »Und doch sehen wir auf Schritt und Tritt, daß wir kaum für die Erklärung des einzelnen Krankheitsfalles, geschweige denn für die Aufeinanderfolge der Krankheiten und dann in ihrer Häufung der Epidemien mit einer einfachen bakteriologischen Denkweise auskommen.«[139] Die Fäden der Mikrobenlehre sind gerissen.

Die Influenza, die ansteckendste und »pandemischste« aller Seuchen, wie Richard Pfeiffer schon 1893 betonte,[140] überfordert vor allen infektionsmedizinischen Problemen bereits die Erfassungswege. »Die Verwaltung des Krankenhauses«, schreibt Crosby etwa über den Zustand im Camp Devens im September 1918, »brach unter der Masse an Schreibarbeit zusammen, die von dem Ausbruch verursacht wurde«; »die Epidemie schritt für die zuständigen Ämter zu schnell voran, um vernünftig reagieren zu können«.[141] Hinzu kommen die für die Bakteriologen komplett willkürlichen Ausbreitungsweisen der Pandemie, die Wiederkehr der »wunderbaren Hemmungen und Sprünge«, die Hufeland hundert Jahre zuvor als wichtigstes Argument für die Existenz von Miasmen herangezogen hat. Das französische Wort »Grippe« bedeutet ursprünglich »Laune«. Als besonders rätselhaft erscheint auch die altersmäßige Verteilung der Toten. Für 15- bis 30-Jährige ist die Gefahr der Influenza am größten,[142] was manche zeitgenössischen Ärzte mit der mangelnden Immunität der jüngeren Generation nach der Grippepandemie der 1890er Jahre begründen, bis heute aber als ein medizinisch nicht vollends erklärtes Phänomen gilt.

All diese Überforderungen und Ohnmachten haben dazu geführt, dass die Spanische Grippe ein trotz ihrer Verwüstungen beinahe vergessenes Kapitel der Seuchengeschichte ist. Wilfried Witte und Alfred Crosby, die genauesten Historiographen der Pandemie, beenden ihre Studien beide mit Überlegungen zur mangelnden geschichtlichen Repräsentation der Influenza im 20. Jahrhundert. »Insbesondere in der westlichen Welt«, schreibt Witte, gibt es »kein Archiv, kein Denkmal zur Spanischen Grippe, es existiert kein zeitgenössisch begründetes kulturelles Gedächtnis«. Crosby wiederum beschreibt das leitende Erkenntnisinteresse seines Buches im Nachwort entlang der Fragen: »Warum haben die Amerikaner der Pandemie 1918 so wenig Aufmerksamkeit gewidmet, und warum haben sie die Krankheit seither so vollständig vergessen?«[143] Als Antwort auf diese Fragen weisen die beiden Medizinhistoriker vor allem auf die Übermacht des Krieges hin, dessen Wucht die Grippe zu einem untergeordneten Ereignis gemacht und ihre Dokumentation von Beginn an erschwert habe. Die Zensur von Informationen über den Gesundheitszustand von Militär und Zivilbevölkerung und die generellen Lücken der Medizinalstatistik im fünften Jahr des Kriegs erschweren eine verlässliche Analyse der Daten. Zudem machen Crosby und Witte aber auch auf die im Verhältnis zu Epidemien wie Typhus oder Cholera geringe relative Mortalität der Grippe aufmerksam, die das verheerende Ausmaß der Pandemie in der Wahrnehmung der Menschen abgemildert habe, sowie auf das Scheitern der Politiker und Ärzte im Kampf gegen die Krankheit. Dieses Scheitern ist dafür verantwortlich gewesen, dass sie in späteren Aufsätzen, Reden und Memoiren über diese dunkle Epoche ihrer Berufslaufbahn geschwiegen haben. Die Spanische Grippe markiert nach den bakteriologischen Erfolgsgeschichten seit den späten 1870er Jahren einen stillen Bruch; es ist konsequent, dass die Influenza in Paul de Kruifs Weltbeststeller *Die Mikrobenjäger* von 1926, der den Bakteriologen zu populärwissenschaftlicher Berühmtheit verhalf, nicht vorkommt.

Auffällig selten taucht die Spanische Grippe auch in der erzählenden Literatur des frühen 20. Jahrhunderts auf. Die wichtigsten amerikanischen Schriftsteller unter den Zeitzeugen der Pandemie – William Faulkner, F. Scott Fitzgerald, Ernest Hemingway, John Dos Passos – haben nichts über die Influenza geschrieben; auch die europäische Literatur kennt so gut wie keine kanonisierten Texte. Katherine Anne Porters Novelle *Pale Horse, Pale Rider*, die heute als bedeutendstes literarisches Dokument zur Spanischen Grippe gilt, findet bei der Veröffentlichung 1939 nur wenig Resonanz. In Virginia Woolfs Essay *On Being Ill* von 1926 findet sich eine Bemerkung, die einen Hinweis auf diese Lücke geben könnte. »Ein Roman über die Influenza hätte keinen Plot«,[144] schreibt sie –

eine Aussage, die an die Behauptung des englischen Virologen während der ersten SARS-Epidemie über die Kohärenz der Darstellungsweisen erinnert.[145] Die Infektionsprozesse der Influenza entziehen sich auch einem literarischen Handlungsgefüge.

Mit der Katastrophe der Spanischen Grippe ist also eine Zäsur der Bakteriologie und ihrer Abbildungsformen von Seuchen verbunden. In den 1920er Jahren verblasst das monokausale Denken in der Epidemiologie, der Glaube an eine im Laborexperiment simulierbare Ansteckung gesunder Körper durch Mikroben. Der Faktor der »Umwelt« erfährt in der bakteriologischen Infektionstheorie eine neue Bedeutung, nun aber nicht mehr in Gestalt des Miasmas (das nur für kurze Zeit, am Ende des Weltkriegs, noch einmal als Schreckensbild aufschien), sondern in dem umfassenden ökologischen Sinne, dass Bakterien als ständiger Bestandteil von menschlichen und tierischen Organismen aufzufassen sind und epidemische Infektionskrankheiten eher durch die Störung eines Gleichgewichts als durch eine »Invasion« beginnen. Diese Environmentalisierung der Bakteriologie wird, wie Andrew Mendelsohn dargelegt hat, von dem Umstand befördert, dass die maßgeblichen Epidemien des frühen 20. Jahrhunderts – Meningitis, Polio, Influenza – aus der Perspektive Europas und den USA nicht mehr von außen kommen, wie die Cholera aus Indien oder die Pocken aus Persien, sondern von innen.[146] Rekonstruktionen von Ansteckungswegen, detektivische Ermittlungen zu den Quellen und Fährten der »Einschleppung« sind bei diesen Krankheiten kein geeignetes Mittel mehr.

Die Forschungen zum »filtrierbaren Virus« der Spanischen

Grippe allerdings, die in den 1930er Jahren zur Isolation und Visualisierung des Influenza-Erregers führen, setzen die Erregerjagd der frühen Bakteriologie fort, in einer noch stärker minimierten Skalierung. Das Virus ist die Essenz der Ansteckung, seine Ausbreitung muss so genau wie möglich lokalisiert, zurückverfolgt und unterbunden werden: Strategien, die auch nach dem Ausbruch einer Pandemie im 21. Jahrhundert fortbestehen.

DRITTES KAPITEL

Übertragung der Keime, Übertragung der Daten: Elemente einer Mediengeschichte der Epidemiologie

1. Die doppelte Mitteilung: Pockeninfektionen per Post

In der Geschichte der Seuchen, in den Berichten, Abhandlungen und Chroniken, die ihre Ausbrüche schildern, spielt immer wieder ein Wettlauf der Übertragungen eine Rolle, der für die Darstellung von Ansteckungskrankheiten bedeutsam ist. Übertragen wird einerseits das Leiden – durch miasmatische Ausdünstungen, Kontagien, Bakterien, Viren – und andererseits das Wissen über deren Verbreitung, durch Medien wie den Boten, den Brief, die Telegraphie, bis hin zu den digitalen Tracing-Apps während der Corona-Pandemie. Dass es sich auch in medizinischer Hinsicht um einen Kommunikationsprozess handelt, machen bereits die sprachlichen Synonyme für Epidemien deutlich, die im 18. und frühen 19. Jahrhundert im Deutschen als »mitgeteilte« Krankheiten bezeichnet werden und im Englischen bis heute *communicable diseases* heißen.

Die Wege der Dünste und Keime und die Wege der Daten und Informationen stehen bei der Ausbreitung einer Seuche also in Beziehung zueinander. In den epidemiologischen Dokumenten wird diese Konkurrenz nur selten ausdrücklich erwähnt. In manchen Texten tauchen die beiden Seiten des Kommunikationsprozesses zwar in kurz aufeinanderfolgenden Sätzen auf, wie etwa im WHO-Abschlussbericht zur Ausrottung der Pocken, wenn von der Aufgabe der Kontrollteams die Rede ist, den Dorfbewohnern im ländlichen Indien das Phänomen der »chain of transmission« von Erkrankungen nahezubringen, der »Kette der Übertragung«, und es im Absatz darauf heißt: »Allerdings erwies sich die Übertragung [transmission] von zuverlässigen Informationen von Dorf zu Dorf als unerwartet schwer.«[1] Die strukturelle Ähnlichkeit dieser beiden Prozesse bleibt aber von den Autoren unkommentiert und muss in den medizinischen Abhandlungen als eine implizite Voraussetzung der Seuchenbekämpfung erst freigelegt werden. Wenn im vorangegangenen Abschnitt die Frage im Zentrum stand, inwiefern der Wandel der Infektionslehren zu neuen Erzählweisen der Epidemien führt, untersucht dieses Kapitel das Verhältnis zwischen Ansteckung und Darstellung gewissermaßen aus der entgegengesetzten Richtung. Es geht darum, wie bestimmte medientechnische Konstellationen seit dem 18. Jahrhundert die Eindämmung von Seuchen und die zeitgenössische Vorstellung von Infektion geprägt haben.

Zur Hochzeit der Pocken in Europa, vor Edward Jenners Entdeckung der Vakzination im Jahr 1796, sorgt vor allem auch die Dauer der Kontagiosität von pockenbehafteten Menschen und Gegenständen für die unkontrollierbare Ausbreitung der Epidemien. Dass die Krankheit ansteckend ist, steht spätestens seit den ersten Impfversuchen mit Menschenpocken im frühen 18. Jahrhundert, durch die aus Konstantinopel importierte Technik der Inokulation, außer Frage. Die Infektion wird in der humoralpathologischen Medizin des 18. Jahrhunderts als Störung des Säftegleichgewichts im Körper aufgefasst; »das Pockengift ist«, wie Johann August Unzer 1778 in seiner großen Abhandlung über die Krankheit schreibt, ein »im lebendigen Körper faul gewordener Saft«.[2]

Über die anhaltende Ansteckungsfähigkeit dieses Gifts zirkulieren in der Seuchenlehre des späten 18. Jahrhunderts eine Reihe von aufsehenerregenden Berichten, so etwa die Exhumierung eines Pockenopfers dreißig Jahre nach seinem Tod, bei der sich die Umstehenden mit der Krankheit infizieren.[3]

Unter den alltäglichen Gegenständen, die als Pockenüberträger in Frage kommen, spielen neben der Kleidung und dem Bett- und Waschzeug der Kranken vor allem auch Briefe eine wichtige Rolle. Häufig zitiert wird in epidemiegeschichtlichen Studien ein Befund des schleswig-holsteinischen Arztes Johann Friedrich Struensee, der 1764 in dem Aufsatz *Anmerkungen über die Gifte und ihre Arzneikräfte* schreibt: »Ein Brief der von einer Person, die die Blattern kürzlich gehabt hat, geschrieben wird, und über 50 Meilen auf der Post gehet, gibt demjenigen, der ihn liest; die nemliche Krankheit. Gewiß eine unglaubliche Sache, wenn sie nicht durch viele Beispiele bestätiget worden wäre.«[4] Fünfzig schleswig-holsteinische Meilen entsprechen rund 420 Kilometern: Mitte des 18. Jahrhunderts eine Postkutschenreise von mindestens einer Woche.

Der britische Mediziner John Haygarth listet in seiner *Untersuchung wie den Blattern zuvorzukommen sey* zwanzig Jahre später drei Kategorien von infektiösen Objekten auf: »Kleidung«, »Speisen« und »Meublen«. Ein Unterpunkt der dritten Kategorie sind laut Haygarth »Briefe«. »Man hat bemerkt«, schreibt er, »daß Verwandte in einiger Entfernung, beinahe zu einer Zeit von der Krankheit befallen worden sind. Dieses geschieht, wie ich glaube, öfters durch die Ueberschickung schmutziger Kleider u. s. w. auch vielleicht bisweilen durch einen Brief. Wer es bedenkt, daß ein Stück Papier, worauf ein Brief geschrieben worden, auf dem Bette gelegen haben kann, wo ein Blatternpatient ist, oder gewesen ist, oder auf dem Tisch, Stuhl u. s. w. wo die schmutzigen Schnupftücher u. s. w. hingeworfen, oder mit Blattermaterie von den ungewaschenen Händen eines Dienstboten, oder Korrespondenten oder eines Kranken besudelt worden. – Daß der Brief sorgfältig zusammen gelegt, so daß die Luft ganz ausgeschlossen wird, daß, wenn man ihn geöffnet, er nahe an Mund und Nase gehalten wird, um ihn zu lesen; – und nachher ein Kind ihn vielleicht in das Maul steckt; der wird sich nicht wundern, daß bisweilen dadurch die Ansteckung mitgetheilt wird.« Haygarth fügt diesen allgemeinen Überlegungen eine Fallgeschichte aus seiner Heimatstadt Chester an: »Ein sehr wahrscheinliches Beispiel hiervon habe ich gesehen, da vor etlichen Jahren hier gar keine Blattern bemerkt wurden. Ein Mädchen trug einen Brief, den sie von einem andern Orte, von ihrem Bruder, der an den daselbst epidemischen Blattern krank lag, erhalten hatte, etliche Tage bei sich; und siehe da! sie wurde, da sie nichts befürchtete, und an nichts dachte, plötzlich von dieser Seuche befallen, und theilte die Ansteckung den vier übrigen Gespielinnen mit, wodurch sie auch in ein andres Haus gebracht wurde, nachdem sie aber dadurch gezogen, so hörte sie wieder auf.«[5]

Die verfügbare Kommunikationstechnologie in der zweiten Hälfte des 18. Jahrhunderts schafft die Bedingungen dafür, dass sich die Übertragung der epidemischen Krankheit und die Übertragung der Informationen über sie im selben Medium vollziehen können. Es ist der Fall denkbar, dass ein Pockenpatient einen Brief verfasst, in dem er dem Adressaten von seinem Leiden berichtet, und ihn genau durch diese Nachricht, in einem doppelten Akt der Mitteilung, mit der Krankheit ansteckt. Medial vermittelte Kommunikation ist zu Struensees und Haywarths Zeiten sowohl an die Materialität des Briefs gebunden, an Papier und Tinte, als auch an den langwierigen Transport in der Postkutsche, in der Personen, Güter und Nachrichten auf engem Raum gemeinsam befördert werden. Keime und Daten nehmen einen deckungsgleichen Verlauf; der Brief speichert und transportiert nicht nur die Schrift und die in ihr ausgedrückten Gedanken, sondern auch die infektiösen Spuren der ansteckenden Krankheit, die vom Absender, seinen Hausgenossen oder anderen Passagieren in der Kutsche stammen können.

John Haygarth erwähnt 1784, dass »der Brief sorgfältig zusammen gelegt, so daß die Luft ganz ausgeschlossen wird«, und macht diese Faltung für die starke Kontagiosität der pockenbehafteten Korrespondenz verantwortlich. Diese Bemerkung verweist auf eine post- und mentalitätsgeschichtliche Verschiebung. Der Privatbrief verwandelt sich im Lauf des 18. Jahrhunderts, wie etwa Albrecht Koschorke und Bernhard Siegert in ihren klassischen Studien herausgearbeitet haben, von einer an allgemeinen Briefstellern angelehnten, standardisierten, lose verschickten Sendung in ein intimes, wohlverschlossenes Dokument, das dem Anspruch genügen soll, individuelle Regungen im Medium der Schrift getreu wiederzugeben. Die neue Intimität der Briefkommunikation zeigt sich in Haygarths Beispiel auch daran, dass das »Mädchen« in Chester das Schreiben seines Bruders »etliche Tage bei sich« trägt. Zur Beglaubigung dieser Authentizität gehören, wie in Liebes- und Freundschaftskorrespondenzen im späten 18. Jahrhundert unermüdlich betont wird, vor allem auch Körperspuren auf dem Papier. Verwischte Tränentropfen, beigefügte Haarlocken oder Lippenabdrücke bezeugen die Unmittelbarkeit des Geschriebenen, die »geradezu halluzinogene Präsenztäuschung«, die laut Koschorke die empfindsamen Korrespondenzen ausmacht: »Briefe ›sprechen‹, sie werden ›verschlungen‹, geküßt und an den Leib gepreßt –, es geht auch kaum ein Schreibakt vor sich, der sich nicht durch alle Vermittlungen hindurch als unmittelbare und spontane Interaktion mit dem Adressaten verstünde [...] Immer wieder umspielen die Briefwechsel quälend-lustvoll den Übergang oder die Grenze zwischen Körper und Schrift.« Wenn es den Briefkonzepten in der zweiten Hälfte des 18. Jahrhunderts darum geht, die Nähe des entfernten Körpers über lange Distanzen hinweg zu imaginieren, ließe sich die Pockeninfektion per Post in gewisser Hinsicht als konsequente Realisierung dieser Phantasie bezeichnen. Der empfindsame Brief, so Albrecht Koschorke, »wird von den affektiven Ladungen, die er übermittelt, [...] selbst angesteckt«:[6] Diese moralisch-philosophische Bedeutung von »Ansteckung« erlangt durch die Weitergabe der Krankheit über ein Schriftstück medizinische Wirklichkeit.

Als es zu Beginn des amerikanischen Unabhängigkeitskriegs 1775 zu schweren Pockenepidemien kommt, eingeführt von den europäischen Kampftruppen, schreibt Josiah Bartlett, späterer Gouverneur von New Hampshire und einer der Gründerväter der USA, aus dem Kriegsexil in Philadelphia an seine Frau: »Du brauchst bei diesem Brief keine Angst vor den Pocken zu haben, auch wenn es sicherer wäre, alle meine Briefe kurz zu räuchern, bevor Du Dich näher mit Ihnen beschäftigst, weil die Pocken hier in der Stadt gerade sehr verbreitet sind.« Die Gelassenheit Bartletts rührt daher, dass er wie alle Delegierten des Kontinentalkongresses in Philadelphia inokuliert wurde und inzwischen vermutlich unempfänglich für die Krankheit ist. Dennoch betont er im Oktober 1775 gegenüber seiner Frau, dass er bei der Abfassung der Briefe nach Hampton weiterhin »sehr vorsichtig« sei, um »die Pocken nicht nach Hause zu bringen«. Bartlett ist sich dieses Risikos umso stärker bewusst, als kurze Zeit zuvor, am 21. September 1775, die Ehefrau eines anderen Delegierten aus Hampton, Abigail Moulton, an den Pocken gestorben ist, als einzige Bewohnerin des gesamten Ortes. Der Verdacht, den Josiah Bartlett in der Korrespondenz ausspricht, bringt diesen Tod in Zusammenhang mit den Briefen ihres Mannes aus Philadelphia, Jonathan Moulton, der, so Bartlett, »die Pocken seiner Familie hat zukommen lassen«.[7] Mit dieser Formulierung deutet er an, dass das sogar mutwillig geschehen sein könnte, weil Moulton, wie die Literaturwissenschaftlerin Sarah Schuetze in ihrer Studie zu diesen Briefen schreibt, bereits in einer Liebesbeziehung mit einer anderen Frau lebte, die er ein Jahr nach dem Tod Abigails auch heiratete. Insofern könnten die pockeninfizierten Briefe von Philadelphia nach Hampton im Herbst 1775 als eine frühe Form des »Bio-Attentats« bezeichnet werden, als Urszene einer Schreckensvision, die nach dem Durchbruch der Bakteriologie sowohl von zahlreichen Romanen und Kinofilmen durchgespielt als auch von realen terroristischen Attentätern, wie etwa den Absendern der Anthrax-Briefe nach dem 11. September 2001, in die Tat umgesetzt wurde.[8] In der Materialität des Briefs können sich Information und Infektion vereinigen.

2. Entkoppelung von Nachrichten und Körpern: Zur epidemiologischen Funktion der Telegraphie

Mitte des 19. Jahrhunderts lässt sich in der Geschichte der Nachrichten- und Transporttechnik eine zweifache Zäsur beobachten. Die etwa gleichzeitig aufkommenden Erfindungen der Eisenbahn und der elektrischen Telegraphie beginnen ab den 1830er Jahren den Personen- vom Nachrichtenverkehr zu sondern. Was auf den Postkutschenreisen als unhinterfragte Konstellation galt – eine briefliche Nachricht und ihr Verfasser nutzen das gleiche Verkehrsmittel –, spaltet sich nun in zwei spezifische Beförderungstechnologien für Personen und Nachrichten auf. In der poetologisch fundierten Medientheorie, wie sie Friedrich Kittler und Bernhard Siegert ausbuchstabiert haben, wird dieses Auseinandertreten als irreparabler Riss zwischen den Körpern und den Zeichen gedeutet, zwischen den inneren Regungen des Menschen und ihren Repräsentationsweisen. Eindringlichstes literarisches Zeugnis dieses Risses ist Kafkas Brief an Milena Jesenská von 1922, in dem er die entkoppelten Wege des Personen- und Nachrichtenverkehrs für die »schreckliche Zerrüttung der Seelen« verantwortlich macht. Liebesbriefe durch die verschlungenen Kanäle der Post zu schicken, so Kafkas berühmte Sätze, sei »ein Verkehr mit Gespenstern [...] Die Menschheit fühlt das und kämpft dagegen, sie hat, um möglichst das Gespenstische zwischen den Menschen auszuschalten, und den natürlichen Verkehr, den Frieden der Seelen zu erreichen, die Eisenbahn, das Auto, den Aeroplan erfunden, aber es hilft nichts mehr, es sind offenbar Erfindungen, die schon im Absturz gemacht werden, die Gegenseite ist soviel ruhiger und stärker, sie hat nach der Post den Telegraphen erfunden, das Telephon, die Funkentelegraphie.«[9]

Für eine Medien- und Narrationsgeschichte der Epidemien kann diese vielzitierte Briefstelle Kafkas noch einmal neue Bedeutung gewinnen. Denn sie verweist auf eine Umbildung der Kommunikationstechnologie ein knappes Jahrhundert zuvor, die in Zeiten der Seuche zunächst eminente Erleichterungen in Aussicht stellt. Mit dem Übergang von der Briefpost zur Telegraphie als Übertragungsmedium sind in epidemiologischer Hinsicht zwei bedeutsame Veränderungen verbunden: Zum einen können die immateriellen Telegramme auf ihrem Weg durch die Leitungen nicht wie Pockenbriefe mit den Krankheitserregern infiziert werden. Zum anderen überholt die Geschwindigkeit der Datenübertragung auf den ersten Telegraphenlinien in den 1840er Jahren die des Transports von Menschen, trotz der jüngsten Erfindung der Eisenbahn, um ein Vielfaches. Mit den Worten von Karl Knies, dem Verfasser einer der frühesten Monographien über den elektrischen Telegraphen: »Jetzt ist trotz der gesteigerten Leistungen der Locomotive eine breite zeitliche Kluft getreten zwischen die Ortsveränderungsfähigkeit der Nachrichten und die von Personen und Sachgütern.«[10]

Diese unterschiedliche »Ortsveränderungsfähigkeit« von Daten und Menschen erscheint in der digitalen Kultur der Gegenwart als eine so selbstverständliche, fast natürliche Disposition, dass sie bei der Bekämpfung der Corona-Pandemie gar nicht mehr thematisiert wurde. Die Spaltung der Postkutschenfahrt in die Eisenbahnreise und das Telegramm steht am Anfang dieser modernen epidemiologischen Bedingung: Immer schnellere Transportmittel, die Personen und damit potenzielle Infektionsträger von einem Ort zum anderen bringen, befinden sich im Wettstreit mit immer schnelleren Nachrichtenmedien, die Informationen wie das Voranschreiten einer Seuche instantan übermitteln. In der Anfangszeit der elektrischen Telegraphie wird Kafkas Konfrontation der beiden Verkehrssysteme bereits vorweggenommen, allerdings mit zuversichtlicheren, genau entgegengesetzten Schlussfolgerungen. Der Telegraph, schreibt Karl Knies 1857, sei »für keine Zeit so wichtig« gewesen wie für »diejenige, welche gerade durch die Erfindung der Eisenbahnen einen fast unmeßbar vervielfältigten und beschleunigten Personentransportverkehr hatte auftreten sehen«. Verbrecher könnten nun zwar rascher fliehen, Kranke könnten ihr Leiden rascher verstreuen, doch »der Telegraph beseitigt«, laut Knies, »seinerseits zugleich das Beängstigende der Gefahr einer Ueberrumpelung durch äußere oder innere Feinde, welche offenbar gerade durch die Eisenbahnen nahe gelegt war«.

Anders als für einsame Verfasser von Liebesbriefen ist es für »die bürgerliche Gesellschaft«, wie Knies betont, für Institutionen wie die Polizei oder die Gesundheitsbehörden, gerade der Telegraph, der die von der Eisenbahn verursachte Irritation des sozialen Gefüges wieder stabilisiert. Über die neue, fernschriftlich assistierte Fahndung nach flüchtigen Straftätern heißt es: »Der Telegraph hat den Arm der Polizei jedes Ortes lang gemacht, so lang, daß er bis in die fernsten Bezirke des Continentes und bis auf die Schiffe im Hafen der Seestädte reicht.« Über den Aufstand indischer Soldaten gegenüber der britischen Kolonialherrschaft im Frühling 1857, nur wenige Monate vor Drucklegung seines Buches, schreibt Knies, der Telegraph habe »jedenfalls den Ausbruch des Aufstandes am 11. Mai an viele Orte hin der englischen und überhaupt europäischen Bevölkerung warnend mitgetheilt, so daß diese dann am 13. und 15. nachkommenden Ausbrüchen vorbereitet gegenüber stand«.[11] Knies kommt in seiner Abhandlung nicht explizit auf den Einsatz der Telegraphie bei Seuchen zu sprechen, aber der Gebrauch des Wortes »Ausbruch« macht deutlich, dass die informationspolitische Kraft des Telegraphen sofort im Sinne einer – polizeilichen, kolonialistischen oder auch epidemiologischen – *Eindämmung* zu verstehen ist. Das Telegramm entwickelt sich in der zweiten Hälfte des 19. Jahrhunderts zu einem so rasanten wie immunen Agenten der Seuchenlehre. Auf der *Zweiten Konferenz zur Erörterung der Cholerafrage* 1885 wird der Dresdener Arzt Rudolf Günther bei der Diskussion über »die Überwachung des Eisenbahnverkehrs« bei künftigen Cholera-Ausbrüchen den mit allgemeinem Beifall quittierten Vorschlag machen, jeden auffälligen Passagier bei der »Behörde des Ortes, nach welchem der Kranke reist, telegraphisch von seiner Ankunft [zu] unterrichten, damit er sofort unter polizeiliche Kontrolle gestellt werde«.[12]

Die Gefahr pockeninfizierter Briefe verliert nach den flächendeckenden europäischen Impfprogrammen im frühen 19. Jahrhundert an Dringlichkeit.[13] Als 1830 im Südosten Russlands allerdings die erste Cholera-Epidemie Europas ausbricht, jene Seuche, die im Verlauf des 19. Jahrhunderts die Pocken als gefährlichste Ansteckungskrankheit ablösen wird, gerät auch die Briefpost wieder unter Verdacht, für die Ausbreitung der Fälle mitverantwortlich zu sein. Das Voranschreiten der Seuche von Osten nach Westen zwischen 1830 und 1832, von Russland über Polen und Österreich nach Preußen, England und Frankreich, wird begleitet von Sondermaßnahmen der Staats- und Landesregierungen zur Überwachung des Postverkehrs. In einer Wiener *Instruction für die Sanitäts-Behörden*, die die »Gränzen der k. k. österreichischen Staaten vor dem Einbruche der im kaiserlich-russischen Reiche herrschenden Brechruhr (Cholera morbus) zu sichern« helfen soll, heißt es etwa im Mai 1831, dass »alle Briefschaften, welche aus Russland einlangen, an der Gränze« einer »sorgfältige[n] Durchräucherung«[14] unterzogen werden müssen. Im Juli 1831, als die Seuche bereits in Danzig und Königsberg ausgebrochen ist, regelt ein *Amts-Blatt der Königlichen Regierung zu Potsdam und der Stadt Berlin* die Verhaltensmaßregeln bei künftigen Cholera-Epidemien. Diese Verordnung enthält eine auch von anderen Teilen des deutschen Staatenbundes übernommene *Anweisung über das Desinfektionsverfahren bei den aus Gegenden, wo die Cholera herrscht, kommenden Reisenden, Waaren und Thieren*, in der das »Verfahren in Betreff der Briefe« genau dargestellt ist. Unter § 25 heißt es: »Alle Briefe und andere Papiere, welche nicht sichern Beweisen zufolge aus einer von der Cholera völlig freien, sondern aus einer verdächtigen oder anerkannt infizierten Gegend stammen, müssen behufs ihrer Reinigung geräuchert werden.« § 26 präzisiert diesen Vorgang: »Man bedient sich dazu eines hölzernen Kastens, welcher von unten nach oben in drei Theile getheilt ist. In dem oberen Dritttheil befindet sich ein Rost von Eisendraht, worauf die Briefe mit einer pincettenartigen

Briefblattzange gelegt werden. Nachdem hierauf die obere Abtheilung des Kastens durch einen genau schließenden Deckel wieder verschlossen ist, wird in das mittlere Fach eine Pfanne mit Essig und in das unterste eine Kohlenpfanne mit glühenden Kohlen und darauf gestreutem Räucherpulver (aus 1 Theile Schwefel, 1 Theile Salpeter und 2 Theilen Kleie bestehend) gesetzt, und sodann der Kasten bis auf eine kleine Zugöffnung geschlossen. Auf solche Weise bleiben die zu räuchernden Briefe fünf Minuten, um ihre äußere Reinigung zu vollziehen, dem Desinfections-Rauche ausgesetzt, worauf sie herausgenommen, mit einem Pfriemen vielfach durchstochen, bei besonders verdächtiger Beschaffenheit wohl auch zur Seite aufgeschnitten, um dann wieder durch fünf Minuten in die Räuchermaschine gelegt, der Hitze, den Essigdämpfen und dem aus dem Räucherpulver sich entwickelnden Rauche ausgesetzt werden.« § 27 setzt schließlich fest: »Nachdem die Briefe wieder herausgenommen sind, werden sie mit dem Sanitätsstempel versehen, und durch Posten oder Kuriere aus dem diesseitigen Gebiete weiter befördert.«[15]

In seinem Standardwerk *Disinfected Mail* von 1962 schreibt der Epidemiologe Karl Friedrich Meyer, dass die Desinfektion von Briefen, zum ersten Mal im Jahr 1488 in einer venezianischen Pest-Verordnung angeregt, »nur im 19. Jahrhundert, im Kampf gegen die Cholera, auf umfassendem Niveau betrieben wurde«.[16] Die frühneuzeitlichen Desinfektionsmittel Essig und geräucherte Holzkohle, die auch Josiah Bartlett seiner Frau empfahl, sind, wie der Paragraph des Potsdamer *Amts-Blatts* von 1831 zeigt, in den Jahren des ersten europäischen Cholera-Ausbruchs weiterhin in Gebrauch;

erst während der zweiten großen Epidemie ab 1848 werden auch die kurz zuvor entdeckten Chemikalien Phenol und Chlor eingesetzt. Der epidemiologische Nutzen dieser Desinfektionen ist allerdings schon in den 1830er Jahren umstritten. Im Gegensatz zu den pockenbehafteten Briefen, deren Ansteckungskraft sich im Lauf des 18. Jahrhunderts regelmäßig gezeigt hat, lässt sich kein einziger Fall einer postalisch vermittelten Cholera-Infektion nachweisen. Am 25. Oktober 1831, knapp zwei Monate nach dem ersten Krankheitsfall in Berlin, hebt die zuständige Immediat-Kommission den Erlass vom Juli über die Desinfektion der Briefe wieder auf, weil »die Erfahrung«, wie es in der korrigierten Verordnung heißt, »nicht nur allgemein dafür spricht, daß durch Waaren-Versendung, Briefe und Geld keine nachweisliche Übertragung der Krankheit stattgefunden hat, sondern auch die Theorie sich immer bestimmter darüber feststellt, daß keine Gefahr aus dem Verkehr mit denselben zu besorgen ist«.[17] Das infektiöse Agens der Cholera, das zwischen 1830 und den 1870er Jahren je nach epidemiologischer Position als Kontagium zwischen Menschen oder als atmosphärisches Miasma gedeutet wird, verliert nach den Erfahrungswerten der ersten Epidemien zumindest an der trockenen Luft rasch an Wirksamkeit. Auch wenn sich postalische Desinfektionsmaßnahmen noch bis ins späte 19. Jahrhundert halten, findet die Hypothese, dass Cholera über Materialen wie Papier übertragen werden könnte, immer weniger Zustimmung und wird von Robert Koch im Zuge seiner Entdeckung des Cholera-Erregers in Indien auch experimentell widerlegt.[18] Kurz nach Kochs Rückkehr im Mai 1884 bricht die Seuche im europäischen Mittelmeerraum aus, und auf einer Sitzung der in Berlin einberufenen Cholera-Kommission kommt die Rede auf das Gerücht, dass »Italien« die »Unterbrechung des Briefverkehrs [...] bestimmt haben solle«. Koch sagt dazu laut Sitzungsprotokoll: »Der Briefverkehr sei völlig ungefährlich. [...] Auch auf eine Beaufsichtigung des Gepäck- und Frachtverkehrs sei erhebliches Gewicht nicht zu legen, selbst Lumpen hätten Cholera, soviel bisher bekannt sei, noch nie verschleppt, während sie z. B. als Träger des Pocken- und Milzbrandgiftes sehr gefährlich seien.«[19]

Tatsächlich bleiben vereinzelte Meldungen von Pockeninfektionen durch Briefe auch ein Jahrhundert nach der Etablierung der Vakzination und der Herstellung kollektiver Immunität in Europa und den USA epidemische Wirklichkeit. Das *New York Medical Journal* veröffentlicht 1901 etwa einen kurzen Bericht mit dem Titel *A Letter Blamed for an Epidemic of Small-Pox*, der den Beginn eines Pocken-Ausbruchs in einer Kleinstadt in Michigan rekonstruiert. Die Epidemie, so der Artikel, »geht offenbar auf einen Brief zurück. Der Vorstand der Quarantänestation ermittelte die Tatsache, dass die erste Patientin eine junge Dame war, die kurz zuvor einen Brief von ihrem Liebhaber erhalten hatte, einem Soldaten der US-Armee in Alaska, in dem er davon erzählte, dass er gerade von den Pocken genesen war. Die Epidemie, die offenbar durch diesen Brief ausgelöst wurde, forderte insgesamt 34 Opfer.« Eine Notiz in der englischen Zeitschrift *Lancet*, ebenfalls im Jahr 1901, berichtet über *Small-pox in Nottingham*, die »in dieser Stadt kürzlich im Hauptquartier der Mormonen ausgebrochen sind, offensichtlich durch Briefe aus Salt Lake City«.[20] Objekte postalischer Kommunikation gelten also, zumindest in Einzelfällen, bis ins 20. Jahrhundert hinein als gefährliche Überträger der Pocken. Insofern ist es mehr als nur ein zeremonielles Detail, dass sowohl die WHO als auch der Weltpostverein im Jahr 1978 eigene Briefmarkenserien herausgeben, die auf das Ereignis des letzten Pockenfalles im Jahr zuvor und auf die bevorstehende Verkündung der globalen Ausrottung aufmerksam machen sollen.[21] Nach zwei Jahrhunderten der Pockeninfektion per Post lassen sich diese Briefmarken auch als wohlgewählte Symbole einer epidemiologischen Entschärfung verstehen.

3. Rudolf Virchow und Robert Koch: Seuchenbekämpfung und Datentransfer im 19. Jahrhundert

Karl Friedrich Meyer schreibt in *Disinfected Mail*, dass »Infektionskrankheiten über Handelswege verbreitet wurden, die den Postwegen entsprachen. Eine Verbindung zwischen den Infizierten zweier Orte wurde daher zweifellos über postalische Sendungen geschaffen.«[22] Dieser Befund verliert mit dem Beginn des telegraphischen Zeitalters seine allgemeine Gültigkeit. Zweifellos bleiben materielle Briefe bis in unsere Gegenwart hinein alltägliches Kommunikationsmittel und, wie die Anthrax-Anschläge von 2001 gezeigt haben, potenzielles Vehikel der Infektion. Aber die auch vor dem Hintergrund der Corona-Jahre entscheidende Schwelle in der Mediengeschichte der Epidemiologie ist das Auseinandertreten von Personen- und Nachrichtenverkehr ab Mitte des 19. Jahrhunderts, die Etablierung der Telegraphie, mit der jene von Meyer betonte »Entsprechung« der Handels- und Postwege endet. Das instantan und körperlos übermittelte Wissen über den Ausbruch von Seuchen an einem weit entfernten Ort – in einer anderen Region, einem anderen Land, einem anderen Kontinent – wird nach den ersten dauerhaft funktionsfähigen Unterseekabeln zwischen Europa und den USA 1866 und Europa und Britisch-Indien 1870 zu einer weltumspannenden Praxis.

Wie fundamental sich die Gegebenheiten der Datenübertragung und damit auch die Bekämpfungsweisen bei Epidemien nach der Mitte des 19. Jahrhunderts verändern, machen die Einleitungspassagen der beiden bekanntesten deutschsprachigen Seuchen-Monographien diesseits und jenseits der telegraphischen Zäsur anschaulich. Rudolf Virchows *Mittheilungen über die in Oberschlesien herrschende Typhus-Epidemie* von 1848 beginnen mit dem Satz: »Im Anfange dieses Jahres wurden die Zeitungsberichte über eine in Oberschlesien ausgebrochene verheerende Krankheit, welche bis dahin nur vereinzelt gekommen waren, immer zahlreicher und dringender.« Die Verschränkung zwischen der »Krankheit« und den »Berichten« ist in der Syntax dieses Eröffnungssatzes so stark, dass die Lektüre beim Wort »waren« kurz stockt, weil die Pluralform nicht zum Singular des Wortes »Krankheit« zu passen scheint, bevor man erkennt, dass sich das Verb auf »Berichte« bezieht. Die Fehllektüre des Anfangs verdeutlicht aber bereits, worum es Virchow auf den folgenden knapp 200 Seiten seiner sozialmedizinischen Abhandlung immer wieder gehen wird: um das Verhältnis zwischen einem wuchernden Typhus-Ausbruch in einer randständigen Provinz Preußens und den unzulänglichen Informationen, die über diesen Ausbruch am zentralen Regierungssitz Berlin ankommen. »Das preußische Ministerium der geistlichen, Unterrichts- und Medicinal-Angelegenheiten«, so Virchow weiter, empfing »von den Local-Medicinalbehörden nicht nur keinerlei Berichte über die Natur dieser Krankheit, sondern nicht einmal eine Anzeige ihres Bestehens.« Erst als »die Presse immer schrecklichere Detail-Nachrichten über diesen Hungertyphus publicirte, als schon ganz Deutschland von dem Hülferuf für die von Hunger und Seuche heimgesuchten Bewohner der Kreise Rybnik und Pless wiederhallte«,[23] entscheidet sich das Berliner Kultusministerium im Februar 1848, den jungen Arzt und Hygieniker der Charité zweieinhalb Wochen lang in die betroffene Region zwischen Breslau und Krakau zu entsenden.

Rudolf Virchows eindringliche Schilderungen über die Intensität der Epidemie – »Nie hatte man während des 33jährigen Friedens in Deutschland etwas auch nur entfernt Ähnliches erlebt« – werden in seinem Bericht, der in den Monaten nach der Märzrevolution von 1848 fertiggestellt wird, regelmäßig von Reflexionen über die mangelnde Infrastruktur in der oberschlesischen Provinz unterbrochen. Als die preußische Regierung, so Virchow, »nun endlich einzusehen begann, daß es doch sehr schlimm sei, da wurde die Hülfe durch die Unterbrechung der Wassercommunication im Winter und durch die zeitraubende Correspondenz der Bureaukraten so lange verzögert, daß Viele (wie viele, weiß niemand) direkt verhungerten.« Über die späteren Besuche von Breslauer und Berliner Staatsbeamten in der nicht von der Eisenbahn erschlossenen Region, in der »die Wege nur zusammenhängende Moräste« bilden, heißt es einmal: »Da sie meist nicht selbst sahen, und insbesondere die Lazarethe wie Pesthäuser fürchteten, so halfen sie nur dazu, durch ihre Extrapostfahrten die Wege zu verderben.«[24]

Am Anfang der Seuchenbekämpfung steht das Problem der Datenübermittlung. Vierzig Jahre nach Virchows Abhandlung beginnt Georg Gaffkys voluminöser *Bericht über die Thätigkeit der zur Erforschung der Cholera im Jahre 1883 nach Egypten und Indien entsandten Kommission* ebenfalls mit dem Hinweis auf die medial vermittelte Resonanz einer weit entfernten

Epidemie in Berlin: »Am 24. Juni 1883«, so Gaffkys erster Satz, »veröffentlichte Wolff's Telegraphisches Büreau das nachstehende, aus Kairo eingegangene Telegramm: ›Die Regierung hat von einem Arzt in Damiette telegraphisch die Nachricht erhalten, daß ein bösartiges Fieber während der letzten Tage daselbst gewüthet habe; von zwanzig Erkrankungsfällen seien sechs tödlich verlaufen. [...] – Einer dem ‚Reuter'schen Büreau' zugehenden Meldung zufolge ist die Epidemie in Damiette während der dortigen Messe zum Ausbruch gekommen, und sollen bis jetzt bereits neunzehn Personen gestorben sein, darunter eilf unter dem Verdacht der Cholera.‹« In den 1880er Jahren setzt der Bericht über eine epidemiologische Forschungsreise nicht mehr mit der Klage über verspätete Zeitungsartikel, unpassierbare Postkutschenwege und »die zeitraubende Correspondenz der Bureaukraten« ein, sondern mit Informationen in Echtzeit. Die 1870 von der britischen »Eastern Telegraph Company« fertiggestellte Linie von London über Kairo nach Bombay versorgt auch Berlin innerhalb weniger Stunden des Übersetzens und Weiterleitens mit den aktuellen Entwicklungen des Infektionsgeschehens. (In einem Artikel über *Aegypten und seine Stellung im Weltverkehr*, im Jahr des Aufbruchs der Bakteriologen nach Damiette im *Archiv für Post und Telegraphie* erschienen, heißt es, »der elektrische Telegraph« habe sich in dem Land »in neuester Zeit sehr schnell über das ganze Land ausgedehnt«.)[25]

Georg Gaffky spitzt den Wettlauf zwischen Daten- und Mikrobentransfer gleich auf der ersten Seite seines Berichts über die achtmonatige Expedition dramaturgisch zu. Im zweiten Absatz zitiert er eine telegraphische Meldung vom 27. Juni 1883 – »Nach amtlicher Mittheilung aus Alexandrien ist ein epidemisches Auftreten der Cholera in Damiette konstatirt« –, bevor die Rede im dritten Absatz abrupt von der Übertragung der Daten zur Übertragung der Krankheit wechselt: »Am 27. Juni«, so Gaffky, »wurde bereits ein Todesfall aus Port Said gemeldet, am 30. desselben Monats erschien dieselbe Seuche in Samanud, forderte am 2. 7. in Alexandrien das erste Opfer, suchte bereits Mitte desselben Monats die Hauptstadt Kairo heim und verbreitete sich dann unaufhaltsam über ganz Egypten«. Diese Ausweitung der Krankheit, auch im dreitausend Kilometer entfernten Berlin sofort präsent, zwingt die selbstbewussten Pioniere der neuen Infektionslehre, wie es Gaffky in seiner Einleitung darstellt, zum Handeln. »Von dem Augenblicke an, wo die Cholera in Egypten festen Fuß gefaßt hatte, konnte es nicht mehr zweifelhaft sein, daß auch Europa in der größten Gefahr schwebte. Die Erinnerung an das Jahr 1865, in welchem die Seuche ebenfalls vom Lande der Pharaonen aus ihren Einzug in die europäischen Mittelmeerländer gehalten hatte, war noch eine zu lebhafte.« Zwischen 1867 und 1883 ist es in Europa zu keinem Cholera-Ausbruch mehr gekommen, und in diesen eineinhalb Jahrzehnten hat sich sowohl eine medizinische als auch eine medientechnische Transformation ergeben, von denen Gaffky aber nur die erste erwähnt. Die »Entsendung von wissenschaftlichen Expeditionen« nach Ägypten, schreibt er, würde »um so eher Erfolg versprechen, als seit dem letzten Besuche der Cholera in Europa die Erkenntniß des eigentlichen Wesens der Infektionskrankheiten außerordentlich gefördert« worden ist.[26] Dieser Siegeszug der Bakteriologie verbindet sich aber, wie in den epidemiologischen Dokumenten des späten 19. Jahrhunderts sichtbar wird, mit der im gleichen Zeitraum vollzogenen flächendeckenden Vernetzung telegraphischer Kommunikation, die als Möglichkeitsbedingung der Forschungsreisen erscheint.

Die Allianz von Mikrobentheorie und Telegraphie gründet sich auf den Faktor Zeit, auf die bakteriologische Notwendigkeit, Erkrankungsfälle nach einem Ausbruch so schnell wie möglich zu ermitteln und an die gesundheitspolitischen Behörden weiterzuleiten, um den Wettlauf der Übertragungen zugunsten der Daten zu entscheiden. Zwischen 1884 und 1893, im letzten Jahrzehnt der großen europäischen Cholera-Epidemien, lässt sich dieser Zusammenhang in den Schriften Robert Kochs und seiner Schüler immer wieder erkennen. Die Gabelung von Infektion und Information, die konkurrierende Beschleunigung der Transport- und Nachrichtenmittel spielt der Bakteriologie in die Hände. Koch macht das am Beispiel der Cholera-Wege zwischen Indien und Europa deutlich, anhand der parallel erfolgten Eröffnungen des Suezkanals im November 1869 und der direkten Telegraphenlinie von Kalkutta nach London wenige Wochen später. Auf der *Ersten Konferenz zur Erörterung der Cholerafrage* 1884 sagt er rückblickend, der Suezkanal, der in Ägypten das Rote Meer mit dem Mittelmeer verbindet, habe durch die massive Verkürzung der Reisezeit die Gefahr von europäischen Cholera-Epidemien erhöht. »Man kann von Bombay, was ja selten frei von Cholera ist, jetzt schon in 11 Tagen nach Ägypten, in 16 Tagen nach Italien gelangen, und man kann in 18 oder höchstens 20 Tagen in Südfrankreich sein. Also das sind Zeiträume, die gegen früher so außerordentlich kurz geworden sind, daß dadurch die Gefahr der direkten Importation der Cholera von Indien nach Europa eine immer größere wird.«[27] Der zur gleichen Zeit geschlossene Nachrichtenfluss zwischen Indien und Europa sorgt allerdings dafür, dass die Informationen über die kommende Gefahr so rasant und zuverlässig weitergegeben werden, dass sich die neue Wissenschaft der Bakteriologie, wie der Anfang von Gaffkys Reisebericht zeigt, darauf vorbereiten kann.

Robert Koch dreht Kafkas fatalistische Einschätzung also um, und in seinen späten Cholera-Texten finden sich immer wieder Stellen, die das epidemiologisch Segensreiche der Medientechnik betonen. In dem Artikel *Über den augenblicklichen Stand der bakteriologischen Choleradiagnose* von 1893 heißt es etwa über die mikroskopische Analyse der Gelatineplatten, einem geübten Bakteriologien sei es möglich, »in etwa der Hälfte aller Untersuchungen schon wenige Minuten nach dem Eintreffen der Objekte eine Diagnose zu stellen und telegraphisch an den Einsender das Ergebnis der Untersuchung zu melden«. Der Aufsatz *Die Cholera in Deutschland während des Winters 1892 bis 1893* vom selben Jahr enthält die Fallgeschichte eines Fabrikarbeiters in der Kleinstadt Wedel bei Hamburg, der nach dem Genuss von unzureichend filtriertem Elbwasser an der Cholera stirbt. »Bald nach dem Tode«, schreibt Koch, wurden »Wäsche und Kleidungsstücke dieses Arbeiters, dessen Krankheit anfänglich für eine Fleischvergiftung gehalten wurde, [...] an Angehörige in Schlesien geschickt. Aber glücklicherweise waren gleichzeitig Leichenteile nach Kiel zur bakteriologischen Untersuchung gegeben, und als hier Cholera diagnostiziert wurde, konnte auf telegraphischem Wege noch zeitig genug die Vernichtung der gefährlichen Objekte angeordnet werden, ehe dieselben weiteres Unheil angerichtet hatten.«[28] Die Entkoppelung von

Nachrichten- und Güterverkehr wirkt in diesem Fall lebensrettend (auch wenn Koch um der Emphase der bakteriologischen Leistung willen seine eigenen Thesen über die rasch nachlassende Ansteckungsfähigkeit von Cholera-Wäsche hier relativiert). Fernschriftlich übermittelte Informationen zum Nachweis von Erregern überholen die zuvor abgeschickte Paketpost mühelos und verhüten das »Unheil« neuer Erkrankungen. Die Kette der Telegramme kommt der Kette der Infektionen zuvor.

Auch die Bakteriologen des späten 19. Jahrhunderts machen zuweilen die Gefahr der Ansteckung durch Transport zum Thema. Aber nun sind damit nicht mehr fahrlässig infizierte Briefe gemeint, sondern die isolierten Essenzen des Erregers selbst. Als die Cholera im Juni 1884 in Südfrankreich ausbricht, reist Robert Koch kurz nach seiner Rückkehr aus Kalkutta nach Toulon. Die bei Untersuchungen und Obduktionen entdeckten »Kommabazillen« transportiert er im Zug zurück nach Berlin, wie er in einem Schreiben an den Staatssekretär des Innern erwähnt: »Inzwischen hat sich durch das Auftreten der Cholera in Europa für mich die Gelegenheit geboten, Kulturen von Cholerabazillen, welche von Indien nach Europa mitzubringen ich Bedenken getragen hatte, zu gewinnen und mit denselben weiter zu experimentieren.« Auch Georg Gaffky kommt in seinem Reisebericht auf diesen riskanten Export zurück und schreibt im Vorwort, die »Entsendung nach Toulon machte es zugleich möglich die Cholerabacillen behufs weiterer wissenschaftlicher Bearbeitung in vermehrungsfähigem Zustande nach Berlin zu bringen, was zur Zeit der Rückkehr der Kommission angesichts des Umstandes, daß ganz Europa damals frei von der Seuche war, als nicht unbedenklich hatte unterlassen werden müssen«.[29] Kochs Zugfahrt quer durch den Kontinent im Sommer 1884, mit den hochinfektiösen Cholera-Mikroben im Gepäck, kann vermutlich als der erste bewusste Transport eines bakteriellen Krankheitserregers über weite Strecken gelten. Im Gegensatz zu den Pocken-Briefen in den Kutschen des 18. Jahrhunderts und den desinfizierten Cholera-Briefen in der ersten Hälfte des 19. Jahrhunderts ist diese Fracht keine unbeabsichtigt (oder mutwillig) kontaminierte postalische Sendung mehr, sondern ein mobiles, hermetisch versiegeltes bakteriologisches Labor, das vom parallelen telegraphischen Nachrichtenfluss über die Epidemie abgezweigt wurde.

In der Geschichte der Seuchen zeigt sich die Allianz von Bakteriologie und Telegraphie schließlich auch an einer historischen Lücke. Denn wenn man die epidemiologischen Dokumente in Europa ab Mitte des 19. Jahrhunderts auf die Erwähnung telegraphischer Kommunikation hin untersucht, ergibt sich eine auffällige Verzögerung. Die europäischen Telegraphenlinien waren, von England ausstrahlend, spätestens in den frühen 1860er Jahren engmaschig vernetzt. Diesem Ausbau zum Trotz taucht die Kommunikationstechnologie in den Abhandlungen und Zeitschriftenartikeln zu Typhus- oder Cholera-Ausbrüchen vor 1880 nicht auf. Es lassen sich zwar spärliche Aussagen über die telegraphisch organisierten Reisepläne von Seuchenmedizinern finden, eine frühe Spur etwa im britischen *Report of the Central Board of Health on the Epidemic Cholera of 1848 & 1849*, in dem der Autor eines Berichts schreibt: »Nach dem Abschluss unserer Untersuchungen in Hull wollten wir ursprünglich nach Hamburg weitersegeln«, doch ein begleitender Arzt »wurde per telegrafischer Depesche alleine dorthin beordert. [...] Ich selbst wurde per Telegramm am 6. Oktober 1848 angewiesen, mich nach Edinburgh weiterzubewegen, wo die Krankheit ausgebrochen war.«[30] Doch mit Ausnahme solcher vereinzelten Textpassagen spielt die bereits etablierte telegraphische Infrastruktur in der Epidemiologie dreißig Jahre lang keine Rolle. Das umfassende Werk Rudolf Virchows zur Seuchenlehre seit den *Mittheilungen* aus Oberschlesien zum Beispiel sowie die einschlägigen Aufsätze in seinem ab 1847 erscheinenden *Archiv für pathologische Anatomie und Physiologie* sind frei von jenen Erwähnungen telegraphischer Kommunikation, die dann in den Schriften der Schule Robert Kochs eine so herausgehobene Position einnehmen. Diese Absenz kann mit der von Virchow und den meisten anderen Epidemiologen der Zeit favorisierten Ansteckungstheorie in Zusammenhang gebracht werden.

Solange die Miasmenlehre die Entstehung und Verbreitung von Seuchen mit lokalen Begebenheiten erklärt, mit infektiösen Quellen wie feuchtem Grund und Klima, Sümpfen, Friedhöfen oder prekären Wohnbedingungen, liegt das Augenmerk der Epidemiologen eher auf dem Problem des Raums als auf dem Problem der Zeit. Virchows Abhandlungen über Seuchen zwischen 1848 und 1871 – über den Typhus, die Cholera und die Ruhr – beginnen grundsätzlich mit Schilderungen der geographischen Lage, des Klimas und der Sozialstruktur in den betroffenen Regionen; als bekennender Anti-Kontagionist ist er davon überzeugt, dass der Ausbruch der Epidemien ursächlich mit den spezifischen Lebensumständen zu tun hat. Die neue Geschwindigkeit und

Immaterialität der Datenübertragung spielt unter den Vorzeichen der Ausdünstungstheorie eine unbedeutende Rolle. Wenn es primär darum geht, die mangelnden hygienischen Bedingungen vor Ort und die Ursachen des Miasmas zu bekämpfen, um die simultane Ansteckung der Bevölkerung zu verhindern, kann das neue Medium der Telegraphie und die von ihm ins Werk gesetzte Entkoppelung von Nachrichten- und Personenverkehr wenig zur Bekämpfung einer Epidemie beitragen. Aussagekräftig ist in dieser Hinsicht eine beiläufige Bemerkung Virchows zur Telegraphie in seinem Aufsatz *Ueber den Hungertyphus und einige verwandte Krankheitsformen* von 1868: »Wir sind jetzt stolz darauf«, schreibt er, »jeden Morgen in unserer Zeitung zu lesen, was für Wetter es in einem Paar Dutzend europäischer Orte ist [...]. Aber dies ist nur der Anfang dessen, was geschehen muss. Im Zusammenwirken der Meteorologie, der Landwirthschaft, des Handels und der Medicin und in der Ausdehnung der wissenschaftlichen Beobachtungsstationen über die ganze Erdoberfläche [...] wird es künftig möglich sein, zur rechten Zeit die kommende Gefahr zu entdecken, den Ursachen der Noth und der Krankheit vorzubeugen.«[31] Virchow würdigt die instantane Nachrichtenübermittlung, ausdrücklich auch auf dem Feld der »Medicin«, aber entscheidend ist, in welche chronologische Ordnung er das neue Medium einfügt. Es gehe darum, mit Hilfe der Telegraphie »die *kommende* Gefahr zu entdecken«, »den Ursachen der Krankheit *vorzubeugen*« – eine hygienisch-miasmatisch fundierte Logik der Zeit, die durch die Bakteriologie und ihre Verlagerung des Interesses von der Prophylaxe auf die Rekonstruktion in den Hintergrund gerät. Unterbrochen werden muss ab den 1880er Jahren nicht mehr die Quelle der drohenden Ausdünstungen, sondern die Serie der erfolgten Ansteckungen. Der Telegraph erweist sich bei diesem Unterfangen als unentbehrliches Hilfsmittel.

4. Epidemiologische Mimesis: Die Corona-Warn-App

Wenn die Eindämmung von *communicable diseases*, wie dieses Kapitel nachzuzeichnen versucht, untrennbar an Fragen der Informationsvermittlung gebunden ist, zeigt sich die Allianz von Epidemiologie und Medientechnologie an keiner Ansteckungskrankheit so deutlich wie an Covid. Briefe übertrugen im Zeitalter der Pocken sowohl die Nachricht von der Infektion als auch die Infektion selbst. Nach der Entkoppelung von Personen- und Nachrichtenverkehr Mitte des 19. Jahrhunderts wurde der Telegraph zum immunen Gehilfen der Seuchenbekämpfung, mit dem sich die Hoffnung verband, Informationen über die wuchernde Epidemie schneller transferieren zu können, als sich die bakterielle Ansteckung von Mensch zu Mensch vollzog. Die Corona-Pandemie nun, die am weitesten verbreitete Ansteckungskrankheit seit einem Jahrhundert, trifft im Januar 2020 auf eine digitale Kultur, die sich dank dem allgemeinen Gebrauch von Smartphones und flächendeckenden WLAN- und Bluetooth-Sphären im Zustand einer ubiquitären Erfassung und Vernetzung von personenbezogenen Daten befindet. Dieser Vernetzung kommt im gesundheitspolitischen Kampf gegen die Pandemie, vor und nach der Zulassung von Impfstoffen, elementare Bedeutung zu.

Robert Koch schrieb über die Cholera in Hamburg 1893: »Es ist unmöglich den Verkehr der Menschen untereinander bis in seine feinsten Fäden bloßzulegen.«[32] Die Telegraphie bot den frühen Bakteriologen zwar die Möglichkeit, Laborbefunde fast in Echtzeit an entfernte Orte zu übermitteln und damit die Verbreitung der Infektionen zu hemmen, aber diese medientechnische Unterstützung beschränkte sich auf Einzelfälle, war auf die grobe, zentral organisierte Infrastruktur telegraphischer Stationen und Linien angewiesen. Die Medienrealität des frühen 21. Jahrhunderts scheint nach dem Ausbruch der Corona-Pandemie genau diese unerfüllte Sehnsucht Kochs stillen zu können: Smartphones, drahtlose Netzwerke und Ortungssysteme haben die Option geschaffen, den Verkehr der Menschen untereinander tatsächlich bis in seine feinsten Fäden bloßzulegen, und in dem Maße, in dem sich die unbestreitbare Wucht der neuen Ansteckungskrankheit Anfang 2020 zeigt, beginnen auch die globalen epidemiologischen Bemühungen, die Erfassungs- und Vernetzungsstandards der digitalen Kultur für die Bekämpfung der Pandemie zu nutzen.

In Deutschland erscheinen Mitte März 2020 erste Meldungen über medizinische Forschungsgruppen am Robert-Koch-Institut und an verschiedenen Universitäten, die an einer »Corona-App« genannten Anwendung für das Smartphone arbeiten. Ein beteiligter Arzt sagt über die geplante Software, sie »könnte wie eine elektronische Impfung wirken, weil ich mein Verhalten ändern kann, wenn ich mein Risiko kenne«.[33] Prototypen der Applikation sind in den Jahren zuvor bereits bei der lokalen Bekämpfung von afrikanischen Ebola- und europäischen Influenza-Ausbrüchen zum Einsatz gekommen. Auf der Basis von Bewegungsprofilen, die bei Aktivierung der Ortungsfunktion ohnehin auf jedem Smartphone gespeichert werden, könnten auch Covid-Infektionen den Gesundheitsbehörden mitgeteilt und Ansteckungswege zurückverfolgt werden. Ein europäischer Forschungsverbund aus acht Nationen entwickelt bis Ende März 2020 eine datenschutzfreundlichere Anwendung, die die Nutzer nicht über GPS-Koordinaten und Bewegungsprofile identifizierbar macht, sondern Infektionsrisiken über Bluetooth-Signale zwischen benachbarten Smartphones und verschlüsselte Identifikationsnummern ermittelt. In Deutschland verzögert sich die Bereitstellung dieser »Contact Tracing« genannten Technologie aufgrund politischer Auseinandersetzungen über die zentrale oder dezentrale Speicherung der gesammelten Daten; die »Corona-Warn-App« wird vom Robert-Koch-Institut schließlich ab Mitte Juni 2020 zum Download angeboten.

Auch wenn sich die pseudonyme Rückverfolgung von Kontakten über Bluetooth-Signale von den individuell zuzuordnenden, verpflichtenden Tracking-Apps in manchen Ländern Asiens und Osteuropas unterscheidet: Die gemeinsame Ambition der Programme besteht darin, die Ausbreitung der Epidemie unter den Bedingungen digitaler Medientechnologie umfassend abzubilden. Das »Infektionsgeschehen«, jenes formlose, überbordende Kontinuum von Ereignissen, muss in eine zusammenhängende Erzählung verwandelt werden. Im Gegensatz zu den größten Seuchen der Vergangenheit – der Spanischen Grippe 1918 bis 1920, den vier großen europäischen Cholera-Epidemien des 19. Jahrhunderts – stehen jetzt die kommunikationstechnologischen Systeme dafür bereit, die Wirklichkeit dieses Geschehens getreu zu erfassen. Der allgegenwärtige Medienverbund aus Smartphones und drahtlosen Netzwerken tastet die sozialen Bewegungen der Menschen ab und überführt sie in gebündelte Datensätze – ein Großprojekt epidemiologischer Mimesis, das sich in den Monaten vor der Zulassung der ersten Impfstoffe Ende 2020 formiert, aber auch danach, über die zusätzliche Erfassung der Impfungen, den Kampf gegen die Pandemie steuern soll.

Die Corona-Warn-App, wie sie in Deutschland bis Anfang 2023 knapp fünfzig Millionen Mal heruntergeladen wird, hat zwei Hauptfunktionen: die fortwährende Taxierung von Infektionsrisiken in der Umgebung und die Möglichkeit, die eigene Infektion zu übermitteln. Technisch realisiert sich die Taxierung über Bluetooth-Signale, die den Abstand zu anderen mit der App ausgestatteten Smartphones kontinuierlich messen und ab einer bestimmten Nähe und Dauer des Kontakts (bei Einführung im Juni 2020 unter zwei Metern und über 15 Minuten) verschlüsselte Zufallscodes austauschen und zwei Wochen auf dem Smartphone speichern. Diese passive Funktion der App wird von einer aktiven ergänzt: Nutzer, die positiv auf das Corona-Virus getestet werden, können die Information nach der Bestätigung durch ein Gesundheitsamt teilen und über ihre Identifikationsnummer an einen Corona-Warn-App-Server weiterleiten. Einmal am Tag ruft die App bei allen Nutzern die auf den Servern verzeichneten Infektionen ab. Befindet sich unter den Infizierten ein gespeicherter Kontakt, errechnet das Programm einen nach dem Datum, der Nähe und der Dauer der Begegnung abgestuften Risikofaktor und spricht bei Überschreiten eines Grenzwerts die rot eingefärbte Warnung aus, dass erhöhte Infektionswahrscheinlichkeit besteht.

Die epidemiologische Hoffnung, die sich nach dem Ausbruch von Corona mit dieser App verbindet, ist zunächst eine mimetische: Ein lautloser und unsichtbarer Prozess, die sinnlich nicht wahrnehmbare Ausbreitung der Krankheit über die Weitergabe winziger Keime, soll durch die Signale flächendeckender Netzwerke und die Speicherfunktionen und Darstellungsweisen der Smartphones abbildbar werden. Bruno Latour schreibt über Pasteur und die ersten Bakteriologen, dass sie »das soziale Band neu definieren als überall aus Mikroben zusammengesetzt«; »Milliarden von Mikroben« durchziehen das kontagiöse Gebiet, »allgegenwärtig, furchtbar effizient«.[34] Wenn die Epidemiologen seit dem späten 19. Jahrhundert medientechnische Dienste wie die Telegraphie in Anspruch genommen haben, um dieses Band an vereinzelten Stellen sichtbar zu machen und zu kappen, scheint die digitale Kultur die Voraussetzungen zu bieten, um diesen Kampf erstmals mit ebenbürtigen Waffen zu führen. So »allgegenwärtig« und »effizient« wie die Krankheitserreger soll auch die Erfassung und Vernetzung der bedrohten Menschen sein; den »Milliarden von Mikroben« steht jener hochbewegliche Frequenzbereich von 2,4 Gigahertz oder 2,4 Milliarden Hertz gegenüber, auf dem die Datenübertragung per Bluetooth beruht.

Zwei dichte Sphären treffen im Jahr 2020 aufeinander, das sich ausbreitende Virus, das ganze Kontinente mit Infektionen überzieht, und ein Medienverbund, der diese Ausbreitung, so das epidemiologische Kalkül, durch noch größere Vernetzungskraft bezähmen kann. Digitale Technologie vermag die Welt im Ganzen zu repräsentieren und sogar zu erweitern – ein Potenzial, das sich in den Jahren vor dem

Ausbruch der Pandemie etwa an populären Spielformen erwiesen hat, deren Spielfeld die reale Umgebung in ihren feinsten Verästelungen ist und die den Nutzer über Google Maps, Ortungsdaten und Smartphone in dieser Umgebung platzieren. Im beliebtesten Spiel der Gegenwart, Pokémon Go – im Sommer 2019, drei Jahre nach seiner Markteinführung, bereits eine Milliarde Mal heruntergeladen (eine weitere große Zahl) –, geht es darum, nach der Registrierung als Avatar die Pokémon-Monster im Raum aufzuspüren und mit der Smartphone-Kamera zu fangen und gegeneinander kämpfen zu lassen. Unsichtbare Wesen in einer über die Wirklichkeit gestülpten virtuellen Welt, die durch digitale Technologie sichtbar gemacht und zueinander in Beziehung gesetzt werden: Die Pokémon-Monster und die Corona-Erreger, zwei den bloßen Sinnen unzugängliche Einheiten, nehmen bei allen konzeptionellen Differenzen zwischen der Spiele- und der Warn-App eine vergleichbare Position im Verhältnis von Raum und technisch erweiterter Realität ein. Ein Zeitungsartikel, der im Januar 2021 die mangelnde Wirkungskraft der Tracing-App moniert, stellt diese Ähnlichkeit selbst her: »Bis vor einiger Zeit«, schreiben die Autoren, »war ein Spaziergang mit der Corona-Warn-App in einer Stadt noch wie das Handyspiel ›Pokémon Go‹: Man sammelte ›Begegnungen mit niedrigem Risiko‹. Doch seit gut einem Monat sehen die meisten Nutzerinnen und Nutzer gar keine Begegnungen mehr. Ist die App kaputt, fragen sich viele. Bringt die Kontaktnachverfolgung überhaupt etwas? Und warum gab es seit dem Start der App im Juni so wenige neue Funktionen?«[35]

Die Einbettung der Menschen in eine digital verdoppelte Umgebung – in einem Land wie Deutschland vor 2020 primär als spielerische oder alltagserleichternde Praxis wahrgenommen, zur Jagd auf Phantasiewesen oder zur Berechnung der Joggingstrecke – wird nach dem Ausbruch von Corona epidemiologische Notwendigkeit. Die Pandemie markiert den historischen Ernstfall, in dem staatliche und gesundheitspolitische Institutionen das mimetische Potenzial der digitalen Kultur, die Erfassung und Abbildung aller sozialen Bewegungen, in zuvor unbekannter Weise aufrufen. »Vor diesem Hintergrund«, schreibt Dennis Krämer, bringt die Warn-App »einen radikal neuen Umgang mit Gesundheitskrisen zum Ausdruck, der Einzelschicksale als kollektive Herausforderung handhabt«.[36] Von Beginn an hat der Kampf gegen Corona zwei Hauptstrategien, die möglichst rasche Entwicklung eines Impfstoffs und die möglichst getreue Darstellung des »Infektionsgeschehens«, deren epidemiologische Prämissen sich auch sprachlich stark auf den Begründer der medizinischen Bakteriologie 150 Jahre zuvor beziehen. »Helfen Sie mit, die Infektionskette zu durchbrechen«, heißt es auf der Startseite der Warn-App. Der Informationstext des Robert-Koch-Instituts über die neue Anwendung beginnt mit den Worten: »Ein zentraler Bestandteil der Bekämpfung jeder Pandemie ist das Unterbrechen der Infektionsketten.«[37] Die von Koch etablierte Metapher ist auch im Jahr 2020 noch das prägnanteste Sprachbild der Epidemiologie. Fundamental geändert haben sich aber die technischen Möglichkeiten, das Entstehen und erhoffte Durchtrennen der Infektionsketten nachzuvollziehen und zu organisieren.

Die Corona-Warn-App ist der Ort, an dem sich das Gelingen oder Scheitern dieses Unterfangens maßgeblich entscheidet. Ihr mimetisches Vermögen wird zweieinhalb Jahre lang durch fortwährende Updates verfeinert, ermöglicht den Nutzern ab November 2020 etwa die Option, die Risikoüberprüfung mehrmals am Tag zu aktualisieren, fügt Anfang 2021 eine Funktion zur »Cluster-Erkennung« zu, zur Unterscheidung zwischen dem Kontakt mit Einzelpersonen oder mit Gruppen, und passt die Grenzwerte der ausgesprochenen Warnung je nach Infektionslage an. Dennoch steht die Zulänglichkeit dieses Abbildungsvermögens während der Corona-Pandemie in permanenter Kritik. Die Frage, ob die Warn-App es tatsächlich bewerkstelligen kann, die Wege und Begegnungen der Menschen getreu nachzuzeichnen, wird in der öffentlichen Diskussion auf vielfältige Weise problematisiert. Anfangs betreffen die Einwände vor allem die unzureichende Verbreitung der App, die zwei Monate nach der Einführung rund 17 Millionen Mal heruntergeladen worden ist, von einem Viertel der erwachsenen Deutschen. »Die Wahrscheinlichkeit«, heißt es in einem Zeitungsbericht vom August 2020, »dass beim Kontakt eines Infizierten mit einem Unbekannten beide in diesem Moment auch die App nutzen, liegt derzeit bei 6 Prozent. Das ist zu wenig.«[38] Zudem ist die Anwendung nur mit jüngeren Smartphone-Modellen kompatibel, was einen beträchtlichen Teil der Bevölkerung von vornherein ausschließt.

Ein Hauptpunkt der Kritik betrifft die zu schematische und unzuverlässige Übersetzung der gemessenen Bluetooth-Signale in Infektionswarnungen. Die App registriert bei einem Kontakt unter zwei Metern und über 15 Minuten die Identifikationsnummer des anderen Smartphones, aber über diese bloßen Kriterien von Nähe und Dauer hinaus weiß sie, wie etliche Kommentare in den Monaten nach der Einführung bemängeln, nichts über die spezifischen Umstände der Begegnung. Ein allzu hölzerner Realismus: »Von Anfang an wurde gemutmaßt«, so ein Artikel der *Berliner Zeitung*, »dass sich die Bluetooth-Technologie womöglich doch nicht als so treffsicher erweisen könnte.« Die Netzwerke würden es zwar ermöglichen, »die Kontaktpersonen von Infizierten aufzuspüren, an die sich der oder die Betroffene nicht mehr erinnert oder die sie gar nicht kennt, etwa die Person, neben der man länger im Bus saß. Allerdings ist es ein Unterschied, ob beispielsweise zwei Schülerinnen nebeneinander sitzen oder Wand an Wand in zwei Klassenzimmern.«[39] Im August 2020 ermittelt eine computerwissenschaftliche Studie des Trinity College in Dublin, dass das Contact-Tracing im öffentlichen Nahverkehr grundsätzlich unwirksam sei, weil die Abstandsmessung in überfüllten Bussen und U-Bahnen keine verlässlichen Daten liefern könne – ein Befund, der in Deutschland lange Debatten über die womöglich fahrlässigen Experimentalanordnungen und Simulationsmodelle auslöst, die zur Konfiguration der Warn-App geführt haben. Kritische Berichte listen weitere Faktoren auf, die das getreue Abbild des Infektionsrisikos verzerren: Glasscheiben oder Barrieren zwischen den Menschen, Clusterbegegnungen, bei denen ein Teil der Personen die App nicht installiert hat, oder die Reflektion des Bluetooth-Signals durch metallene Gegenstände. Für all diese Einschränkungen gilt ein vermeintlich banaler, aber bedeutsamer Satz, der in einem Blogbeitrag des *Kulturwissenschaftlichen Instituts Essen* im Februar 2021 über die Contact-Tracing-Technologie fällt: »Schließlich registriert die App Kontakte zwischen Mobiltelefonen, nicht zwischen Menschen.«[40] Diese Differenz gerät in der epidemiologischen

Sehnsucht nach einer authentischen Rekonstruktion der Infektionswege immer wieder in den Hintergrund. Das mimetische Verfahren der Bluetooth-Technologie, die den Grad der Nähe und Dauer von sozialen Kontakten in unterschiedliche Signalstärken übersetzt, ist von Fehleranfälligkeit und willkürlich gesetzten Grenzwerten geprägt.

Ein dritter wiederkehrender Einwand in den Debatten über die Corona-Warn-App hat schließlich mit den Datenschutz-Vorgaben in Deutschland zu tun, die von einem Teil der Politiker und publizistischen Kommentatoren für ihre mangelnde Wirksamkeit verantwortlich gemacht werden. Im Gegensatz zu den Tracking-Apps in China, Südkorea, Israel oder Polen, die den Aufenthaltsort und das Bewegungsprofil der Nutzer ermitteln und Infektionen individuell zuordnen können, bleibt das System des Contact-Tracing anonym; zudem unterliegen die Daten nach den politischen Auseinandersetzungen im Frühling 2020 und den Vorgaben von Google und Apple, die ihre Betriebssysteme zur Verfügung stellen, einer dezentralen Speicherung. Diese Bedingungen erschweren, wie das Robert-Koch-Institut eingesteht, die aussagekräftige Abbildung des Infektionsgeschehens; auf Anfrage der *Süddeutschen Zeitung* im August 2020 heißt es: »›Wegen des datensparsamen, dezentralen Ansatzes der Corona-Warn-App können in der Tat keine Aussagen dazu getroffen werden, wie viele Menschen eine Benachrichtigung über eine Risikobegegnung erhalten haben‹. [...] Auch eine Gesamtzahl der Risikobegegnungen gebe es nicht.«[41] Datenschutz-Vorgaben vergröbern die Abbildungssensibilität der Anwendung, was in zahlreichen Zeitungsartikeln in den Corona-Jahren beanstandet wird. Andrian Kreye, der

Technologiespezialist im Feuilleton der *Süddeutschen Zeitung*, schreibt etwa im November 2020 scharf: »Es gibt in Deutschland zwar eine nach Datenschutz-Kriterien vorbildliche Corona-App. Doch die ist weitgehend nutzlos. [...] Dabei könnte Datenverarbeitung ein effektives Mittel zur Seuchenbekämpfung sein. Dann darf eine Corona-App allerdings kein freiwilliges Gimmick auf dem Smartphone sein, das kaum Daten erhebt.«[42] Verbunden wird diese Kritik am übermäßigen Datenschutz mit dem Hinweis auf die archaische Selbsterfassung konkreter Infektionen, die die Warn-App von den Nutzern aufgrund ihrer Funktionseinschränkungen erfordert. Wer positiv auf Covid-19 getestet wird, muss diese Nachricht in den ersten Monaten bei einer Gesundheitsbehörde verifizieren lassen und erhält dann einen Zahlencode, der eigenständig in die Corona-Warn-App eingegeben wird – ein komplizierter Prozess, der dazu führt, dass die Anzahl der über die App registrierten Infektionen lange Zeit gering bleibt. Mitte August 2020, zwei Monate nach der Einführung, sind erst 1320 solcher Codes ausgegeben worden, Anfang September, wie die *Süddeutsche Zeitung* die »eher ernüchternde[n] Ergebnisse« ihrer Recherche nennt, nicht mehr als 1900. »Wie effektiv die App ist«, heißt es beinahe sarkastisch, »lässt sich daran ablesen, wie viele der Neuinfektionen insgesamt über diesen Weg gemeldet werden. Die SZ-Berechnungen ergeben, dass das für 3,3 bis 5,5 Prozent aller positiven Testergebnisse zutrifft.«[43]

In der Verbindung von mangelnder Nutzungsdichte, Fehleranfälligkeit, mimetischer Grobheit und Hemmung durch Datenschutz entsteht in den Kommentaren und publizistischen Rückblicken zwischen Sommer 2020 und Frühjahr

2023 ein Gesamtbild, das die Corona-Warn-App immer wieder zum gescheiterten Projekt erklärt. Die Untertitel in Artikeln der *Süddeutschen Zeitung* und der *FrankfurterAllgemeinen Zeitung* lauten im Oktober 2020 übereinstimmend: »Bisher schien die Warn-App mehr Flop als Stütze im Kampf gegen Corona zu sein« und »Die Corona-App könnte vielen helfen, gibt aber nur einen Bruchteil des Infektionsgeschehens wieder«. *Der Spiegel* titelt zur gleichen Zeit: »Das teure, vergessene Mammutprojekt.«[44] Im Lauf des Jahres 2021, da sich die Meldevorgaben von Infektionen vereinfachen und die zusätzliche Funktion als digitaler Impfpass die Download-Zahlen ansteigen lässt, mildert sich die allgemeine Kritik an der Corona-Warn-App ab. Als im Frühling 2023 die für Juni vorgesehene Abschaltung des Programms angekündigt wird, überwiegt in den »Nachrufen« allerdings deutlich die Skepsis. »Die Anwendung war anfangs auf ein geteiltes Echo gestoßen«, heißt es im *Spiegel*; »[d]ie Hoffnung mancher, sie würde eine effektive digitale Pandemiebekämpfung ermöglichen, erfüllte sich nicht.« Und die *Süddeutsche Zeitung* schreibt: »Man erhoffte sich einen Durchbruch im Kampf gegen die Pandemie. Daraus wurde nachweislich nichts. Ob die App wenigstens ein bisschen geholfen hat? Die Bilanz ist umstritten.«[45]

Dieses distanzierte Fazit weist im Rahmen einer Mediengeschichte der Epidemiologie auf eine andauernde Krise im Verhältnis von kontagiösem Krankheitserreger und kommunikationstechnologisch gerüsteter Seuchenmedizin. Die fortschrittsorientierte Hoffnung, dass ein dichteres Netz an medialer Erfassung der Welt zwangsläufig mit einer effizienteren Bekämpfung von Epidemien einhergehen würde, haben die Spanische Grippe für das Zeitalter der Telegraphie und Corona für die digitale Kultur gedämpft. Auch der in Deutschland häufig geäußerte Einwand, dass die Wirkungsarmut der Warn-App nur an ihrer datenschutzgebundenen Konfiguration lag und das Tracking nach asiatischem Vorbild raschere Eindämmung gewährt hätte, ließ sich durch die wiederkehrenden Infektionszahlen in China und den Schrecken der radikalen Lockdowns anschaulich entkräften. Zweifellos hat die digitale Technologie, die das Alltagsleben im 21. Jahrhundert organisiert, die sozialen Reaktionsmuster auf die Pandemie bestimmt und immune Kanäle geschaffen. Dass Kommunikationsmedien Infektionen hervorrufen könnten, wie es die Pockenbriefe getan haben, wäre in der Epoche von Zoom ein verstörender Gedanke. Dennoch haben die Mediensysteme der Gegenwart zwischen 2020 und 2023 nicht in der Konsequenz zur Bekämpfung der Krankheit beigetragen, wie es in den ersten Modellen einer allumfassenden, beruhigenden Mimesis des Infektionsgeschehens nahegelegt worden ist.

VIERTES KAPITEL

Narrative der Immunität

1. Unterbrechung der Kommunikation

Seitdem es Darstellungen von Epidemien gibt, ist auch das Phänomen bekannt, dass das einmalige Durchleben der Krankheit den betroffenen Menschen unempfänglich für eine neue Ansteckung macht. Thukydides' *Geschichte des Peloponnesischen Krieges* im 5. Jahrhundert v. Chr. gilt nicht nur als frühestes Dokument einer Seuchenerzählung in der europäischen Kultur, sondern enthält auch »die älteste nachweisbare Beobachtung über die erworbene Resistenz gegenüber einer ansteckenden Krankheit«.[1] In einem Abschnitt über die später als »attische Pest« bezeichnete, in seinem Bericht nicht näher spezifizierte Epidemie, die 430, im zweiten Kriegsjahr, ausbricht und vier Jahre dauert, schreibt Thukydides: »Das meiste Mitleiden gegen Sterbende und Kranke bewiesen noch die, die wieder genesen waren und nicht nur die beste Kenntnis von der Krankheit hatten, sondern auch für ihre Person nunmehr sicher waren; denn niemand bekam die Krankheit zum zweiten Mal.« Der Athener Chronist des Kriegs gegen Sparta, zunächst als Stratege eingesetzt, erkrankt selbst an der Seuche, und er bindet seine neue Rolle als Historiograph ausdrücklich an die Resistenz nach der Genesung: Er sei aus dem Grund der richtige Autor, schreibt Thukydides, um »den eigentlichen Verlauf der Krankheit« getreu zu beschreiben, »da ich nicht nur andere daran habe krank liegen sehen, sondern wirklich selbst die Erfahrung gemacht habe.« Die Unempfänglichkeit für die Seuche ist in Thukydides' Begründungswerk der Geschichtsschreibung also die Voraussetzung für das Erzählen über sie. Denn auch der Historiker, so Johannes Türk, bannt »eine zukünftige Gefahr, indem er sie durcharbeitet und verfügbar macht«.[2]

In römischen Texten des 1. Jahrhunderts wird diese Resistenz zum ersten Mal »Immunität« genannt. Das lateinische Wort »immunitas« stammt ursprünglich aus dem Bereich des Juristischen und bezeichnet im römischen Recht das Privileg mancher Verwaltungsbeamten, aufgrund ihres Status von bestimmten Abgaben – dem »munus« – befreit zu sein. Plinius in seiner *Naturgeschichte* und Lucan im Epos *Pharsilea oder Vom Bürgerkrieg* übertragen den Begriff in die Sphäre des Physisch-Medizinischen, wenn sie die Unempfänglichkeit des nordafrikanischen Volksstamms der Psyller für ein Schlangengift ihrer Region beschreiben, an dem die ortsfremden römischen Soldaten sterben. Spätestens im Zusammenhang mit den großen Pest-Ausbrüchen des 14. Jahrhunderts, so die Medizinhistorikerin Antoinette Stettler, etabliert sich der Begriff der »Immunität« im epidemiologischen Sinn.[3]

Wenn die Aufgabe dieser Untersuchung darin besteht, eine Geschichte der modernen Infektionskrankheiten in Europa aus erzähl- und medientheoretischer Perspektive zu schreiben, nimmt das abschließende Kapitel über »Narrative der Immunität« gewissermaßen eine komplementäre Funktion zu dem bisher Gesagten ein. Der Vorgang der »Ansteckung« kann, wie sich gezeigt hat, als Akt der Kommunikation zwischen Menschen verstanden werden, der mit epidemiologischen Mitteln aufgedeckt und rekonstruiert werden soll. Strategien und Prozesse der Immunisierung wiederum lassen sich umgekehrt als notwendige Unterbrechung dieser Kommunikation beschreiben. Die Geschichte der Bekämpfung epidemischer Krankheiten umfasst also Handlungen, die den Kontakt zwischen menschlichen Körpern erfassen (von den ersten medizinalstatistischen Verfahren des 18. Jahrhunderts über die bakteriologischen Infektionsketten bis zu den heutigen Tracing-Apps), und Handlungen, die den Kontakt zwischen Körpern kappen sollen (die Quarantäne, der *cordon sanitaire*, die Herstellung von Resistenz). Wie es Cornelia Zumbusch prägnant formuliert hat: »Immun ist, wer nicht kommuniziert.«[4]

Die Idee, dass diese Immunität nicht unbedingt Effekt einer durchlittenen Krankheit sein muss, sondern prophylaktisch durch die Einnahme einer geeigneten Substanz hergestellt werden könnte, ist ebenso alt wie der medizinische Gebrauch des Wortes. Dem Gift von Schlangen- und Spinnenbissen oder der unbekannten Ursache von Seuchen begegnet die römische Heilkunst, die in Galens Schriften im 2. Jahrhundert gebündelt wird, mit universell wirksamen Antidoten, deren komplexe Zusammensetzung und Anwendung bis weit ins 17. Jahrhundert hinein von den Arzneibüchern beschrieben wird. In dem Maße, in dem die Medizin der Renaissance allerdings die verschiedenen Seuchen zu differenzieren beginnt, setzt auch, wie Ludwig Hopf in seiner Abhandlung über die Frühgeschichte der Immunitätsvorstellungen schreibt, die Suche »nach wirklich specifisch entgiftenden Mitteln gegen die einzelnen Infektionskrankheiten« im Sinne einer Schutzimpfung ein. Quecksilber wird als Vorbeugemittel gegen Syphilis eingenommen,

Chinarinde gegen Malaria. Die erste Impftechnik im heutigen Verständnis, »der älteste Versuch«, so Hopf, »nicht mit heterogenen Stoffen, sondern mit dem krankmachenden Stoffe selbst eine Immunität zu erzielen«,[5] wird in Europa Anfang des 18. Jahrhunderts bekannt, in Gestalt der bereits erwähnten »Inokulation« gegen die Pocken.

Wenn man sich mit der Genese der Immunitätskonzepte und Impfpraktiken beschäftigt, fällt rasch eine in der Medizingeschichte ungewöhnliche Verzögerung zwischen empirischer Anwendung und theoretischer Verifikation ins Auge. Die genauen physiologischen Prozesse der Immunisierung bei Ansteckungskrankheiten werden erst in den 1890er Jahren experimentell beglaubigt und beschreibbar. Impfungen gegen die Pocken kommen in Europa zu diesem Zeitpunkt schon 170 Jahre lang zur Anwendung, bis zum Ende des 18. Jahrhunderts mit Hilfe geringer Dosen von Menschenpocken, nach Jenners Veröffentlichungen zur Vakzination mittels Kuhpocken, die die verheerenden Ausbrüche der Seuche in vielen europäischen Ländern innerhalb von zwanzig Jahren fast zum Erliegen bringen. »Keines der medizinischen Systeme der Zeit vermochte«, so Georges Canguilhem, »auch nur im Entferntesten einen solchen statistisch meßbaren Erfolg zu begründen.« Der in den Medizinalstatistiken sichtbare Rückgang der Sterberaten bei Pocken-Ausbrüchen, vor allem in den ersten Jahren des 19. Jahrhunderts, trägt aber trotz fehlender physiologischer Erklärung besonders zur Etablierung des Impfens bei. Denn neben ihrer Zuverlässigkeit, Verfügbarkeit und Präventionskraft rücken kollektive Impfungen im Angesicht der Epidemie nach Michel Foucaults Hypothese zum ersten Mal *alle* Menschen im Umkreis eines Ausbruchs in den gesundheitspolitischen Fokus und nicht nur, wie in Zeiten der Lepra und der Pest, die abgesonderten Kranken. Die Inokulationen und vor allem die flächendeckenden Vakzinationen, schreibt Foucault, ermöglichen es, »die Gesamtheit der Kranken und der Nichtkranken ohne Diskontinuität, ohne Bruch zu berücksichtigen, das heißt alles in allem die Bevölkerung«.[6] Impfprogramme sind also, wie auch die Corona-Pandemie anschaulich gemacht hat, ein Katalysator der Demographie und des sozialstaatlichen Zugriffs.

2. »Sündige Vermessenheit«: Die Anfänge der Impfung in Europa

In den knapp zweihundert Jahren, die zwischen den dokumentierten Anfängen der Pockenimpfung und der serologischen Begründung von Immunität durch Behring, Kitasato und Ehrlich liegen, lassen sich zwei vieluntersuchte wissenschaftsgeschichtliche Ereignisse bestimmen. Das eine betrifft den Import der Inokulation von Konstantinopel nach London durch die 1714 und 1716 in den *Transactions of the Royal Society* veröffentlichten Briefe der Ärzte Emanuel Timoni und Jacob Pylarini sowie die Korrespondenz von Mary Wortley Montagu, der Ehefrau des britischen Botschafters in Konstantinopel (dem heutigen Istanbul), im Jahr 1717. Zu dieser Zeit gelten die Pocken in Europa, die vor allem seit der Zeit des Dreißigjährigen Kriegs in schweren Epidemien wiederkehren, als unvermeidbare Krankheit der Kinder und Erwachsenen, an der die säfteausgleichenden Kuren der Humoralpathologie versagen und der man sich allenfalls durch Flucht entziehen kann. Timoni, ein in Konstantinopel praktizierender italienischer Mediziner, und Pylarini, ehemaliger Leibarzt des Zaren in Moskau und am Ende seines Lebens venezianischer Konsul in Smyrna (Izmir), machen die Royal Society unabhängig voneinander auf ein Verfahren aufmerksam, das in der Hauptstadt des Osmanischen Reichs, wie Timoni sagt, »seit ungefähr vierzig Jahren« angewendet werde und seither »den glücklichsten Erfolg bei Tausenden von

Menschen« erzielt habe. »Die Pocken«, schreibt Lady Montagu in ihrem berühmten Brief vom 1. April 1717 an eine Jugendfreundin in England, »bei uns so verheerend und allgemein verbreitet, sind hier infolge der Erfindung der ›Einpfropfung‹, wie die Methode genannt wird, vollkommen harmlos. [...] Ein tödlicher Verlauf der Krankheit ist noch niemals beobachtet worden.«[7] Montagu lässt in den Tagen der Abfassung dieser Zeilen ihren sechsjährigen Sohn gegen die Pocken impfen.

Alle drei Briefdokumente, die das Wissen über die Inokulation nach London und Europa tragen, betonen deren volksmedizinischen Hintergrund. Die Operation, so Pylarini, »wurde nicht von erfahrenen Philosophen oder Ärzten erfunden, sondern von einfachen, ungebildeten Leuten«; zumeist werde sie, wie es bei Lady Montagu heißt, »von einer Reihe alter Frauen« durchgeführt. Pylarini beschreibt die Inokulationen »einer Griechin« in Konstantinopel in seinem Bericht detailliert: Die Frau gewinnt die Impfsubstanz zu Beginn eines Pocken-Ausbruchs von einem erkrankten »Knaben oder jungen Mann, der in jeder Hinsicht von bester Gesundheit scheint und dessen Pusteln auf der Haut reif und klar ausgeprägt sind. Sie punktiert einige Pusteln und füllt den Inhalt in eine Schale oder in ein sorgfältig gereinigtes, kleines Glas, das sie sofort im Busen ihrer Dienerin verstaut, um es vor der Luft zu schützen und warm zu halten. Mit der Inokulation beginnt sie dann unverzüglich.« Geimpft werden auf diese Weise laut Timoni »Menschen jeglichen Alters, Geschlechts und Temperaments«. Lady Montagu schildert das Verfahren als »Zusammenkunft« von etwa 15 Menschen, Familienmitgliedern und Nachbarn, die nacheinander mit der kontagiösen Substanz des Pockenkranken infiziert werden; der Impfstoff behalte seine Wirkung bis zu zwölf Stunden. Die Körperstellen, an denen geimpft wird, differieren je nach Glaubensrichtung der Patienten. Lady Montagu schreibt, dass die meisten Inokulationen an den Armen und Beinen durchgeführt werden, durch die Einritzung von »vier bis fünf Adern«. Nur die orthodoxen »Griechen lassen sich gewöhnlich aus Aberglauben eine an der Stirn, je eine an jedem Arm und eine auf der Brust öffnen, um ein Kreuz zu markieren«. Pylarini beschreibt ein ähnliches Kreuzmuster als die übliche Impftechnik der von ihm begleiteten Griechin: »Wenn sie eine Operation beginnt, ritzt sie zunächst den mittleren und oberen Teil der Stirn, das Kinn und beide Wangen mit einer Nadel ein.« Die Male, die den Impfling an den Erfolg des medizinischen Eingriffs erinnern, formen sich zum religiösen Symbol.[8]

In übereinstimmenden Worten berichten die drei Briefe schließlich von der Wirkung der Inokulation. Sieben bis acht Tage lang spüren die Geimpften keinen Effekt; dann, so Lady Montagu, »werden sie von Fieber ergriffen und hüten zwei, sehr selten drei Tage das Bett. Im Gesicht treten sehr selten mehr als zwanzig bis dreißig Pusteln auf. Sie hinterlassen keine Narben. Nach weiteren acht Tagen sind die Kranken so munter wie vor der Impfung.« Der von Montagu erwähnte kosmetische Aspekt der Inokulation ist deshalb so wichtig, weil eine gewöhnliche Pockenerkrankung die meisten Überlebenden dauerhaft entstellt. (Voltaire mutmaßt in seinem Essay über die Inokulation in den *Briefen aus England* von 1731 sogar, dass der Ursprung der Behandlung in Kaukasien darauf zurückging, dass die Krankheit den Mädchenhandel der

Tscherkessen nicht weiter beeinträchtigen sollte.)[9] Um den Schutz der »gekauften Pocken«, wie sie unter den Einheimischen Konstantinopels genannt werden, vollends auszubilden, sind die Geimpften laut Pylarini dazu angehalten, im Sinne des irritierten Säftegleichgewichts »vierzig Tage lang auf den Verzehr von Tieren (einschließlich Fleischbrühe) zu verzichten«. Kein Inokulierter, schreibt Timoni, »hat nach diesem Eingriff jemals in seinem Leben die Pocken bekommen, auch wenn er mit Personen zusammengewohnt hat, die unter der Krankheit gelitten haben.«[10]

Als das Ehepaar Montagu 1719 zusammen mit dem Botschaftsarzt Charles Maitland nach London zurückkehrt, haben die brieflichen Nachrichten über die Inokulation in einer Zeit schwacher Pocken-Ausbrüche nur wenig Resonanz hervorgerufen. Im Frühling 1721 wird die Stadt allerdings von einer schweren Epidemie heimgesucht, und Mary Wortley Montagu bittet den im Ruhestand lebenden Maitland, auch ihr zweites Kind, ein dreijähriges Mädchen, zu impfen. Der schottische Arzt nimmt ohnehin eine entscheidende Funktion bei dem interkontinentalen Transfer der Operation ein. In seinen 1722 veröffentlichten Erinnerungen schildert er die Inokulation des Sohnes in Konstantinopel fünf Jahre zuvor, die in zwei Etappen erfolgte. Lady Montagu, schreibt er, »schickte nach einer alten Griechin« (vielleicht nach derselben wie in Pylarinis Schilderungen), »die diesen Eingriff seit vielen Jahren durchführte«. Doch die Frau, so Maitland, »verursachte dem Kind so große Pein mit ihrer stumpfen und rostigen Nadel, dass mich sein Weinen rührte [...] Deshalb inokulierte ich den anderen Arm mit meinem eigenen Besteck, unter so geringen Schmerzen, dass der Junge sich überhaupt nicht beschwerte.«[11] An den beiden Körperhälften des Diplomatenkindes vollzieht sich im Frühling 1717 also der Übergang von der exotischen Volksheilkunst zum Repertoire der europäischen Schulmedizin.

Im Londoner Pockenjahr 1721 wird Maitland dann zur zentralen ärztlichen Instanz der neuen Behandlungsform. Er impft Lady Montagus Tochter, wenngleich nur zögerlich und unter Aufsicht angesehener Ärzte wie Hans Sloane, dem Sekretär der Royal Society. Als Caroline von Ansbach, die Princess of Wales und spätere Königin von England, ihre Tochter auf die Empfehlung von Lady Montagu inokulieren lassen will, bitten Sloane und andere Mitglieder der Royal Society König George I., die Methode aufgrund der noch unbekannten Risiken in einer Reihe von Menschenversuchen an Häftlingen zu testen. Der König gibt dem Antrag statt, ordnet für den Fall des Überlebens die Begnadigung der Gefangenen an, und am 9. August 1721 impft Charles Maitland, wie er in einem in seinen Erinnerungen eingefügten Tagebuch festhält, sechs Insassen des Londoner Newgate-Gefängnisses »an beiden Armen und am rechten Bein«.[12] 25 Ärzte und Apotheker überwachen die Operation. Von den drei Männern und drei Frauen, zwischen 19 und 36 Jahren alt, zeigen fünf nach einer knappen Woche die üblichen milden Krankheitszeichen; nur ein Häftling, der die Pocken schon gehabt hat und als Kontrollfall dienen soll, bleibt ohne Symptome. Anfang September 1721 werden die genesenen Probanden wie angekündigt aus dem Gefängnis entlassen. Nach dem Ende dieses medizinischen Experiments kommt es zu Unstimmigkeiten unter den Ärzten der Royal Society, ob die Inokulationen tatsächlich eine verlässliche Resistenz gegen die Pocken erzeugen würden. Maitland erwirkt daher das Recht, die jüngste weibliche Probandin noch einmal als Versuchsperson einzusetzen, an seinem Wohnort in der Nähe von London. »Ich vermittelte sie zuerst als Pflegerin eines Dienstmädchens«, schreibt er, »das schwer an den Pocken erkrankt war. [...] Nur kurz nach deren Genesung erkrankte ein zehnjähriger Sohn der Familie. Ich zwang sie, jede Nacht das Bett mit dem Kind zu teilen und es vom ersten bis zum letzten Moment seiner Krankheit zu pflegen, sechs Wochen lang, ohne Pause.« Die 19-jährige Frau bleibt vollkommen gesund.[13]

Weil Immunität nur empirisch, über das Faktum der *Wirkung* beglaubigt und nicht theoretisch hergeleitet werden kann, sind Menschenexperimente das einzige Mittel, um neue Impfverfahren zu etablieren (nicht nur im frühen 18. Jahrhundert, sondern bis ins 20. Jahrhundert hinein). Mit dem Erfolg der Häftlingsversuche, so Arthur Silverstein in seiner großen Studie über die Geschichte der Immunität, setzt zunächst eine rege Anwendung der Inokulation in London ein. Im März 1722 werden alle Kinder eines Waisenhauses in Westminster, die noch nicht an den Pocken erkrankt waren, auf Anordnung der Princess of Wales geimpft. Einen Monat später lässt sie ihre beiden eigenen Töchter inokulieren – eine Entscheidung, der zahlreiche andere aristokratische Familien folgen.[14] Die außerhalb des europäischen Kulturkreises offenbar seit langem bekannte Immunisierungspraxis – Ludwig Hopf vermutet ihre Ursprünge im China des 11. Jahrhunderts[15] – verlagert sich mit starker Verzögerung Richtung Abendland; die Kur gegen die Pocken nimmt also genau den Weg, den nach dem Verdikt europäischer Epidemiologen die Seuchen selbst prinzipiell gehen, von Osten nach Westen, vom Orient zum Okzident.

Dass die Anwendung der Inokulation in Europa nach ihrer anfänglichen Verbreitung in England und dem durch die Königskrone verbundenen Kurhannover schon nach einigen Monaten stagniert, hat vor allem zwei Gründe. Zum einen erweist sich im Verlauf des Jahres 1722 das individuelle und epidemiologische Risiko der Methode. In London sterben zwei Personen aus dem Umkreis des Hofes an den eingepfropften Pocken, der zweieinhalbjährige Sohn des Earls of Sunderland und ein 19-jähriger Diener.[16] Zudem stellt sich das Problem, dass die Inokulierten in den Wochen der Inkubations- und akuten Krankheitsphase selbst kontagiös sind und die ohnehin bestehende Ansteckungsgefahr während eines Ausbruchs verstärken; der Einzelne wird durch die Impfung mit Menschenpocken geschützt, die Gemeinschaft aber bedroht. Zum anderen setzt gleichzeitig mit den von den ersten Londoner Zeitungen ausführlich rezipierten Impfexperimenten eine grundsätzliche, theologisch fundierte Kritik an dem medizinischen Verfahren ein. In Konstantinopel vollzogen die orthodoxen Patienten durch die kreuzförmigen Einritzungen noch eine Synthese von Heilkunst und christlicher Religion. Diese Harmonie ist für die europäischen Gegner der Impfung ausgeschlossen. »Gleich nach den ersten Versuchen«, schreibt Paul Kübler, »hatte sich überall gegen die Inokulation ein heftiger Widerspruch erhoben«, der die Methode der Impfung der »sündige[n] Vermessenheit« bezichtigt, »in das Walten der Vorsehung einzugreifen«. Als besonderes Skandalon dieses Eingriffs erscheint das Paradox, Heilung ausgerechnet durch die mutwillige Verabreichung des krankmachenden Stoffes erzielen zu wollen. Voltaire spricht in seinem Brief über die Inokulation vom »Wahnsinn der Engländer, die ihren Kindern die Pocken einflößen, um sie davor zu schützen«, und zitiert einen Geistlichen, der das Inokulieren als »unchristliche Operation« bezeichnet.[17] In den Argumenten der Impfgegner, deren Bewegung also genau so alt ist wie die Impfung selbst, steht immer wieder die Differenz zwischen den »echten« und den »künstlichen« Pocken zur Debatte. Einzig legitime Ansteckungsweise sei die absichtslose, während eines Ausbruchs vollzogene; die Einpfropfung dagegen, die Simulation der Infektion, sei gesundheitsschädigend und ethisch infam.

In Frankreich spricht sich die medizinische Fakultät der Pariser Universität im Jahr 1723 daher gegen die Inokulation aus und blockiert das Verfahren im Land auf Jahrzehnte hinweg. Auch in England, Hannover und den amerikanischen Kolonien, wo Cotton Mathers die Behandlung vorübergehend einführt, werden zwischen 1722 und 1729, wie die Royal Society in jährlichen Berichten festhält, insgesamt nur 897 Inokulationen durchgeführt, von denen 845 erfolgreich verlaufen und 17 für die Patienten tödlich enden.[18] Zwischen 1730 und 1745 kommt das Verfahren in England laut Arthur Silverstein fast vollständig zum Erliegen; erst ein schwerer Pocken-Ausbruch im Jahr 1746 bringt es wieder in Gebrauch und führt zur Gründung des Londoner »Smallpox and Inoculation Hospital«, das die aufwendige und kostspielige Behandlungsmethode zum ersten Mal auch für weniger vermögende Einwohner der Stadt möglich macht. Dennoch, schreibt Silverstein, werden auch in diesem Krankenhaus bis 1756 nur rund 1200 Inokulationen durchgeführt.

In Frankreich beginnt sich die Methode nach der Mitte des 18. Jahrhunderts ebenfalls langsam zu etablieren, doch eine hartnäckige Pockenepidemie im Jahr 1763, die man auch der Kontagiosität der Geimpften zuschreibt, führt zu einem generellen Verbot der Praxis.[19] In den letzten Jahrzehnten des 18. Jahrhunderts kommt die Methode in England und zunehmend auch in den deutschen Staaten (wie man etwa Hufelands frühen Berichten über die Pockenepidemien im Herzogtum Sachsen-Weimar entnehmen kann)[20] weiterhin zur Anwendung, bleibt aber aufgrund der tödlichen Fehlversuche und des allgemeinen epidemiologischen Risikos eine umstrittene und nur vereinzelt angewandte Maßnahme.

3. Kuhpocken und Menschenpocken: Edward Jenners Entdeckung der Vakzination

Im Sommer 1798 publiziert Edward Jenner, Landarzt in der Grafschaft Gloucestershire im Südwesten Englands, seine *Untersuchung über die Ursachen und Wirkungen der Kuhpocken.* Die kurze Abhandlung erscheint im Selbstverlag, nachdem die Royal Society in London die Veröffentlichung aufgrund mangelnder Wissenschaftlichkeit abgelehnt hat. Jenner ist, wie anderen Landärzten in England, Frankreich und Deutschland, über Jahrzehnte hinweg immer wieder aufgefallen, dass Mägde und Stallknechte, die sich beim Melken der Kühe mit den Kuhpocken infizieren und leichte Krankheitssymptome wie Fieber und rasch abklingende Pusteln an den Händen und Armen entwickeln, bei späteren Ausbrüchen der Menschenpocken unempfänglich für diese wesentlich gefährlichere Krankheit sind. Seine Studie besteht neben einer kurzen Einleitung und Schlussbetrachtung im Wesentlichen aus zwei Dutzend Fallgeschichten aus den umliegenden Gemeinden. Die ersten 15 davon zieht Jenner nur zur vielfach wiederholten Bestätigung seiner Erfahrung heran, dass die Mägde und Knechte, die bei Pockenepidemien resistent gegenüber der Krankheit bleiben, in der Vergangenheit an den Kuhpocken gelitten haben. Die Zeitspanne zwischen der früheren Infektion über die Euter der Kühe und der Feststellung der Immunität bei Menschenpocken kann dabei außergewöhnlich lang sein, im Fall des Knechts Josef

Merret 25, im Fall der ehemaligen Magd Marie Barge sogar 31 Jahre.[21]

Jenner erwähnt, dass die Erkenntnis dieses Phänomens sich auf den Bauernhöfen häufig nach Inokulationen des Gesindes gezeigt hätte. Bei denjenigen, die sich einmal mit den Kuhpocken angesteckt hatten, schlug die Impfung mit Menschenpocken nicht an. Der Landarzt beginnt daher in einer ersten Reihe von Experimenten, Personen in der Umgebung seiner Praxis, die sich an ihre Kuhpocken-Infektion erinnern, gezielt zu inokulieren. »Ich habe gerade solche Fälle zu Versuchen ausgewählt«, schreibt er, »wo schon geraume Frist seit der Erkrankung an Kuhpocken verstrichen war, bevor ich das Experiment mit dem Blatterneiter anstellte, um zu konstatieren, daß die im Körper erzeugte Wirkung durch die Zeit nicht verändert wird.«[22] Die über Jahrzehnte anhaltende Immunität der Probanden erweist sich mit großer Zuverlässigkeit.

Am 14. Mai 1796 geht Edward Jenner dann in seiner 17. Fallgeschichte einen Schritt weiter. Aus den Pusteln der an den Kuhpocken erkrankten Magd Sarah Nelmes, die wegen einer bereits vorhandenen Hautverletzung an der Hand einen besonders »ausgesprochenen Charakter« zeigen, entnimmt er eine Dosis der Pockensubstanz und impft sie »einem gesunden achtjährigen Knaben« namens James Phipps »mittels zweier seichter Hautschnitte« am Arm ein. Sieben Tage nach dieser Operation verspürt der Junge eine »Schwere in der Achsel«; »am 9. Tage befiel ihn leichter Frost, er verlor den Appetit und hatte geringen Kopfschmerz«, doch »am nächsten Tage fühlte er sich wiederum wohl«. Sechs Wochen später führt Jenner den zweiten Teil des epochalen Experiments durch. »Um mir größere Gewißheit zu verschaffen, ob dieser vom Virus der Kuhpocken in so milder Form infizierte Knabe gegen Variola immun wäre, unterzog ich ihn am 1. Juli der Impfung mit der aus einer Pustel entnommenen Blatternmaterie. Sie wurde auf beiden Armen nach Vornahme mehrerer Einstiche und Schnitte sorgfältig übertragen, doch zu einem Ausbruch der Blattern kam es nicht. [...] Nach Ablauf einiger Monate wurde er neuerlich mit Blatternmaterie inokuliert, doch zeigte sich keinerlei sichtbare Wirkung am Körper.« Jenner weitet diese Experimente schließlich, wie er in seiner Abhandlung schildert, auf ganze Impfserien aus; er inokuliert einen Jungen mit den Kuhpocken, und anschließend überträgt er den Inhalt der sich bildenden Pusteln sukzessive von Kind zu Kind, ohne dass sich die immunisierende Kraft verliert. »Diese Experimente«, so Jenner, »haben mich sehr zufriedengestellt, weil sie bewiesen, daß die von einem Menschen auf den anderen vermittelte Materie durch fünf Gradationen nichts von ihren Eigenschaften verliert.« Diese »Stafetten der Immunität«, wie sie Johannes Türk mit einer schönen Formulierung genannt hat, werden die Impfpraxis über Jahrzehnte hinweg prägen.[23]

Riskante Menschenversuche stehen also am Anfang des Impfwissens, jenseits und diesseits des aufgeklärten Zeitalters. Der große Unterschied zwischen den ersten europäischen Inokulationen um 1720 und Edward Jenners Versuchen achtzig Jahre später ist aber, dass die Kuhpockenimpfung oder »Vakzination«, wie sie der Genfer Arzt und Jenner-Übersetzer Louis Jean Odier erstmals nennt, nach wenigen Jahren der kritischen Debatte rasch zu einer flächendeckenden, allgemein akzeptierten medizinischen Praxis wird. In Hufelands *Journal der practischen Arzneykunde* heißt es in der Rubrik »Nachrichten aus England« bereits im Jahr 1800: »Die Kuhpockenimpfung ist jetzt der Hauptgegenstand der medizinischen Welt.« In einer Folgepublikation zu seinen Experimenten schreibt Jenner 1801: »Nach der geringsten Schätzung sind 100 000 Personen in diesem Reich geimpft worden«, wovon sich der Großteil allerdings auf die indischen Kolonien bezieht.[24] In Deutschland lässt Friedrich Wilhelm III. als erster europäischer Regent sein eigenes Kind mit den Kuhpocken impfen. Unter der Leitung von Hufeland und Formey eröffnet im Dezember 1802, wie Paul Kübler schreibt, eine Vakzinationsstelle in Berlin: »Die Impfungen fanden an jedem Sonntage statt. Den Eltern, welche die Abimpfung von ihren Kindern gestatteten, wurden Denkmünzen als Prämien überreicht.« Frankreich führt nach den von Kübler gesammelten Medizinalstatistiken bis 1808 rund 370 000 Vakzinationen durch, Russland zwischen 1804 und 1814 sogar fast zwei Millionen. Der Rückgang der Todesfälle bei Pockenepidemien Anfang des 19. Jahrhunderts stellt sich statistisch ebenso rasant dar. In Berlin etwa werden 1801 noch 1646 Pockentote verzeichnet, 1811 sind es nur noch sechs; das Verhältnis zwischen der Zahl der an den Pocken Gestorbenen und den Todesfällen insgesamt beträgt in Berlin 1801 eins zu neun, im Jahr 1820 nur noch eins zu 1635.[25]

Edward Jenners Verfahren unterscheidet sich von der Inokulation in zwei entscheidenden Punkten: Zum einen droht die mutwillige Ansteckung mit den Kuhpocken beim Menschen keine lebensbedrohenden Schädigungen hervorzurufen, zum anderen sind die Geimpften während der Inkubations- und Krankheitszeit nicht ansteckend. Diesen

Milderungen zum Trotz kann Jenner schon am Ende seiner Abhandlung von 1798 mit Bestimmtheit sagen, dass die »Krankheit den Organismus in den Stand vollkommener Sicherheit vor der Blatterninfektion setzt«.[26] Die kritischen Auseinandersetzungen, die es in den ersten Jahren nach der Veröffentlichung der Fallgeschichten gibt, greifen eher die aus den Inokulationsdebatten bekannte Frage nach der Differenz von »echten« und »künstlich« eingeimpften Pocken auf, die sich durch die Verzahnung von tierischem Krankheitserreger und menschlichem Empfänger noch verschärft. Wie im Zusammenhang mit den ersten HIV-Theorien zu Beginn dieses Buches erwähnt, befeuern Seuchen und deren Bekämpfungsformen regelmäßig die Sorge um die Entgrenzung von Mensch und Tier. Die theologischen und medizinischen Warnungen, die es an der Wende zum 19. Jahrhundert im Hinblick auf die Vakzination gegeben hat, sind in der Geschichte der Epidemien die eindringlichsten Dokumente dieser Angst. Christoph Wilhelm Hufeland, der im Jahr 1800 einige Passagen der Abhandlung Jenners in seinem *Journal* übersetzen lässt, zählt in einem angefügten Kommentar zunächst die zahlreichen Vorteile der Vakzination auf und kommt dann auf einen kritischen »Gedanken« zu sprechen, »den ich aber nur als eine hingeworfne Frage, als Stoff zum reifern Nachdenken anzusehen bitte. – Wäre es nicht möglich, daß durch fortgesezte Verpflanzung contagiöser Stoffe aus Thier- in Menschenkörper diesen leztern am Ende etwas von der physischen Thierheit mitgetheilt würde [...], wodurch die wichtige Scheidewand, die die Natur so weise zwischen Menschen und Thiermiasmen gezogen hat, aufgehoben werden könnte.« Hufelands »hingeworfne Frage« bietet also der skandalösen Vorstellung Raum, dass die rasant etablierte Methode der Kuhpockenimpfung die Artenschwelle zwischen Mensch und Tier durchlässig machen könnte, dass die spezifische »Organisation« des Menschen, wie er schreibt, »durch solche gewaltsame Verpflanzungen nach und nach umgestimmt, der thierischen Natur in diesem Sinn mehr genähert« zu werden drohe.[27]

Im Herkunftsland der Vakzination wird diese Übertretung mit besonderer Drastik von Benjamin Moseley imaginiert, einem Arzt, der als Seuchenmediziner in der britischen Kolonie Jamaika gelebt und dort viele Jahre lang Inokulationen vorgenommen hat. Über Jenners Methode schreibt er Anfang des 19. Jahrhunderts: »Kann irgendjemand beurteilen, welche Konsequenzen es hat, Jahr für Jahr tierische Säfte in den menschlichen Organismus zu überführen? Wer weiß, welche befremdlichen Veränderungen sich das menschliche Wesen unterziehen wird angesichts dieser Verquickung mit den Vierbeinern?« Und Moseley zieht Pasiphae heran, eine tragische Gestalt der griechischen Mythologie, um die infame Annäherung von Mensch und Tier zu veranschaulichen. So wie sich die Tochter des Sonnengottes Helios nach einem Fluch Poseidons mit einem Stier vereinigt habe, um Minotaurus zu gebären, würden sich auch die »modernen Pasiphaes« der Geimpften in Hybridwesen verwandeln. »Im Dienste der Vakzination«, so Moseley, »begeben sich die britischen Damen auf die Weiden, um die Umarmungen des Stiers zu empfangen«. Die neue Form der Impfung beschreibt er als Übertretung eines sexuellen Tabus, die Infektion mit den Kuhpocken als zoophile Empfängnis.[28] In Gestalt des Säuglings William Ince, der im Frühling 1800 in London vakziniert wird, erkennt Moseley den sichtbaren Beweis seiner Mahnungen. Die Kuhpocken, an denen der Junge in den Tagen darauf erkrankt, klingen nicht ab, sondern stürzen ihn laut einem kurzen Bericht Moseleys in monatelange Delirien; der Arzt, der das Kind im Alter von neun Monaten untersucht, erkennt nicht nur »Geschwüre mit ätzenden Ausflüssen fast am gesamten Körper«, sondern nach dem Trocknen der Wunden »Haarwuchs am Rücken und an den Lenden, der nicht an die blonden Kopfhaare des Kindes erinnerte, sondern der Länge und Beschaffenheit nach an das Fell einer Kuh. [...] Nach einer Leidenszeit von drei Jahren starb das Kind.« Dieser erschreckende Bericht wird 1806 in einer impffreundlichen Kampfschrift gegen Benjamin Moseley durch zitierte Gegenaussagen seiner damaligen Pflegerin und eines Arztes, dem Onkel des Säuglings, als »lächerliche Geschichte« bezeichnet; das Kind habe sich laut Angaben des Onkels rasch von der Vakzination erholt und sei später an einer Scharlacherkrankung gestorben.[29]

Mit dem durchschlagenden Erfolg der Kuhpockenimpfung stellt sich rasch die Frage nach der Logistik des Verfahrens. Edward Jenner führte seine Impfversuche 1796 auf indirekte Weise durch. Die schutzbringende Substanz am Euter der Kühe musste die milde Erkrankung zuerst im Körper einer Magd oder eines Kindes auslösen, bevor der wässrige Inhalt der Pusteln an den Händen und Armen, die sogenannte »Lymphe«, entnommen und anderen Menschen eingeimpft wurde. Dieses Verfahren bleibt bis Mitte des 19. Jahrhunderts bestehen. Direkte »Kuhlymphe« gilt nach Ansicht der frühen Impfmedizin sogar als gefährlich.

Jenners 1798 beschriebene Staffelexperimente machen

von Beginn an deutlich, dass die Wirksamkeit der von einem »Stammimpfling« ausgehenden Übertragung der Lymphe auf zahlreiche weitere Personen nicht nachlässt. Diese Beobachtung wird Anfang des 19. Jahrhunderts zur ersten Möglichkeitsbedingung für den flächendeckenden Triumph der Vakzination, weil die eigentlichen Quellen des Schutzes, die erkrankten Kühe, ein rares Gut sind. Kuhpocken-Epidemien werden in Europa in der Zeit um 1800 nicht nur äußerst selten entdeckt. »Man glaubte anfangs« auch, wie Adolf Wernher 1883 in seiner historischen Studie zur Pockenimpfung schreibt, »dass die Vaccine nur an Kühen in Gloucestershire vorkomme und dass nur die englische Lymphe wirksam sei«.[30] Die Hunderttausende von Vakzinationen, die in den ersten Jahren des 19. Jahrhunderts stattfinden, müssen also alle auf die Pocken südwestenglischer Kühe und die Pusteln eines Erstgeimpften zurückgehen. Dessen »originäre Lymphe«, wie sie genannt wird, kann ohne Einbuße der Wirksamkeit auf beliebig viele weitere Menschen überimpft und – zweite Möglichkeitsbedingung der globalen Verbreitung – in getrockneter und versiegelter Form verschickt und erst Wochen später verwendet werden.

Von den ersten Londoner Vakzinationsanstalten aus, ab 1803 über das »Royal Jennerian Institute« zentral organisiert, werden Baumwollfäden, die man einige Male durch die geöffneten Pusteln eines Impflings gezogen und dann in Glasröhrchen verschlossen hat, an Ärzte in Europa, den britischen Kolonien und den USA übersendet. Die lokalen Impfanstalten wählen dann ihrerseits, wie etwa der Berliner Arzt Johann-Immanuel Bremer in einer vielfach aufgelegten Anleitung Anfang des 19. Jahrhunderts darlegt, einen jungen

»Stammimpfling«, der zumeist – in Kontinuität der Menschenversuche seit 1721 – aus Findelheimen oder Waisenhäusern rekrutiert wird. Nach Einimpfung der getrockneten Substanz dauert es »vom sechsten bis spätestens den neunten Tag«, bis die Kontagiosität der Pusteln den höchsten Grad erreicht und »die Lymphe zur Fortpflanzung des Pockengiftes tauglich« ist. Nun hat der Arzt, so Bremer, zwei Möglichkeiten: Entweder führt er die Impfungen mit frisch gewonnener Lymphe vor Ort durch; in diesem Falle »müssen beide, das Subjekt, von welchem die Lymphe genommen, und dasjenige, bey dem eingeimpft werden soll, unmittelbar nebeneinander zugegen seyn«. Es besteht aber auch die Möglichkeit, das ursprüngliche Londoner Verfahren zu wiederholen und aus den Pusteln des Impflings eine Vielzahl von transportfähigen und haltbaren Dosen herzustellen: »Statt der Lanzetten und Impfnadeln«, schreibt Bremer, »tränkt man auch rohe Baumwolle, ein Stückchen Schwamm oder einen Haarpinsel mit Lymphe, läßt sie einige Minuten trocknen, verwahrt sie dann in einer kleinen Glasröhre, oder zwischen zwey Glasplatten, und verstreicht diese sorgfältig mit Wachs.« An dem Ort, so der Berliner Arzt, »wo die auf solche Art überschickte Lymphe angewendet werden soll, wird die Baumwolle, der Schwamm oder der Haarpinsel« aus der Glasröhre entnommen, angefeuchtet und die getrocknete Substanz verimpft. Johann-Immanuel Bremer garantiert, dass jede Dosis, wenn präzise nach seiner Anleitung verfahren werde, »ein volles Jahrlang ihre Wirksamkeit behält«. In einer Fußnote fügt er hinzu, dass es zur aufwendigen Pflicht eines Impfarztes gehöre, »zu jeder solchen Portion Lymphe, die auswärts verschickt wird, doch wenigstens einige

Worte«[31] in einem beiliegenden Brief zu schreiben. Das Medium der Post, das einige Jahre zuvor noch regelmäßig für Pockeninfektionen und -ausbrüche verantwortlich war, trägt nun zum schnellen Erfolg der kollektiven Immunisierung und zur Eindämmung der Krankheit bei.

Die Wirksamkeit der Vakzinationen führt in einzelnen deutschen Staaten schon bald zur gesetzlichen Impfpflicht gegen Pocken, in Bayern im Jahr 1807, in Baden 1815 und in Württemberg 1818.[32] Gleichzeitig mehren sich in dieser Zeit die Beobachtungen, dass die Wirksamkeit der »humanisierten Lymphe« nachlässt und zahlreiche Menschen trotz Impfung an den Pocken erkranken. Edward Jenner hat in seinen Schriften den lebenslang bestehenden Schutz vor den Menschenblattern nach einmaliger Infektion mit den Kuhpocken immer wieder betont. Der Grund für die unbestreitbare Abschwächung des Impfstoffs nach der ersten Dekade des 19. Jahrhunderts wird damit erklärt, dass die »originären Kuhpocken« zehn, fünfzehn Jahre nach ihrer sukzessiven Weitergabe an Schutzkraft verlieren. Zum ersten Mal seit dem Siegeszug der Vakzination kommt es in Europa wieder zu schweren Pockenepidemien, in Montpellier 1816, in Antwerpen 1816 bis 1819, in Edinburgh 1817/18, in Rotterdam 1818, einige Jahre später auch in Berlin und Mailand.[33] Diese Ereignisse führen zu der vielfach konstatierten Notwendigkeit, zum ersten Mal seit den Versuchen Jenners wieder frische Kuhlymphe zu gewinnen, was jedoch, wie Wernher beschreibt, kein einfaches Unterfangen ist: »In Frankreich und Deutschland wurde die cow pox vergeblich gesucht. In Preussen fand man die erste originäre cow pox 1812 auf einem Gute Below, bei Berlin, schon in halbverkrustetem Zustande. In Frankreich waren vergebens Preise auf die Entdeckung der Kuhpocke gesetzt worden.« Anfang der 1840er Jahre, so Kübler, verwendet man »in London immer noch die Lymphe, welche zuerst durch Woodville im Jahr 1799 von den Kühen des Besitzers Harrison abgenommen und seither durch zahllose Generationen von Menschen fortgezüchtet war. Dabei wurde der Verlauf der Schutzpocken immer milder.«[34]

Unter dem Eindruck der vielen Neuerkrankungen von Geimpften entsteht am Londoner »Smallpox and Vaccination Hospital« in den 1830er Jahren eine Theorie, die vorgibt, den Schutzgrad der Immunisierung an einem äußeren Körperzeichen ablesen zu können, der Gestalt der Narbe. Schon Hufeland bezeichnete 1789 die »Beschaffenheit der Impfnarbe« als »Zeichen der wirksamen oder fruchtlosen Impfung«. George Gregory und vor allem James Furness Marson dann, die langjährigen Direktoren der Klinik, entwickeln eine differenzierte Hermeneutik der Pockennarben. Marson »betrachtete als Merkmale einer regelrecht verlaufenen Impfung das Vorhandensein von Narben, welche gut begrenzt, eingesunken, gesprenkelt oder ausgekerbt sein mussten, oft auch strahlig und scharfumrandet erschienen«.[35] Das dauerhafte Ausbleiben einer deutlich konturierten Narbe gilt dagegen als Zeichen einer schwachen, auffrischungsbedürftigen Immunisierung.

Die Narbentheorie, vielfach kritisiert und auch von ihrem Begründer Gregory 1842 verworfen, verliert um die Mitte des 19. Jahrhunderts an Bedeutung. Staatliche Verordnungen zur Impfauffrischung, die etwa in zahlreichen deutschen Staaten eingeführt werden, sollen die wiederholten Ansteckungen verringern. Im Bestreben, pockeninfizierte Kühe als Quelle frischen Impfstoffs zu beschaffen, experimentieren Ärzte wie Ceely in England und Negri in Neapel um 1840 mit der sogenannten Retrovakzination. Sie impfen gesunde Kälber mit den abgemilderten menschlichen Kuhpocken und stellen fest, dass die Tiere tatsächlich erkranken (was nebenbei die von Jenner bis zu seinem Tod 1823 vertretene Überzeugung, die Pocken der Kühe würden ursprünglich von der Pferdemauke übertragen werden, endgültig widerlegt). Nun entsteht ein Kreislauf der Impfungen, vom Mensch auf das Tier zurück auf den Menschen, der es, wie Kübler schreibt, ab Mitte des 19. Jahrhunderts ermöglicht, »thierischen Impfstoff in genügender Menge für alle Impfungen zu schaffen«.[36] Vakzinationen mit verdünnter und mit Glycerin konservierter »Kalbslymphe« lösen die indirekte, über die Infektion von Menschen vermittelte Immunisierung ab und schaffen die Voraussetzungen für die industrielle Produktion von Impfstoff, die in der zweiten Hälfte des 19. Jahrhunderts zur faktischen Ausrottung der Krankheit Pocken in weiten Teilen Europas führt.

4. Rurale und urbane Bedingungen von Immunität: Die Bedeutung des Ländlichen für Jenners Impfexperimente

Wenn man »Immunität« in der Geschichte der Epidemien als Unterbrechung von Kommunikation auffasst, stellt sich die Frage, wie die rein empirisch vorgehende Methode der Kuhpockenimpfung das Wissen um diese Unterbrechung erwirbt. Dieses für das Interesse des vorliegenden Buches zentrale Problem weist sofort auf die geographischen und demographischen Verhältnisse, unter denen der Landarzt Edward Jenner seine Experimente durchführt. Der Erscheinungsort der von der Royal Society in London zurückgewiesenen Abhandlung heißt laut Deckblatt »Berkeley in Gloucestershire«. Jenner betont die ruralen Gegebenheiten seiner Studie bereits im Vorwort, wenn er über die Kuhpocken schreibt, er habe »eine genaue Untersuchung der Ursachen und Wirkungen dieser eigenartigen Krankheit vorgenommen, soweit es die *lokalen Umstände* gestatten«.[37]

In den zwei Dutzend Fallgeschichten, die Jenners Vermutung der Immunisierung durch Kuhpocken und deren experimentelle Beglaubigung schildern, wird die unerlässliche Bedeutung der ländlichen Umgebung für diesen Erkenntnisprozess sichtbar. Alle Protagonisten der Beobachtungen und Versuche leben seit Jahrzehnten am selben Ort; ihre sozialen Verbindungen sind in der dünn besiedelten Region rund um die Gemeinde Berkeley dauerhaft und belegbar. Die kurzen Fallgeschichten beginnen fast immer nach demselben Schema, in dem sich die Kontinuität und nachbarschaftliche Nähe der Biographien ausdrückt: »Josef Merret, gegenwärtig Gemüsegärtner des Grafen von Berkeley, war 1770 Knecht auf einer benachbarten Meierei.« »Johann Philipps, ein Handwerker dieser Stadt, hatte die Kuhpocken zur Zeit, als er 9 Jahre alt war.« »Marie Barge aus Woodford in diesem Kirchspiel, wurde im Jahre 1791 mit Blatternstoff inokuliert.« »Elisabeth Wynne, 57 Jahre alt, lebte vor 38 Jahren als Magd auf einer benachbarten Meierei.« »Wilhelm Smith, aus dem Flecken Pyrton im hiesigen Kirchspiele, zog sich während eines Aufenthalts auf einem benachbarten Hofe dieses Leiden im Jahre 1780 zu.«[38]

Jenner möchte in einem ersten Schritt seiner Untersuchung nachweisen, dass Personen, die sich Jahre oder Jahrzehnte zuvor mit den Kuhpocken angesteckt haben, unempfänglich für inokulierte oder während einer Epidemie verbreitete Menschenpocken sind. Diese zum Teil lange zurückliegenden Ereignisse können nur im Rahmen eines überschaubaren, wenig fluktuierenden sozialen Gefüges bezeugt werden. Am Ende der ersten Fallgeschichte, über den Gärtner und ehemaligen Knecht Josef Merret, fügt Jenner deshalb die Bemerkung an: »Es ist notwendig zu beachten, daß die größte Sorgfalt aufgewendet wurde, um mit peinlicher Genauigkeit zu ermitteln, ob nicht einer von jenen, deren Geschichte hier mitgeteilt wird, schon die Blattern durchgemacht hat, bevor diese Versuche gemacht wurden.« Und er sagt ausdrücklich, dass diese Verlässlichkeit der Überlieferung nur in der ländlichen Umgebung möglich ist: »Wären diese Experimente in einer großen Stadt oder in der volkreichen Nachbarschaft durchgeführt worden, so könnten einige Zweifel dabei in Betracht kommen. Aber hier, wo die Bevölkerung spärlich ist, und man an ein Ereignis, wie die überstandene Blatternkrankheit einer Person sich getreu erinnert, kann die Gefahr der Ungenauigkeit in solchen Dingen nicht zutreffen.«[39]

Die Kette der Infektionen kann ein Dreivierteljahrhundert vor der bakteriologischen Verifizierung von Ansteckung deshalb lückenlos nachgebildet werden, weil die kollektive Erinnerung an Epidemien und ihre individuellen Schicksale in der ländlichen Umgebung von Gloucestershire im Gegensatz zur »großen Stadt« möglich ist. Jenner errichtet an dieser Stelle eine Opposition von ruraler und urbaner Bedingung von Immunität, von der seine ganze Abhandlung in verschiedener Hinsicht geprägt ist. Das Personal der *Untersuchung über die Ursachen und Wirkungen der Kuhpocken* sind Knechte, Mägde und Gärtner, die ihr beständiges Leben in der pastoralen Idylle einer abgeschiedenen Grafschaft führen. Die Schrift wurde von der maßgeblichen Wissenschaftsinstitution in der 150 Kilometer entfernten Weltmetropole abgelehnt. Mit dem ersten Satz der Studie verleiht Jenner, Sohn eines Landpfarrers und ein Leben lang in Berkeley ansässig geblieben, seinen Beobachtungen zudem einen zivilisationskritischen, fast rousseauistischen Rahmen: »Die Abweichung des Menschen von dem Zustande, in welchen ihn ursprünglich die Natur versetzte«, schreibt er, »scheint für ihn eine ergiebige Quelle von Krankheiten geworden zu sein. Durch Prunkliebe, Neigungen zum Luxus und Vergnügen hat er sich selbst mit einer großen Zahl von Tieren vertraut gemacht, die anfänglich zu seiner Gesellschaft nicht bestimmt gewesen sein mochten.«[40] Jenner bezieht seine Kritik vor allem auf die Pferdemauke, jene entzündliche Krankheit der Fersen, die er für die Ursache der Kuh- und möglicherweise auch der Menschenpocken hält und die er auf die moderne Domestizierung der Tiere durch den Menschen zurückführt.

In der Stadt sind die Infektionswege der Pocken nicht nur schwerer rekonstruierbar; die unübersichtlichen, vom Naturzustand entfremdeten Lebensbedingungen fördern die gefährliche Ausbreitung der Krankheit zudem stärker und bedrohen die Unschuld des Ländlichen. Diese Opposition betonen auch die poetischen Lobgesänge auf die Vakzination, die in den ersten Jahren des 19. Jahrhunderts in England erscheinen. Edward Jenner bemüht sich nach der Publikation seiner Abhandlung um die Unterstützung romantischer Dichter, weil er damit kalkuliert, dass die pastorale Rahmung seiner Versuche mit einer Poetik der Idylle harmonieren würde. Coleridge und Wordsworth schreiben preisende Vorworte zu seinen Büchern. Das bekannteste Impfpoem dieser Zeit ist das 1804 veröffentlichte Langgedicht *Good Tidings, or News from the Farm* von Robert Bloomfield, einem an der Wende zum 19. Jahrhundert vielgelesenen Lyriker aus armen ländlichen Verhältnissen, dessen Widmungstext lautet: »Folgendes Werk ist Dr. Edward Jenner gewidmet, dem Entdecker der Impfung, sowie der Royal Jennerian Society, den Förderern der Vakzination.« Das Gedicht enthält den Klagemonolog einer Mutter auf dem Land, deren Junge nach einer Pockeninfektion erblindet ist, und in dem es heißt: »Von der Stadt dort drüben kam die Infektion zu uns.«[41] Das Urbane ist das Kontagiöse und Pathologische, das die idyllische Reinheit bedroht.

Jenners Verknüpfung von Ruralität, Infektionswissen und Immunisierung erweist sich vor allem im Zusammenhang mit der weiteren Geschichte der Epidemiologie im Verlauf des 19. Jahrhunderts als aufschlussreich. Die Beobachtung, dass sich Seuchenausbrüche in Städten länger und hartnäckiger halten als im ländlichen Raum, wurde bereits in der zweiten Hälfte des 18. Jahrhunderts wiederholt gemacht. Christian Jacob Baumann etwa, der die letzten Bände von Süßmilchs Begründungswerk der Bevölkerungsstatistik, *Die Göttliche Ordnung in den Veränderungen des menschlichen Geschlechts*, nach dem Tod des Verfassers herausgibt, schreibt 1788, es gingen »an kleineren Orten [...] oft 10, 15 und mehr Jahre hin, ehe die Pocken einmal wiederkommen; dagegen in grossen Städten nicht leicht ein Jahr ist, wo nicht etliche daran sterben sollen«.[42] Diese Erkenntnis, dass der Verlauf von Seuchenausbrüchen im urbanen und ruralen Kontext vollkommen unterschiedlich zu bewerten ist, wird dann während der großen europäischen Cholera-Epidemien zwischen 1830 und 1867 – die genau in jenen Zeitraum fallen, den man die Epoche der Urbanisierung genannt hat – zum bestimmenden Thema.

Anders als bei den Pocken, deren Ansteckungsfähigkeit geklärt ist, entbrennt gerade an den ersten Cholera-Ausbrüchen die Auseinandersetzung über den kontagiösen oder miasmatischen Ursprung der Infektion. Erwin Ackerknecht hat in seinem Aufsatz über den Kontagionismusstreit Mitte des 19. Jahrhunderts darauf aufmerksam gemacht, dass die Miasmatiker zu dieser Zeit eher unter den Großstadtärzten, die Kontagionisten eher unter den Dorfärzten zu finden sind. Diese Aufspaltung hat damit zu tun, dass der Nachweis von Ansteckungswegen und damit die Bevorzugung einer kontagionistischen Erklärung eher im Ländlichen möglich ist. Wilhelm Griesinger schreibt 1857, nach der dritten großen Cholera-Epidemie in Europa: »Die Verbreitung der Cholera durch den menschlichen Verkehr recht zu beurtheilen und zu erweisen vermag man natürlich nur da, wo dieser Verkehr überschaubar ist. Man vermag es ebensowenig auf der Höhe der Epidemieen grosser Städte, als bei einem Ueberblick aus der Vogelperspektive über die Ausbreitung der Krankheit durch einen halben oder ganzen Welttheil. Diese Verbreitungsweise wird vielmehr hauptsächlich evident bei wenigen, isolirten Fällen, in kleinen Orten, dünnbevölkerten Gegenden.« Und an anderer Stelle seines *Handbuchs der Infectionskrankheiten* heißt es: »Bei den kleinen Epidemieen auf dem Lande lässt sich öfters die Filiation einer fast directen Ansteckung in ihrer ganzen Aufeinanderfolge beinahe vollständig nachweisen (so bei einzelnen der kleinen Epidemieen in Würtemberg von 1854). Hier kann von allgemeinen epidemischen Einflüssen, von Verbreitung durch die Luft etc. vollends nicht mehr die Rede sein.«[43]

Die Stadt und vor allem die Großstadt trägt also zwischen 1830 und den Durchbrüchen der Bakteriologie in den 1870er Jahren zur Plausibilität der Miasmenlehre bei, weil sie das soziale Gefüge in der dichter besiedelten Bevölkerung verschleiert und einzelne Kontakte unlesbar macht. Was für Edward Jenner als Voraussetzung seiner epochalen Entdeckung galt – die klar überschaubare, auch nach Jahrzehnten rekonstruierbare Verbindung zwischen einzelnen Personen einer Region –, lässt sich in den Metropolen wie London oder Paris nicht wiederholen und stärkt während der ersten

Cholera-Epidemien eine Infektionstheorie, die genau von einem solchen amorphen, unauflösbaren Schleier ausgeht. Dem Miasma der Ausdünstungen entspricht ein Miasma der Menschenmassen, nicht nur in hygienischer Hinsicht, sondern auch in Fragen der Anonymität und Intransparenz.

Angesichts dieser Verbindung von Urbanisierung und Epidemiologie ist es vielleicht ergiebig, noch einmal auf einen Kanon von berühmten, zweifellos erschöpfend interpretierten Texten zur frühen großstädtischen Erfahrung zurückzukommen. Edgar Allan Poes Erzählung *Das Geheimnis um Marie Rôget*, 1842/43 zum ersten Mal publiziert, handelt von dem Mord an einer Pariser Parfümverkäuferin, die auf dem Weg von ihrem Wohnhaus zu ihrer Tante verschwindet und vier Tage später tot in der Seine aufgefunden wird, in einem anderen Teil der Stadt. Die Spekulationen der Presse und der Polizei konzentrieren sich auf den Ort des Verbrechens und die Frage, ob eine in Paris aufgewachsene junge Frau durch die halbe Stadt flanieren könne, ohne von jemandem nachträglich identifiziert zu werden. Eine Zeitung schreibt: »Es ist unmöglich, daß eine Person, die Tausenden so wohlbekannt war wie diese junge Frau, durch drei ganze Stadtteile gegangen sein sollte, ohne daß sie auch nur einer gesehen hätte; und hätte sie jemand gesehen, so würde er sich gewiß daran erinnern, denn sie interessierte alle, die sie kannten. Auch ging sie zu einer Zeit aus, wo die Straßen voll von Menschen waren.« Aus diesem Befund schließt das Blatt, dass der Mord bereits im Wohnhaus Marie Rôgets oder ganz in der Nähe erfolgt sein müsse. Poes Detektiv Auguste Dupin, der den Fall durch die bloße Lektüre der Zeitungen löst, teilt die Hypothese des Journalisten nicht: »Dies ist der Gedanke eines Mannes, der lange in Paris ansässig ist – der im öffentlichen Leben steht – und dessen Stadtgänge sich meistens auf die Bezirke der öffentlichen Gebäude beschränkten. [...] Die Gänge Maries aber dürften im allgemeinen doch sprunghafter gewesen sein. [...] Ich für meinen Teil halte es nicht nur für möglich, sondern schon für mehr als wahrscheinlich, daß Marie – und zwar zu jeder beliebigen Zeit – einen der vielen Wege zwischen ihrer eigenen Wohnung und der ihrer Tante zurückgelegt haben kann, ohne auch nur einen einzigen Menschen zu treffen, den sie kannte oder dem sie bekannt war. Wollen wir diese Frage im rechten Lichte sehen, so müssen wir uns nachhaltig vor Augen stellen, welch großes Mißverhältnis besteht zwischen den persönlichen Bekanntschaften selbst der berühmtesten Persönlichkeit von Paris und der gesamten Pariser Bevölkerung selbst.«[44]

Walter Benjamin hat diese Passagen in seinem Essay über das *Paris des Second Empire bei Baudelaire* ausführlich kommentiert, weil er aus Dupins Äußerungen die soziale Konstellation der rasch anwachsenden Großstädte sowie die Bedingung des neuen literarischen Genres Kriminalerzählung herausliest. »Der ursprüngliche gesellschaftliche Inhalt der Detektivgeschichte«, so Benjamin, »ist die Verwischung der Spuren des Einzelnen in der Großstadtmenge.« Über die besondere Eignung von Paris als Schauplatz des Verbrechens schreibt er: »Hier erscheint die Masse als das Asyl, das den Asozialen vor seinen Verfolgern schützt.«[45] Diese klassischen Sätze offenbaren noch einmal eine neue Facette, wenn man sie epidemiologisch liest. Denn die Intransparenz und soziale Anonymität der Metropole, in der eine Zeit ihres Lebens dort wohnende Person auf einem Gang quer durch die

Stadt von niemandem erkannt wird, ist genau das Problem, das Mitte des 19. Jahrhunderts auch die Seuchenmedizin beschäftigt. »In Paris aber und überhaupt in grossen Städten«, schreibt Griesinger 15 Jahre nach Poe über die Cholera, »lassen sich die Thatsachen über Contagion einer so häufigen Krankheit selten stringent constatiren«.[46]

Die poetologische Krise der Moderne, die Walter Benjamin mit Poe und Baudelaire diagnostiziert, das durch die Effekte der Urbanisierung verstärkte Problem der linearen, zuverlässigen Erzählbarkeit von Welt, zeigt sich epidemiegeschichtlich in der zeitgleich auftretenden Krise, die Rekonstruktion von Infektionen im städtischen Raum zu bewerkstelligen. Jenners Magd Marie Barge und Poes Parfümverkäuferin Marie Rôget sind die Repräsentantinnen einer demographischen und sozialen Verschiebung, die eine klare Nachbildung sozialer Zusammenhänge – in der Grafschaft Gloucestershire Ende des 18. Jahrhunderts noch zu gewährleisten – unmöglich macht. Die Miasmenlehre, gerade in den Jahrzehnten der europäischen Urbanisierung die maßgebliche Infektionstheorie, entbindet die Epidemiologen von der Notwendigkeit dieser Nachbildung.

Mit dem Durchbruch der Bakteriologie in den 1870er Jahren und ihren rekonstruierbaren Infektionsketten scheint diese Erzählbarkeit wieder möglich zu sein. Auch Robert Koch erkennt zwar die unterschiedlichen Erfolgsaussichten der neuen Lehre im städtischen und ländlichen Raum an, wenn er schreibt, man werde es »gewiß erklärlich finden, daß zwar in einer dünn gesäten Bevölkerung auf dem Lande mit wenig komplizierten Verkehrsverhältnissen der Zusammenhang zwischen den einzelnen Fällen noch ziemlich vollständig gefunden wird, daß es aber in größeren Städten nur hin und wieder gelingt, die Zusammengehörigkeit der Glieder einer solchen vielfach verschlungenen, oft auch in Verästelungen auslaufenden Kette zu ermitteln.«[47] Dennoch ist der große Erkenntnisoptimismus der Mikrobentheorie im letzten Viertel des 19. Jahrhunderts unauflöslich an die narrative Kompetenz der Bakteriologen gebunden, die »Fäden« und »Ketten« der Ansteckungen auch im dichtesten urbanen Raum zu entwirren und zu verbinden.

Ein besonders aufwendiges Unterfangen wählt in dieser Hinsicht Alexandre Yersin, Mitarbeiter im neu gegründeten Institut Pasteur und später der Entdecker des Pest-Erregers, der während eines Pariser Diphtherie-Ausbruchs 1889 die Ansteckungswege der Patienten wie ein Dupin der Epidemiologie dechiffrieren will. »Ich verfolge in der Stadt Kinder, die genesen sind und das Krankenhaus verlassen haben«, schreibt er in eines seiner Notizbücher, die Andrew Mendelsohn vor einigen Jahren entdeckt und untersucht hat. Yersin spürt den Wegen der jungen Diphtherie-Patienten nach, protokolliert ihre Begegnungen, führt bakteriologische Kontrollexperimente in den Wohnungen der ansteckungsgefährdeten Kinder und Familien durch. Mit der Mikrobentheorie, so Mendelsohn, beginnt die Hoffnung, den seit Jenners Zeiten prekären Raum der Großstadt für die Seuchenmedizin zu erschließen: »Epidemiologisch ließ sich die Stadtbevölkerung geradezu als das Unerkennbare definieren. Fast während des gesamten 19. Jahrhunderts mieden die epidemiologischen Forscher Paris. Seine soziale Komplexität schloß das Verfolgen von Fällen und Übertragungen aus.« Jetzt soll die »bakterielle Feldforschung« Yersins, in der sich die modernen großstädtischen Figuren des Flaneurs und Detektivs mit der des Epidemiologen verbinden, die Erkennbarkeit und Abbildbarkeit des urbanen Seuchengeschehens bewerkstelligen. »Die städtische Masse«, so Mendelsohn, »war nicht länger bloß die chaotische geheimnisvolle Antithese zu Labor und Klinik, sie wurde vielmehr zu einem Raum und einem Gegenstand bakteriologischen und epidemiologischen Wissens.«[48] Alexandre Yersin bricht seine Detektivarbeit allerdings nach sechs Monaten ab und geht nach Indochina, wo er – auf wenig besiedeltem Gebiet – seine bahnbrechenden Pest-Forschungen aufnimmt. Die Großstadt bleibt auch für die Methoden der Bakteriologie, wie sich an dem Cholera-Ausbruch in Hamburg 1892 und schließlich an den Verheerungen der Spanischen Grippe zeigen wird, ein kaum beherrschbarer Raum.

5. Pasteur und das Problem der Immunität im bakteriologischen Zeitalter

Bis ins späte 19. Jahrhundert hinein bleibt die Vakzination gegen Pocken die einzig bekannte Impfung bei epidemischen Krankheiten. Ihre Wirkungsweise ist ungeklärt, die physiologischen Vorgänge im Blut der Geimpften nicht nachvollziehbar, und in der Hochzeit der Miasmentheorie, zwischen den 1790er und 1860er Jahren, wird das Konzept der »Immunität« bei Ansteckungskrankheiten wie Cholera, Typhus oder Gelbfieber ohnehin nicht vom Körper der Infizierten, sondern von der Umgebung her gedacht. Gegen miasmatische Ausdünstungen lässt sich keine eingeimpfte Resistenz entwickeln; Schutz bietet allein der Aufenthalt in Gegenden, deren klimatische und geographische Bedingungen sie zu einem *immunen* Ort machen, wie eine wiederkehrende Formulierung in den Abhandlungen zur medizinischen Topographie lautet. Jean Christian Boudin entwirft in seinem *Versuch einer medicinischen Geographie* von 1843 eine regelrechte Weltkarte der Immunität, in der er die regionale Abwesenheit bestimmter Infektionskrankheiten nach Breiten- und Längengraden, Elevations- und Gesteinsverhältnissen einzeichnet. Pettenkofers hygienische Autorität sorgt in Deutschland dafür, dass ein von seiner Bodentheorie geprägtes Journal wie die *Allgemeine Zeitschrift für Epidemiologie* noch im Jahr 1874 über Seiten hinweg die »Cholera-Immunität« bestimmter Orte und deren geologische Merkmale katalogisiert.[49] Die

Unempfänglichkeit gegenüber Infektionskrankheiten ist für die Miasmenlehre, wie der Ausbruch von Epidemien auch, eine Folge räumlicher Gegebenheiten.

Als sich Louis Pasteurs Mikrobenstudien in den 1870er Jahren auf das Feld der ansteckenden Krankheiten verlagern, stellt er von Anfang an die Ambition ins Zentrum, mit der bakteriologischen Erklärung der Infektionen auch ihre Prophlyaxe zu ermöglichen. Zwischen Februar und Oktober 1880 hält Pasteur an der Pariser Académie de Médecine vier Vorträge über die Hühnercholera, und am Ende des ersten formuliert er die beiden ineinanderfließenden Ziele seiner experimentellen Arbeit: »Das ist einmal die Hoffnung, für jede ansteckende Krankheit den Ansteckungskeim künstlich zu züchten; zum anderen der Antrieb, wider alle die ansteckenden Krankheiten [...] die schützenden Vakzinen zu finden.« Pasteur bezieht sich in seinem Vortrag ausführlich auf die singuläre Entdeckung Jenners und stellt seine eigenen Forschungen bereits dadurch in die Tradition der Kuhpockenimpfung, dass er den erhofften Impfstoff gegen die Hühnercholera mit demselben Begriff bezeichnet, auch wenn es dem Wortstamm nach keinen Zusammenhang gibt: »Um die neuen Ergebnisse, die ich mitzuteilen habe, klarer und kürzer darstellen zu können«, schreibt Pasteur, »möge es mir erlaubt sein, das Wort Vakzination anzuwenden, um die Vorimpfung eines Huhnes mit abgeschwächtem Virus auszudrücken.«[50] »Vakzin« wird zum Synonym von Impfstoff schlechthin, obwohl die *vacca* mit Ausnahme der Pocken nicht mehr als Reservoir des Schutzes gegen Infektionskrankheiten in Erscheinung tritt.

Dass Züchtung und Vorbeugung für Pasteur so nahe beieinanderliegen, ergibt sich bereits aus der Praxis der bakteriologischen Tierexperimente, in denen, wie es Robert Kochs Postulate festgelegt haben, die Herstellung der pathogenen Mikroben in Reinkultur und die Wiedererzeugung dieser Krankheit im gesunden Lebewesen aufeinander folgen müssen. »Einimpfung« von bakteriellen Erregern ist also, unabhängig vom prophylaktischen Schutz einer wie auch immer abgeschwächten Dosis, bereits elementarer Bestandteil der für die Versuchstiere zumeist tödlichen Experimente. Das Wissen um die genaue Ursache der Krankheit aber, die steuerbare Vermehrung der Erreger außerhalb des Körpers, ist laut Pasteur der entscheidende Unterschied zwischen Jenners Vakzination und seiner neuen Methode. Das Verfahren der Impfung überschreitet die Schwelle der reinen Empirie; vom »instinktmäßig gefundenen« Schutz gegen die Pocken führen die bakteriologischen Hühnercholera-Experimente zur »Gewinnung des ersten sichtbaren und in seiner Einwirkung durchaus beherrschbaren Impfstoffes«.[51]

Pasteur züchtet den Hühnercholera-Keim, den Touissant 1879 entdeckt hat, in Geflügelbouillon; »die Vervielfältigung der Mikroben in diesem Kulturmittel«, sagt er, »grenzt ans Wunderbare«.[52] Bei der Injektion der Reinkultur in die Versuchstiere macht er die Entdeckung, dass Hühner und Kaninchen zwar rasch sterben, Meerschweinchen aber auch hochdosierte Impfungen überleben. Gleichzeitig stellt sich heraus, dass der Eiter an den Abszessen der kranken Meerschweinchen weiterhin so virulent ist, dass die Hühner bei der Impfung mit dieser Substanz ebenso schnell verenden. Die Meerschweinchen erfüllen also die Aufgabe eines Mediums der Infektion, in dem der gezüchtete Erreger gespeichert und seine Übertragbarkeit von Lebewesen auf Lebewesen erprobt werden kann. Pasteur beginnt nun, die Dosis seiner Reinkulturen im Verhältnis zur Nährsubstanz sukzessive zu reduzieren, indem er von einer Kultur »eine unendlich kleine Spur [...] in ein weiteres Glas immer wieder einsät«.[53] Die tödliche Wirksamkeit der Mikroben bleibt im direkten oder über die Passage der Meerschweinchen vollzogenen Versuch an Hühnern und Kaninchen unverändert erhalten. »Nach dieser Vorbereitung«, sagt Pasteur in seinem ersten Vortrag, gelangt er zum »springende[n] Punkt« der Untersuchung: »Durch eine gewisse Abänderung bei der Anlage der Kultur kann man es bewirken, daß die Ansteckungskraft des ansteckenden Mikroben vermindert wird.« Zu diesem Zeitpunkt, im Februar 1880, hält er die genaue Erklärung der Verminderung noch zurück, erbittet sich von der Akademie »die Freiheit [...], die Unabhängigkeit meiner Untersuchungen noch einige Zeit zu bewahren«; er berichtet aber schon von Experimenten mit der veränderten Kultur, die »bei zwanzig Impflingen zwanzigmal die Krankheit, aber nicht den Tod« hervorgerufen und die Tiere nach ihrer Genesung unempfänglich für neue Infektionen mit der Hühnercholera gemacht habe.[54]

Louis Pasteurs weitere Vorträge zwischen April und Oktober 1880 erläutern schließlich den Prozess der abgeschwächten Virulenz. Die Entdeckung geht, wie andere epochale Erkenntnisse der Wissenschaftsgeschichte auch, auf einen Laborunfall zurück, den Pasteur allerdings verschweigt. René Vallery-Radot erwähnt in seiner im Jahr 1900 erschienenen Biographie, dass die Reinkulturen im Labor ihre Letalität so lange bewahrten, wie Pasteur und seine Mitarbeiter sie den Versuchstieren nach 24 Stunden oder auch nach wenigen Tagen einimpften. Erst als eine offene, »schon vor einigen Wochen angelegte, zufällig vergessene Kultur«[55] benutzt wird, stellt sich die erhoffte Wirkung einer leichten, aber immunisierenden Erkrankung der Hühner ein. In seinem vierten Vortrag stellt Pasteur diese einem glücklichen Umstand geschuldete Erkenntnis dann als Resultat souveräner und folgerichtiger Forschungsarbeit dar. »Es ist nun an der Zeit«, sagt er, »daß ich die Grundbehauptung [...] beweise, nämlich die Behauptung, daß es verschiedene Virulenzgrade bei der Hühnercholera gebe; ein befremdender Satz, sicherlich, wenn man bedenkt, daß das Virus dieser Krankheit ein mikroskopischer Erreger ist. [...] Und dennoch, wenn man diese geheimnisvolle Tatsache der wandelbaren Virulenz mit ruhigem Blut betrachtet, so erkennt man bald, daß sie höchstwahrscheinlich allen Krankheiten aus der großen Gruppe der ansteckenden Krankheiten gemeinsam ist.«[56]

Pasteur beschreibt, dass die Wirksamkeit der aufbewahrten Reinkulturen bis zu acht Wochen lang unverändert stark bleibt; wenn man allerdings »drei, vier, fünf, acht Monate verfließen« lässt, schwächt sich ihre Intensität nach und nach ab. Diesen verminderten Virulenzgrad behalten die unbenutzten Proben auch bei, wenn man geringe Dosen davon einer frischen Hühnerbouillon zuführt. Der Grund für diese Abschwächung hat mit dem fortwährenden Entzug des Sauerstoffs im Nährmedium zu tun, was Pasteur durch monatelange Experimente mit offenen und sorgsam verschlossenen Reinkulturen nachweist. In jenen Proben verlieren die gezüchteten Erreger ihre tödliche Kraft, in diesen erhält sie sich. »Die Frage, die uns beschäftigte, ist also gelöst: Der

Sauerstoff der Luft ist es, der die Virulenz abschwächt und endlich zum Erlöschen bringt.« Und nun, im Oktober 1880, kann Pasteur auch auf seine Zurückhaltung ein halbes Jahr zuvor zurückkommen. Er habe, sagt er, die Mitteilung über die genaue Funktionsweise der Experimente damals noch aufgeschoben, weil er das Ergebnis seiner langen Versuchsreihen abwarten wollte: »Die Zeit war ein Element bei meiner Untersuchung.«[57]

Inwiefern unterscheidet sich Louis Pasteurs bakteriologisches Konzept von Impfung und Immunität, das er an der Hühnercholera zum ersten Mal entwickelt, von dem der Vakzination Jenners? Der Zusammenhang zwischen Kuhpockenlymphe und dem durch sie abgeschwächten Erreger der Menschenpocken ist Ende des 19. Jahrhunderts weiterhin rätselhaft; »Immunität« bedeutet im Falle dieser Ansteckungskrankheit nicht mehr als die millionenfach bestätigte Erfahrungstatsache, dass die Verabreichung des Impfstoffs eine Neuinfektion unterdrückt. Pasteur nun betont die neue Erkenntnissicherheit der Mikrobenlehre, das Wissen, »daß das abgeschwächte Virus der Hühnercholera vom hochvirulenten Virus dieser Krankheit abstammt; daß es einen unmittelbaren Übergang von diesem zu jenem gibt; daß, mit einem Wort, beide im Grund das gleiche Wesen sind«. Diese experimentell beglaubigte Identität von Impfstoff und Erreger verleiht dem Bakteriologen eine Handlungsmacht, die sich von der bloßen Empirie der Vakzination abhebt; Pasteur sagt, seine Versuchsreihen hätten bewiesen, »daß die Wandlungen in der Virulenz eines Virus [...] der Willkür des Beobachters unterliegen«.[58]

Besonders öffentlichkeitswirksam wird diese Handlungsmacht an der zweiten Tierkrankheit vorgeführt, für die Pasteur einen Impfstoff mit abgeschwächter Virulenz herstellt, den Milzbrand, dessen bakteriellen Erreger Robert Koch 1876 isoliert hat. Die Krankheit betrifft vor allem Schafe und Rinder, und am 5. Mai 1881 beginnt auf einem Bauernhof in Malun, einer Kleinstadt östlich von Paris, ein Infektionsexperiment, das die im Labor gewonnenen Erkenntnisse im großen Maßstab verifizieren soll. Vallery-Radot hat diesen vor einem Publikum von »Generalräten, Landwirten, Ärzten, Apothekern und besonders von Tierärzten« stattfindenden Versuch ausführlich beschrieben. Pasteur und seine Mitarbeiter bekommen von der Landwirtschaftlichen Gesellschaft des Ortes fünfzig Schafe zur Verfügung gestellt. 25 von ihnen wird der abgeschwächte Impfstoff injiziert, 25 nicht. Zwei Wochen danach wiederholt Pasteur diese Schutzimpfung für die eine am Ohr gekennzeichnete Hälfte der Versuchstiere, weitere zwei Wochen später, am 31. Mai, wird allen fünfzig Schafen eine dreifach tödliche Dosis des Milzbrand-Erregers verabreicht. Innerhalb von 48 Stunden erfüllt sich das von Pasteur initiierte »Programm«, wie er das Großexperiment selbstbewusst nennt, nach seinen Vorhersagen. Alle 25 ungeimpften Schafe sterben; den 25 geimpften, schreibt Pasteur an seine Tochter, »geht es dauernd ausgezeichnet«. Ein parallel vollzogener Versuch mit sechs geimpften und vier ungeimpften Rindern führt zum gleichen Resultat. Der Schauplatz des Ereignisses wird feierlich in »Hof Pasteur« umbenannt. Am 13. Juni 1881 stellt Louis Pasteur seine Experimente an der Académie de Médecine vor und sagt: »Wir besitzen jetzt Impfstoffe gegen den Milzbrand, die diese tödliche Krankheit verhindern können, ohne selbst je tödlich zu wirken, lebende Impfstoffe, die man nach Belieben züchten und ohne Schaden überall hinschicken kann.« Die einfache Transportfähigkeit sorgt dafür, dass Pasteur und seine Mitarbeiter, wie der Medizinhistoriker Georg Sticker 1923 schreibt, in Frankreich innerhalb von drei Jahren »eine halbe Million Schafe, Rinder und Pferde wider Milzbranderkrankung« impfen lassen.[59]

Für die Geschichte der Impfung bedeuten die Hühnercholera- und Milzbrandversuche eine tiefe Zäsur; »auf den Schultern Jenner's stehend«,[60] wie Richard Pfeiffer 1896 rückblickend schreibt, hat Pasteur die Resistenz gegen Infektionskrankheiten zum ersten Mal mit experimentalmedizinischen Mitteln erzeugt. Für die Geschichte des Immunitätswissens hingegen sind die Versuche von 1880 und 1881 ein weniger starker Einschnitt. Was im Körper der geimpften und für eine Neuinfektion unempfänglich gewordenen Hühner, Schafe und Rinder geschieht, kann Pasteur nur im Modus der Spekulation sagen. Erkenntnissicherheit beansprucht er für das Phänomen der Abschwächung von Virulenz in den Reinkulturen: »Der Mikrobe ist ein Aërobe«, sagt er über den Erreger der Hühnercholera; »bei seinem Wachstum verbraucht er große Massen Sauerstoff und verbrennt viele Bestandteile seines Kulturmediums, wie man leicht feststellen kann, wenn man das Extrakt der Hühnerfleischbrühe vor und nach der Kultur des Mikroben vergleicht«. Pasteur vermutet, dass der Prozess der Infektion im Körper genau mit diesem Verbrauch zu tun hat: »Die Schwere der Krankheit und den tödlichen Ausgang bewirkt der Mikrobe durch die Vorgänge bei seiner Ernährung. [...] Alles weist darauf hin, daß er den zu seinem Leben nötigen Sauerstoff im Tierkörper den roten Blutkörperchen durch die Gefäße hindurch entnimmt.«[61]

Doch wie genau verändert sich das Blut der Hühner nach dem Abklingen der eingeimpften Krankheit? Die Bakteriologie steht hier Anfang der 1880er Jahre vor einer neuen Kausalitätslücke. Dass spezifische Mikroben spezifische Ansteckungskrankheiten auslösen, haben Pasteur und Koch für den Milzbrand, die Hühnercholera und die Tuberkulose nachgewiesen. Mit der Frage jedoch, welche Effekte der abgeschwächten Impfkulturen im Körper Resistenz erzeugen, öffnet sich eine neue Kluft zwischen Ursache und Wirkung. Pasteur versucht seine Beobachtungen im Reagenzglas auf die natürlichen Vorgänge im Lebewesen zu übertragen, mit Hilfe einer Vielzahl konjunktivischer Formulierungen: »Was die Ursache der Immunität angeht«, sagt er, »so kann man sich der Vorstellung nicht entziehen, daß der Mikrobe, der zum Krankheitserreger wird, im Tierkörper einen Kulturboden findet und daß er in diesem, um seinen Lebensbedürfnissen zu genügen, gewisse Materien umändert.« Nach der Heilung der eingeimpften Infektion würde sich dieser Prozess kein zweites Mal wiederholen: »Wenn die vollständige Immunität erreicht ist, so kann man den höchstvirulenten Mikroben in irgendwelche Muskeln einimpfen, ohne die geringste Störung zu bewirken; [...] sie enthalten keinen Nährstoff mehr für den Mikroben.«[62]

Diese allein von der Wirkung des Impfstoffs abgeleitete Hypothese wird von Pasteur allerdings nicht weiter untersucht; sein konkretestes Experiment zur physiologischen Entstehung von Immunität besteht darin, dass er die abgeschwächten Erregerkulturen den Hühnern auf unterschiedliche Weise verabreicht, als Injektion in den Brustmuskel und über das Futter, um zu verifizieren, dass die Resistenz in jedem Fall eintritt. Immunität hat im Denken Pasteurs also, wie Johannes Türk formuliert, »keinen Agenten. Sie ist eine Eigenschaft, die dem Organismus als ganzem innewohnt. Der Körper kommt in diesem Denken nur als ein Nährboden vor, der die Form der Krankheit bestimmt.«[63] Anfang der 1880er Jahre liegt also weiterhin keine Theorie der physiologischen Immunität vor. Louis Pasteurs Impfstudien gehen auf den Rotlauf und die Tollwut über, für die er in einem aufsehenerregenden Menschenversuch mit dem neunjährigen Joseph Meister im Juli 1885 den ersten experimentell gewonnenen Impfstoff für eine den Menschen betreffende Infektionskrankheit nachweist.[64] Die nähere Erforschung der Immunität, die sich auf chemisch und biologisch rekonstruierbare Mikroprozesse im Blut verlagert, konzentriert sich in den Jahren darauf auf andere Ansteckungskrankheiten, vor allem auf die Diphtherie.

6. Behrings Heilserum und Ehrlichs Seitenketten: Chemische Theorien der Immunität am Ende des 19. Jahrhunderts

Zu den großen Differenzierungsschüben der frühen medizinischen Bakteriologie gehört die Entdeckung, dass Infektion nicht nur, wie von Koch und Pasteur anfangs gedacht, durch die Mikroben selbst verursacht wird, sondern bei manchen Krankheiten auch durch eine von ihnen abgesonderte Substanz. Als Friedrich Loeffler 1884 das Diphtherie-Bakterium im Gewebe von Kinderleichen isoliert, muss er sich eingestehen, dass die Postulate seines Lehrers trotz dieser Erkenntnis nicht vollständig anwendbar sind. In Experimenten mit gezüchteten Reinkulturen, die er Mäusen, Meerschweinchen, Kaninchen, Vögeln, Affen und einem Hund einimpft, löst er zwar regelmäßig die bis zur Erstickung führende Atemwegskrankheit aus, aber die mikroskopischen Obduktionen liefern keinen sicheren Beweis, ob die v-förmigen »Stäbchen«, die er in manchen Fällen im Gewebe entdeckt, in manchen nicht, tatsächlich »die Ursache der Diphtherie sind«.[65] Émile Roux und Alexandre Yersin modifizieren Loefflers Versuche, indem sie die Mikrobenkörper in den erhitzten Reinkulturen aussondern und den Tieren nur das bakterienlose Filtrat einimpfen. Die Meerschweinchen erkranken und sterben trotzdem mit unverminderter Geschwindigkeit. Loeffler hat die stäbchenförmigen Bakterien nicht in allen Proben gesehen, weil sie nicht der unmittelbare Grund der Erkrankung waren. »Die Mikroben«, sagt Roux 1889 über die Diphtherie, »sind vor allem durch die von ihnen erzeugten toxischen Stoffe gefährlich.«[66]

Ende der 1880er Jahre spalten sich die bakteriell übertragenen Ansteckungskrankheiten in zwei Arten auf, die Adolf Dieudonné in seiner Überblicksdarstellung im Jahr 1900 »reine Infektionskrankheiten und Intoxikationskrankheiten« nennt: »Bei der ersteren (z.B. Milzbrand) wird der Organismus von den lebenden Krankheitserregern überschwemmt [...], bei den letzteren [...] finden wir die Bakterien nicht im Blute, sondern nur an der Eintrittspforte; sie bilden die Gifte, die in die Blutbahn gelangen und auf diese Weise krankhafte Störungen hervorrufen«.[67] Eine bedeutsame Rolle kommt dieser Teilung für die Erforschung der Immunität zu, die im letzten Jahrzehnt des 19. Jahrhunderts von beiden Auslösern der Infektion her gedacht wird, von den Bakterien und den Toxinen. Schon kurz nach den Impferfolgen Pasteurs hat Ilja Metschnikow die Hypothese in Frage gestellt, dass die erworbene Resistenz nach Einspritzung des abgeschwächten Hühnercholera- oder Milzbrand-Erregers bloß als passive Veränderung im Organismus zu betrachten sei. Er nimmt dagegen eine bestimmte Gruppe weißer Blutkörperchen an, die von ihm so benannten Phagozyten, die die Mikroben an den Entzündungsherden im Körper regelrecht auffressen und damit Heilung und Immunisierung vorantreiben. Metschnikows primär am Milzbrand ausgearbeitete Theorie ist darwinistisch geprägt; noch in seinem Hauptwerk, *Immunität bei Infektionskrankheiten* von 1902, spricht er wiederholt von der erworbenen Resistenz als einem physiologischen »Kampf ums Dasein«. In den blumigen

Worten René Vallery-Radots: »Diese Körperchen können als Soldaten betrachtet werden, die den Befehl haben, den Organismus gegen fremde Eindringlinge zu verteidigen. Dringen Mikroben in die Gewebe ein, heißt es: Klar Schiff zum Gefecht. Die Schlacht beginnt.«[68] An die Stelle der Mutmaßung Pasteurs, der einmal infizierte Körper sei unfähig geworden, die Mikroben bei einer zweiten Ansteckung zu ernähren, setzt Metschnikows Theorie der Immunität eine lokalisierbare, vitale Gegenkraft in den Blutzellen der Erkrankten.

Zu der Zeit, da Ilja Metschnikow in Paris seine Phagozytentheorie entwickelt, versucht der Koch-Schüler Emil Behring, die Erkenntnisse Roux' und Yersins über die Giftausscheidung der Diphtherie-Mikroben auf Fragen der Immunisierung anzuwenden. Er impft diphtherieinfizierte Meerschweinchen mit dem Blutserum von Ratten, die von Natur aus resistent gegen diese Krankheit sind, und stellt fest, dass die Symptome abklingen und die Tiere sich regenerieren. Die Impfung gesunder Meerschweinchen mit dem Serum von Ratten oder geheilten Meerschweinchen führt überdies zur vorübergehenden Immunität gegen Diphtherie. Shibasaburō Kitasato, der wie Behring an Robert Kochs Berliner Hygiene-Institut arbeitet, macht die gleiche Beobachtung für die nicht ansteckende Infektionskrankheit Tetanus, die den Körper ebenfalls über Toxine und nicht über die Mikroben selbst schädigt. Im Jahr 1890 veröffentlichen sie gemeinsam den Aufsatz *Ueber das Zustandekommen der Diphtherie-Immunität und der Tetanus-Immunität bei Thieren*, in dem sie nachweisen, dass sich Unempfänglichkeit für diese Krankheiten herstellen lässt, ohne dass die bakteriellen Erreger abgetötet werden müssen.

Entscheidend für Behrings und Kitasatos Entdeckung ist der gegen Metschnikows Theorie gerichtete Umstand, dass die Schutzimpfungen aus der zellfreien Blutflüssigkeit stammen. Das eingespritzte Serum ist offenbar in der Lage, die bei einer Diphtherie- und Tetanusinfektion wirksamen Toxine unschädlich zu machen. Laut Behring liegt der Grund für die Neutralisierung darin, »dass die Blutbeschaffenheit des immun gewordenen Individuums eine Aenderung erlitten hat« – ein Prozess, den er ab 1894 mit dem Begriff des »Antitoxins« erklärt. »Mein Diphtherie-Heil- und Schutzmittel (Diphtherieheilserum, Diphtherie-Antitoxin)«, schreibt er feierlich, »hat kein Analogon in der Geschichte der Medizin.« Nach der Infektion seien in der zellfreien Blutflüssigkeit der Versuchstiere »neue Körper aufgefunden worden, welche vor der Erkrankung nicht darin vorhanden waren. [...] Ihre sehr intime Beziehung zum Heilungsprozeß beweisen diese neu entstandenen Körper dadurch, daß sie bei der Uebertragung auf andere Individuen Krankheitsschutz gewähren.« In einer Fußnote notiert Behring zu dieser Wortschöpfung, die zum ersten Mal im Jahr 1891 von italienischen Bakteriologen verwendet wurde: »Ich würde vorziehen, statt des Wortes ›Antitoxin‹ einen deutschen Ausdruck zu wählen, finde in unserer Sprache aber keinen geeigneten. Das Wort ›Gegengift‹, an welches man denken könnte, hat den Nebenbegriff, daß das antitoxische Agens selbst auch ein Gift ist. Das trifft aber für meine spezifischen Antitoxine nicht zu.«[69]

Die Blutserumtherapie beugt einer Diphtherie- oder Tetanus-Infektion vor und kann darüber hinaus – anders als die bisher angewandten Schutzimpfungen – eine kurz zuvor eingetretene Erkrankung heilen. Antitoxine entstehen dabei nicht durch die Umwandlung der von den Mikroben abgesonderten Giftstoffe, sondern als eigenständiges Reaktionsprodukt des infizierten Organismus. Welche Reaktionen sich im Blut der Erkrankten abspielen, lässt sich Emil Behring zufolge nicht im Einzelnen sagen. »[W]ir wissen selber noch gar nichts Genaues über die chemische Natur der im Blute wirksamen Heilkörper«, heißt es 1892 in einem gemeinsamen Aufsatz mit Erich Wernicke. Zwei Jahre später kann er zumindest vage mitteilen, dass das »im Diphtherieheilserum enthaltene Antitoxin eine wasserlösliche Substanz« sei und man als seine »Quelle das reaktionsfähige Eiweiß des lebenden Organismus zu betrachten«[70] habe.

Ungeachtet dieses nur bruchstückhaften Wissens halten Behring und Wernicke die Ergebnisse ihre Tierversuche aber schon 1892 für derart verbindlich, dass sie, wie sie schreiben, »auch an ihre Verwerthung für den durch die Diphtherie bedrohten und für den diphtheriekranken Menschen denken«. Ab Sommer 1894 ist ein von den Höchster Farbwerken produziertes Heilserum erhältlich, das in den ersten Monaten rund 40000 Mal verabreicht wird und das Sterberisiko bei diphtherieinfizierten Kindern auf etwa ein Fünfzehntel der früheren Rate senkt, wenn das Mittel vor dem dritten Krankheitstag injiziert wird. Prophylaktischen Schutz bei Gesunden bietet das Heilmittel laut Behring etwa zehn Wochen lang.[71] Die Diphtherie wird also Mitte der neunziger Jahre zur ersten Ansteckungskrankheit beim Menschen, für die ein nach bakteriologischen Grundsätzen erforschter Immunschutz entsteht. Im Vergleich zur Vakzination Jenners ist neben dem Übergang der Impfung von einer empirischen zu einer experimentell fundierten Praxis noch eine zweite Verschiebung bedeutsam, die mit dem Verhältnis von Mensch und Tier zu tun hat. Auch das Heilserum Behrings, das die tödlichen Diphtherie-Epidemien in Europa rasch eindämmt, stammt aus tierischen Quellen – zunächst von Schafen, dann, in industrieller Produktion, von Pferden –, doch die Debatten über die poröse Schwelle des Humanen, über monströse Tier-Mensch-Hybride, wie sie nach Einführung der Vakzination entfacht sind, bleiben bei der Einführung des Diphtherie-Impfstoffs vollkommen aus. Es scheint, als habe ein Jahrhundert der aufgeklärten Zivilisation Europas, säkularisiert und urbanisiert, den Status des Humanen in Abgrenzung zum Animalischen befestigt.

In der Auseinandersetzung zwischen Metschnikows Phagozytenlehre und Behrings Blutserumtherapie, die wie viele Rivalitäten der frühen Bakteriologie eine zwischen Frankreich und Deutschland ist, kehrt eine allgemeine, im späten 19. Jahrhundert längst als entschieden angesehene Grundsatzfrage der Medizin wieder. Die Humoralpathologie gilt spätestens nach dem Durchbruch der Zelltheorie in den 1840er Jahren als überholt; jene Gebilde, die das Leben im Organismus hervorbringen und steuern, die Gesundheit sichern und Krankheit auslösen, sind unendlich viele, winzige Zellen und nicht die vier Säfte (Blut, Schleim, gelbe Galle und schwarze Galle), auf deren Gleichgewicht nach Hippokrates' und Galens Vorstellung das Wohlbefinden der Lebewesen beruht. Der Widerstand vieler Ärzte gegen die neue Mikrobentheorie, das Festhalten am Miasmenkonzept bei Infektionskrankheiten, wie es etwa in Rudolf Virchows Schriften zur Seuchenmedizin bis weit in die 1870er Jahre hinein erkennbar ist, hat mit dem Problem der Zelltheorie zu tun, einen körperfremden lebenden Erreger als Auslöser von Krankheiten in die eigene Lehre zu integrieren. Als Ilja Metschnikow seine Überlegungen zur Phagozytose am Institut Pasteur ausarbeitet, hat sich dieser kurze Übergangskonflikt zwischen Zelltheorie und Bakteriologie aber bereits befriedet, und sein Konzept von erworbener Immunität ist vollständig eingebettet in die Zellularpathologie. Die weißen Blutkörperchen zerstören und verdauen die eingedrungenen Milzbrand-Mikroben, lösen damit Entzündungsherde aus (die Metschnikow erstmals als unterstützende Faktoren des Heilprozesses begreift) und machen den Körper unempfänglich für eine Neuinfektion.

Emil Behrings Erforschung der Antitoxine im Serum immuner oder immunisierter Tiere bindet sich demgegenüber an eine lange, aber seit mehr als einem halben Jahrhundert in den Hintergrund gerückte pathologische Lehre. 1890, in seinem ersten allein verfassten Aufsatz zur Diphtherie-Immunität, formuliert er den Grundsatz, dass »die Ursache der Giftwiderständigkeit überhaupt gar nicht auf einer Eigenschaft *lebender cellulärer* Theile des Organismus beruht, sondern auf einer besonderen Eigenschaft des von lebenden Zellen befreiten Blutes«. Behring nennt diese Erkenntnis, in Abgrenzung zur Phagozyten-Theorie, ausdrücklich eine Auseinandersetzung zwischen der »humoralen und der cellularen« Hypothese und nutzt seine Schriften zur Diphtherie immer wieder dazu, die seiner Anschauung nach erkenntnishemmenden Axiome der Zellularpathologie Virchows fundamental zu kritisieren.[72] Wichtigster Impuls für Behrings humorale Theorie der Immunität ist die bei Obduktionen von Diphtherieopfern wiederkehrende Beobachtung, dass diese Infektionskrankheit keine »Localerkrankung« sei; »aus allen Organen eines an Rachen- und Kehlkopfdiphtherie verstorbenen Kindes«, schreibt er etwa 1892, ließen sich »Diphtheriebacillen herauszüchten«. Immunisierende Wirkung käme daher nur einem Mittel zu, »welches die Fähigkeit besitzt, die Krankheitsursache im *Innern* des Organismus unschädlich zu machen, mit anderen Worten: den lebenden kranken Menschen im Innern zu desinficiren«.[73] Diese innere Desinfektion, die das Toxin der Diphtherie-Erreger zerstört, könne nur durch das im Blutkreislauf zirkulierende Serum bewerkstelligt werden, nicht durch diskrete Blutzellen, die lokale Entzündungsherde verursachen.

Impfhistorische Rückblicke betonen schon im ersten Jahrzehnt des 20. Jahrhunderts, dass sowohl Behrings Heilserum als auch Metschnikows Phagozytenlehre ebenbürtige Beiträge zur Erforschung der Immunität geleistet hätten;[74] ihre Differenzen würden sich vor allem damit erklären, dass sich der eine, nach Dieudonnés Unterscheidung, mit »Intoxikationskrankheiten« und der andere mit »reinen Infektionskrankheiten« beschäftigt habe. (Im Konzept des »Immunsystems«, wie es sich ab den 1960er Jahren in der Biochemie etabliert, werden humorale und zelluläre Erklärungen ineinander übergehen.) Im epochalen Jahrzehnt des entstehenden Immunitätswissens aber, zwischen 1890 und 1900, neigt sich dieser Kampf zunächst ganz auf die Seite der humoralen Theorie, was vor allem mit der chemischen Präzisierung der Experimente Behrings und Kitasatos durch Paul Ehrlich zu tun hat. Wollte man einen konkreten Zeitpunkt datieren, an dem das Konzept »Immunität« bei Infektionskrankheiten zu einer exakten, steuerbaren wissenschaftlichen Tatsache wird, wäre dieses Ereignis am ehesten Ehrlichs Aufsatz *Die Wertbemessung des Diphtherieheilserums und deren theoretische Grundlagen* von 1897. Paul Römer schreibt in seiner Monographie über Ehrlichs Immunitätslehre sieben Jahre später: »Wie vielen Tausenden von diphtheriekranken Kindern war das Diphtherieheilserum schon zugute gekommen, in wie zahllosen Tierversuchen war die schützende Wirkung der Antitoxine festgestellt worden! Aber das Wesen der Antitoxinwirkung sowohl wie vor allem die Herkunft der eigenartigen Stoffe blieb nach wie vor in ein geheimnisvolles Dunkel gehüllt.« Und auch in Arthur Silversteins umfassender Geschichte des Immunologie heißt es beinahe euphorisch: »Ehrlichs klassische Arbeit über die Maßanalyse des Diphtherie-Toxins machte deutlich, dass die Lehre von den Antitoxinen mehr als ein bloßes Konzept war; es ging um einen Stoff, den man sehen, fühlen und im Reagenzglas erforschen konnte.«[75]

Paul Ehrlich unterscheidet in der Kernsubstanz von Blutzellen, die im späten 19. Jahrhundert den Namen »Protoplasma« trägt, schon seit Mitte der 1880er Jahre zwei Bereiche, den »Leistungskern« und die »demselben angefügten Seitenketten«, bestimmte Molekülgruppen, die er auch »Rezeptoren« nennt. In langwierigen Versuchen mit den Pflanzengiften Rizin und Abrin, deren Abläufe er auf die Krankheiten Tetanus und Diphtherie überträgt, weist er nach, dass diesen Seitenketten bei der Bildung von Antitoxin im Blut vergifteter oder infizierter Tiere entscheidende Funktion zukommt. Sie sind der Ort, an dem die Giftstoffe des Krankheitserregers gebunden werden, »wie Schlüssel und Schloss«, und gleichzeitig die Produktion der spezifischen »Antikörper«

einsetzt, wie Ehrlich die Gruppe der Heilstoffe im Blut mit einem neuen, allgemeineren Begriff bezeichnet, zu dem sich die »Antitoxine« bei Tetanus und Diphtherie wie eine Untergruppe verhalten. »Wenn man annimmt, dass eine derartige Seitenkette die specifisch bindende Atomgruppierung trägt«, schreibt er 1897, »so erklären sich die Erscheinungen der Tetanusvergiftung sehr einfach. Es wird mit dieser Seitenkette das Tetanusgift an die Zelle sozusagen fest verankert, und dadurch das lebende Protoplasma, solange eben die Bindung währt, unter den andauernden physiologischen Einfluss des Tetanusgiftes gebracht, der langsam einsetzende und langwährende Funktionsstörungen bedingt.«[76]

Was genau bedeutet unter diesen Bedingungen »Immunisierung«? Ehrlich stellt den Vorgang als überschüssige Antikörper-Produktion der an den Giftstoff gekoppelten Molekülgruppen dar. In einer zentralen Passage seines Aufsatzes beschreibt er, was im Protoplasma nach der Bindung des Tetanus- oder Diphtheriegiftes geschieht: »Ist aber diese Bindung eingetreten, so ist die Seitenkette durch den dauernden Charakter derselben physiologisch ausgeschaltet und wird der Defekt [...] durch eine Neubildung derselben Gruppe ersetzt werden. Führt man nun in angemessenen Zeiträumen und in entsprechender Dosierung ein neues Quantum Gift zu, so werden die neugebildeten Gruppen wieder vom Gift occupiert und so die sekundäre Regeneration weiterer Seitenketten hervorgerufen. Im Verlaufe des typischen Immunisierungsverfahrens wird die Zelle sozusagen trainiert, die betreffende Seitenkette in immer ausgedehnterem Masse zu erzeugen. Bei derartigen Regenerationsvorgängen ist nicht die Kompensation, sondern eine Ueberkompensation die Regel.« Im Zuge dieses Prozesses, so Ehrlich, wird »ein solcher Ueberschuss von Seitenketten produziert [...], dass dieselben, um einen trivialen Ausdruck zu gebrauchen, der Zelle selbst zu viel werden und als unnützer Ballast nach Art eines Exkretes an das Blut abgegeben werden.« Und er spricht die für die Geschichte des Immunitätswissens bedeutsame Schlussfolgerung aus: »Es stellen nach dieser Auffassung die Antikörper die übermässig erzeugten und daher abgestossenen *Seitenketten* des Zellprotoplasmas dar.«[77]

In der Beschaffenheit des flüssigen Blutes nach diesen Zellreaktionen erkennt Paul Ehrlich das humorale Grundprinzip der Immunisierung bei Tetanus und Diphtherie, das dann bis zur Mitte des 20. Jahrhunderts die Vorstellungen von Immunität insgesamt dominiert. »Jetzt könnte neues Gift eingeführt werden«, schreibt Ernst Sauerbeck in einer Beschreibung der Experimente anschaulich, »ohne die empfindlichen, d. h. bindungsfähigen Zellen überhaupt in Mitleidenschaft zu ziehen; es wird unterwegs, in den Säften, schon abgefangen.«[78] Mit der Seitenketten-Theorie steht also zum zweiten Mal innerhalb weniger Jahre das gleiche Sprachbild im Zentrum des Kampfs gegen die Kausalitätslücken von Epidemien: So wie Robert Kochs Kette der Infektionen die Wege der Cholera-Ansteckungen rekonstruierte, erklären die Ketten der Immunisierung die Herstellung von Resistenz. Die wissenschaftliche Legitimation dieser dezidiert chemischen Theorie der Immunität hat dabei, wie Ehrlichs Aufsatztitel von 1897 schon andeutet, vor allem auch mit der verlässlichen Quantifizierung des eingesetzten Impfstoffs zu tun. Louis Pasteur sagte 1880 noch über die wandelbare Virulenz seiner Reinkulturen: »Man muß nicht glauben, daß die Dinge sich bei allen diesen Abschwächungen mit mathematischer Sicherheit und Regelmäßigkeit abspielen.« Für Ehrlichs *Wertbemessung des Diphtherieheilserums* nun ist genau diese mathematische Sicherheit eine unerlässliche Voraussetzung. Schon Emil Behring hat in seinen Tierversuchen beobachtet, dass die immunisierende Kraft des mit dem eingeimpften Serum behandelten Blutes »durchaus abhängig ist von dem Grade der Immunität, welchen die blutliefernden Thiere erhalten haben«. Ehrlich spitzt diese Bedeutung zu, wenn er 1897 seine Überzeugung äußert, »dass die Einwirkung von Gift und Antitoxin sich nach Verhältnissen einer reinen Aequivalenz abspielt. Ein Molekül Gift bindet eine ganz bestimmte, unveränderliche Menge Antikörper.« Zum standardisierten Maß dieser Äquivalenz wird die am Rizin und Abrin erstmals erprobte »Antitoxineinheit«: jene präzise berechnete Menge an eingeimpftem Serum, die hinreichend ist, um die Toxine im Blut zu neutralisieren. »Nach diesen Ermittelungen«, so der Schlusssatz Ehrlichs, »ist die Immunisierungseinheit nicht mehr ein willkürlicher Begriff, sondern eine exakt bestimmbare und daher jederzeit neu zu reproduzierende Grösse«.[79]

7. Vom immunen Ort zum Immunsystem

Im letzten Viertel des 19. Jahrhunderts, zwischen dem Aufkommen der medizinischen Bakteriologie und den Experimenten zur Antikörper-Produktion, vollzieht sich ein radikaler Wandel des Immunitätswissens, der, wie die Ablösung der Miasmen- durch die Mikrobenlehre, als konsequenter Prozess einer Internalisierung bezeichnet werden kann. Umweltliche Konzepte dominieren in manchen epidemiologischen Schulen, wie erwähnt, noch in den 1870er Jahren die Vorstellungen von Resistenz gegenüber ansteckenden Krankheiten. Die Bewohner eines »immunen Ortes« sind frei von Miasmen und riskanten geographischen Bedingungen; physiologische Abläufe im einzelnen Körper spielen eine untergeordnete Rolle. Pasteurs Versuche zur Virusabschwächung und dann vor allem die Erforschung der Toxin- und Antitoxinbildung bei Diphtherie und Tetanus schränken den Grund der Unempfänglichkeit für Infektionskrankheiten auf chemische Vorgänge im Innern des Organismus ein. Immunität ist kein von äußerlichen Faktoren bestimmter Zustand, sondern ein aktiver Vorgang im Körper, ein individueller »Kampf« gegen den Erreger, wie Metschnikow ausdrücklich und Ehrlich zumindest implizit sagt. Der environmentale Kontext von Immunität verblasst daher am Ende des 19. Jahrhunderts bei nahezu allen Ansteckungskrankheiten. Auch für Typhus und Cholera, die zwischen den Kategorien der Infektion und Intoxikation stehen, werden die ersten Impfstoffe entwickelt; alleine die Resistenz gegenüber Gelbfieber steht weiterhin im Verhältnis zur spezifischen Umgebung, weil die Stechmückenarten, die die Krankheit übertragen, nur in bestimmten Regionen der Welt vorkommen.

Immunität, ein für den Laien kaum zu begreifender Prozess im Organismus der Lebewesen, wird im 20. Jahrhundert zum Gegenstand einer biochemischen Subdisziplin namens »Immunologie«. Die Erklärung für die natürliche oder durch Schutzimpfung erworbene Resistenz gegenüber Ansteckungskrankheiten stellt sich nun als konkrete Funktion des Stoffwechsels dar; in den Hintergrund gerät dadurch jene symbolische Codierung von »Immunität«, die dieses Konzept in den knapp zweihundert Jahren zwischen den Anfängen der Inokulation in Europa und der Erforschung der Antikörper im Blut prägte. Johannes Türk und Cornelia Zumbusch haben die poetologische Ausformung von »Immunität« im 18. und frühen 19. Jahrhundert in zwei erkenntnisreichen Studien untersucht: die Impfung als Strukturmodell einer Literatur, die wohldosierte Leidenschaften in die Vorstellungskraft ihrer Leser injiziert, damit sie diese nicht in fataler Intensität selbst erleben müssen. »Das Pathetische«, schreibt Schiller in den 1790er Jahren in seiner Abhandlung *Über das Erhabene*, »ist eine Inokulation des unvermeidlichen Schicksals, wodurch es seiner Bösartigkeit beraubt, und der Angriff desselben auf die starke Seite des Menschen umgeleitet wird.« Und George Sand formuliert ein halbes Jahrhundert später mit ebenso unmissverständlichem Bezug: »Die romaneske Fiktion hat die Macht, den Leser von der Sünde zu entfernen, ihn durch das Mittel einer realistischen Vakzination zu immunisieren.«[80]

An der Wende zum 20. Jahrhundert ist dieser metaphorische Gebrauch von »Immunität« von chemischen Gleichungen und Titrationsberechnungen ersetzt. Eingebettet werden Ehrlichs Formeln zur exakt bemessenen Giftabschwächung in komplexe physiologische Modelle, die »Immunität« als Äußerung des gesamten Metabolismus zu denken beginnen. Paul Römer schreibt im Jahr 1904: »Mit immer steigender Gewißheit hat sich die Erkenntnis Bahn gebrochen, daß wir es bei den Prozessen der Antikörperbildung im tierischen und menschlichen Organismus nicht allein mit Regulationsvorgängen den Infektionskrankheiten gegenüber zu tun haben, sondern daß es sich bei diesen bis vor kurzem unbekannten Vorgängen um allgemein verbreitete biologische Erscheinungen im Stoffwechsel der Gewebe handelt.« Ehrlich bezeichnete die Antitoxin-Produktion 1901 als »Immunreaktion des Organismus«, Sauerbeck spricht 1909 von der erworbenen Resistenz als »Verteidigung des Organismus«: Formulierungen, die bezeugen, dass die Beobachtungen zur chemischen Immunität im Blut von Beginn an auf eine Gesamtdisposition des einzelnen Körpers zielen, im infizierten und im gesunden Zustand. Nicht umsonst weitet sich die Beschäftigung mit Antikörpern und »Antigenen«, wie Ladislav Deutsch 1899 die zur Antikörper-Produktion befähigten Proteine in den Seitenketten erstmals nennt, auch rasch auf solche Schädigungen des Organismus aus, die nicht auf bakterieller Infektion beruhen, wie etwa auf neu entdeckte metabolische Störungen, die zu Beginn des 20. Jahrhunderts die Namen »Allergie« und »Autoimmunkrankheit« erhalten.[81]

Im Wort »Immunsystem« – um am Ende dieser Untersuchung noch einmal auf deren Anfang zurückzukommen – veranschaulicht sich der Übergang von den geographischen Theorien der Resistenz zur physiologischen Disposition besonders deutlich. Entstanden in den 1960er Jahren als begriffliche Synthese der rivalisierenden Antikörper- und Phagozyten-Lehren,[82] gerät die fachwissenschaftliche Bezeichnung mit der Ausbreitung der Aids-Epidemie ins allgemeine Bewusstsein und stellt einen mächtigen Terminus für die Kategorien von Normalität und Gesundheit bereit. Der zweite und dritte Buchstabe des neuen Akronyms weisen auf die erworbene »Immunschwäche«, die sich zu einem unkontrollierbar wuchernden, tödlichen Krankheitssyndrom ausweiten und den ganzen Menschen gewissermaßen von seinem Kern her vernichten kann. Umgekehrt wird das stabile »Immunsystem«, unbelastet von riskanten sexuellen und pharmakologischen Vorlieben oder ererbten Dysfunktionen, in der öffentlichen Wahrnehmung zum sichersten Garanten körperlicher Unversehrtheit. Der dänische Immunologe Niels Jerne, einer der entscheidenden Wegbereiter des Begriffs, schreibt Anfang der siebziger Jahre: »Das Immunsystem eines Erwachsenen kann am einfachsten als ein Ensemble von 10^{12} Lymphozyten und 10^{10} Antikörper-Molekülen beschrieben werden.«[83] Diese abstrakten Größenordnungen kommentiert Donna Haraway in ihrem Aufsatz über die *Biopolitik postmoderner Körper* von 1989 mit den Worten: »Das Immunsystem befindet sich überall und nirgends. Seine ziellos entstehenden Eigenarten sind unbeschränkt, wenn nicht unendlich; und gerade diese außerordentlichen Variationen sind das entscheidende Mittel, die Kohärenz des

Körpers aufrechtzuerhalten.« Laut Jernes Hypothesen, so Haraway, »befände sich das Immunsystem«, mit seiner unvorstellbaren Anzahl beteiligter Zellen und Moleküle, »ständig in einem Zustand dynamischer innerer Antwort. Es wäre niemals passiv und würde nie ›in Ruhe‹ einen aktivierenden Stimulus aus einer feindlichen Außenwelt abwarten. In gewisser Hinsicht gäbe es gar keine *äußeren* Antigenstrukturen und keinen ›Eindringling‹, den das Immunsystem nicht bereits ›gesehen‹ und innen gespiegelt hätte.«[84] In diesen Annahmen, wenige Jahre vor dem Ausbruch von Aids formuliert, zeigt sich die Verlagerung der Immunitätsvorstellungen ins Innere des Körpers in aller Konsequenz. Das Immunsystem ist das Selbst: ein Verbund, der die Grenze zwischen innen und außen, Eigenem und Fremdem, Normalem und Pathologischem markiert.

Epilog

Der Versuch, die neuere Geschichte der Epidemien in Europa an Fragen der Erzählbarkeit zu knüpfen, ist keine literatur- oder medienwissenschaftliche Fingerübung, die einer existenziellen Ausnahmesituation, in der es um Leben und Tod geht, abstrakte Analysen aufstülpt. Vielmehr sind die in diesem Buch beschriebenen Probleme von der Überzeugung geleitet, dass die spezifische Darstellungsweise von Seuchen, die Durchsetzung einer dominanten epidemiologischen Erzählung im Innersten mit den Auswirkungen der Krankheit auf die Beteiligten zusammenhängt. Wie das diffuse »Infektionsgeschehen« in einen darstellbaren und steuerungsfähigen Plot verwandelt wird, hat unmittelbare Konsequenzen für das Wohlergehen oder die Gefährdung von Menschen.

In den Jahren der Corona-Pandemie sind von Seiten der Gesundheitspolitik, der Massenmedien und der über soziale Netzwerke organisierten Protestgruppen verschiedenartige Erzählmuster entstanden, die völlig disparate Entstehungstheorien und Eindämmungswege der Krankheit vorgeschlagen haben. Diese Erzählungen unterscheiden sich in ihrer Kohärenz und Intensität, in ihrem Bemühen, einen möglichst stringenten, klar zu bestimmenden Zusammenhang zwischen den Ursachen und Wirkungen der Seuche zu benennen, zwischen den epidemiologischen Maßnahmen und ihrem Einfluss auf die Erkrankungen, oder die oft rätselhafte, unentwirrbare Komplexität dieser Zusammenhänge einzugestehen. Man könnte von den verschiedenen Ausprägungen einer narrativen Ethik sprechen, die sich in dieser Sicherheit oder in diesem Zweifel äußert.

Am wenigsten belastet von allem Zögern ist die Position der Verschwörungstheorie, die im Hinblick auf das Corona-Virus eine scharfe Unterscheidung von korrupter politischer Fassade und dahinterliegender Wahrheit zu treffen vermochte und etwa lineare Verbindungen zwischen der Verbreitung des gefährlichen Impfstoffs und antisemitisch argumentierenden Kartellinteressen zog. In der Erzählform der Verschwörung offenbart sich die Resignation vor der unübersichtlichen epidemiologischen Lage; die Windungen der Infektionswege erscheinen als so erratisch, dass sie kurzerhand zu einem einzigen Schleier der Täuschung, der Fiktion erklärt werden, hinter dem simple Allianzen konspirativer Welteroberung und ein eindeutiger Ursprung stehen. Verschwörungstheorien sind, erzähltheoretisch betrachtet, Bankrotterklärungen vor der Komplexität des Geschehens.

Vergleichbar in ihrer narrativen Ethik sind aber auch jene Erzählungen zur Hochzeit der Corona-Pandemie, die den Erfolgsgrad der Eindämmung streng proportional zur Drastik der Isolationsmaßnahmen gesetzt haben. Der Unterbrechung aller Infektionsketten, um jeden Preis, kam in dieser Erzählung die Priorität gegenüber vielen bis zum Frühjahr 2020 unabdingbar scheinenden Menschenrechten zu; sie wurde am deutlichsten von den Regierungen autoritärer Staaten in Osteuropa und Asien formuliert, aber führte auch in Deutschland zu einer erstaunlich hohen Bereitschaft, im Angesicht der Ausnahmesituation rigoros erfasst und regiert zu werden. Die Gemeinsamkeit zwischen den Phantasien der verschwörungstheoretischen und den kompromisslosen Lockdown-Forderungen mancher *zero covid*-Initiativen besteht in der Souveränität der Erzählposition. Sowohl der »Querdenker« als auch der selbstgewisse Autokrat oder Gesundheitspolitiker nimmt für sich in Anspruch, die von Robert Koch im Sprachgebrauch etablierten Ketten und Fäden der Ansteckung vollständig zu ordnen, das »Infektionsgeschehen« überblicken zu können.

Heute, sechs Monate nach der Deaktivierung der Corona-Warn-App, ist der Abstand zu den Jahren der Pandemie groß genug, dass eine Vielzahl von Epidemiologen, Politikern und journalistischen Kommentatoren einräumt, aus der Not der wuchernden Fallzahlen heraus allzu apodiktische Erzählmodelle verfolgt zu haben. Die narrative Ethik, die aus diesen nachträglichen und auf kommende Pandemien zu übertragenden Eingeständnissen spricht, stärkt das Erdulden von Nichtwissen, die Einsicht, dass die Bekämpfung einer neuen Infektionskrankheit und ihrer mysteriösen Gesetze immer von Fehlkalkulationen, Widersprüchen und Überforderungen geprägt sein muss. Anerkannt wird im Rückblick der Mangel an Souveränität, der die Erzählposition der Epidemiologie nach der rasanten globalen Verbreitung des unbekannten Virus zwangsläufig bestimmt hat. Und gerade für diese Krise realitätsgetreuer Darstellung, für diese Überlastung des Erzählers angesichts einer übermächtigen, nicht zu fassenden Wirklichkeit sind narratologische und poetologische Analysen der naheliegende Referent. Denn in der Sphäre der Literatur stehen spätestens seit der zweiten Hälfte des 19. Jahrhunderts, seit den Anfängen dessen, was man den

»modernen Roman« genannt hat, jene Schwierigkeiten der auktorial organisierten Darstellung im Zentrum, der auch die Epidemiologie – die, wie dieses Buch zu zeigen versucht hat, eine Erzählung finden *muss* – bis heute ausgesetzt ist.

Theodor W. Adorno hat in seinem Essay »Standort des Erzählers im zeitgenössischen Roman« von 1954 auf die »Paradoxie des Erzählens« in der modernen Literatur nach Flaubert hingewiesen: »Zerfallen ist die Identität der Erfahrung, das in sich kontinuierliche und artikulierte Leben, das die Haltung des Erzählers einzig gestattet.« Die formale und narrative Zerrissenheit des Romans im 20. Jahrhundert hingegen, so Adorno, »wird selber gezeitigt von seinem realen Gegenstand, einer Gesellschaft, in der die Menschen voneinander und von sich selber gerissen sind.«[1] Dieser Befund kann auf den Standort des Epidemiologen in der zeitgenössischen Pandemie übertragen werden. Ähnlich wie in der Literaturgeschichte lässt sich die historische Schwelle einkreisen, auf der die Position des verlässlichen, das Geschehen überblickenden Seuchenerzählers erste Risse bekommt. Christoph Wilhelm Hufeland bezeichnet sich in seiner Darstellung des Weimarer Pocken-Ausbruchs von 1788 selbstbewusst als »Epidemienbeschreiber«, der, wie er in der Vorrede sagt, »nur dann sprechen« darf, wenn er »von der strengsten Beobachtung der Wahrheit im Erzählen überzeugt ist«. Hufeland gibt zu Beginn seiner Untersuchung »eine kurze Schilderung unsers allgemeinen und besonders diesjährigen Gesundheitszustands« in Weimar, die »dem Epidemienbeschreiber etwa das ist, was dem Schlachtenbeschreiber die Schilderung des Terrains«.[2] (Dieser Vergleich von auktorialer Kriegs- und Seuchenerzählung ist insofern aufschlussreich, als Adorno das gebrochene Vermögen des modernen Erzählers vor allem an die fragmentierte, nicht mehr als Ganzes erlebte Kriegserfahrung im frühen 20. Jahrhundert bindet.)

Ein anderes Datum der souveränen epidemiologischen Darstellung ist Edward Jenners Untersuchung zur Kuhpockenimpfung von 1798, deren jahrzehnteumspannende Fallgeschichten und Experimente wie beschrieben auf die Kontinuität und Überschaubarkeit des sozialen Gefüges im ländlichen Raum zurückweisen. In den wachsenden Großstädten Europas, während der Bekämpfung der ersten europäischen Cholera-Epidemien, ist dieser Überblick nicht mehr möglich, und die Hypothese greift nicht zu weit, dass die literarische und epidemiologische Krise des Erzählens etwa gleichzeitig einsetzt, um die Mitte des 19. Jahrhunderts. Seither haben die zunehmende Fluktuation und Beschleunigung des sozialen Lebens diese Krise mehr und mehr verschärft, und die Bekämpfung einer Pandemie im 21. Jahrhundert ist, wie die vergangenen Jahre gezeigt haben, zweifellos einer komplexen mimetischen und narrativen Problematik ausgesetzt. Allerdings erfordern die Erkrankungen und der mögliche Tod von Tausenden Menschen akute gesundheitspolitische Reaktionsformen, die zwangsläufig zur Konstruktion rasch choreographierter Erzählmuster führen müssen.

Vor diesem Hintergrund bedeutet narrative Ethik auch, dass die Corona-Pandemie von 2020 bis 2023 heute noch nicht resümierend erzählt werden kann. Hans Blumenbergs Verdikt, dass Epochenumbrüche keine Zeugen haben, gilt für dieses zweifellos historische Ereignis umso mehr, und das vorliegende Buch – im April 2020 aus dem Impuls heraus begonnen, auf die Verstörung der aktuellen Ereignisse mit Lektüren zur Seuchengeschichte zu reagieren – hat aus dem Grund einen Untersuchungsraum zwischen dem 18. und 20. Jahrhundert gewählt, weil die Zeugenschaft dieser Umbrüche inzwischen vielleicht möglich ist. Ähnlich gelagerte Analysen der Corona-Pandemie müssen auf sich warten lassen. Denn wie sich der oft willkürlich anmutende Anstieg und Rückgang der Fallzahlen letztlich erklären lässt, inwiefern die Impfprogramme und die Erfassungsmaßnahmen als erfolgreiche Eindämmungsmittel in Beziehung gesetzt werden können, ist derzeit noch nicht mit der notwendigen Distanz zu sagen.

Der Moment, in dem das Ende der Pandemie im April 2023 offiziell verkündet wurde, erschien unspektakulär und flüchtig; die Zeit der Ausnahmesituation war für diejenigen, die nicht mit bleibenden Schädigungen oder Schicksalsschlägen zu kämpfen haben, bereits lange vorbei, aus der Erinnerung gedrängt, fast wie ein Spuk aus fernen Zeiten. Manchmal geschieht es noch, dass sich in der Tasche einer selten getragenen Jacke oder auf dem Boden der Handtasche eine Maske findet, und es dauert einen kurzen Moment, bis man sich daran erinnert, wozu sie einmal gut war.

Anmerkungen

ERSTES KAPITEL

1 Fenner u. a. (1988), S. 1135
2 Pépin (2011/2020), S. 322
3 vgl. die Daten bei Shilts (1987/2007), S. 20, S. 38, S. 49, S. 50. Die im Folgenden zitierten Passagen aus Shilts' Buch sind zum Großteil von mir selbst übersetzt, obwohl es eine deutsche Fassung des Buches gibt, unter dem Titel »Und das Leben geht weiter« (München, 1988). Diese Übersetzung ist aber äußerst frei und in manchen Kapiteln unvollständig, so dass ich in den meisten Fällen die englische Originalausgabe von 1987 selbst übersetze. Die vereinzelten Fälle, in denen ich die Übersetzung der deutschen Fassung übernehme, habe ich nicht eigens markiert. (A. B.)
4 Fenner u. a. (1988), S. 517
5 ebd., S. 473, S. 481, zit. S. 425
6 ebd., S. 512
7 ebd., S. 512
8 vgl. ebd., S. 503, S. 506, S. 511
9 vgl. ebd., S. 496, S. 497
10 vgl. die materialreiche Diskussion der Pockenstatistiken im 18. Jahrhundert bei Kübler (1901), S. 67–102, und ihre historische Bedeutung für die Wissenskategorie »Bevölkerung« bei Foucault (2004), S. 90–96
11 zit. auf der Website https://www.geneve-int.ch/de/AusrottungderPocken
12 Fenner u. a. (1988), S. 494
13 ebd., S. 475, S. 476
14 Neben den Pusteln und den Pockennarben lässt sich auf den Körpern der untersuchten Personen sogar noch ein drittes Zeichen

entdecken, das Auskunft über ihre Immunisierung gibt, und zwar die charakteristisch geformte Impfnarbe auf dem Oberarm, die von der seit den frühen sechziger Jahren eingesetzten Bifurkationsnadel stammt. Zu Beginn des »Intensified Smallpox Eradication Programme« sind in den verbleibenden endemischen Ländern bereits bis zu drei Viertel der Gesamtbevölkerung geimpft (Fenner u. a. (1988), S. 494), und der Status der Vakzinierten lässt sich für die Kontrollteams auch in den abgelegensten Gemeinschaften erkennen, die keine schriftliche Dokumentation der Impfung vorweisen können. Der Körper selbst kann nach der Vakzination über Jahrzehnte hinweg der Beglaubigung dienen.

15 vgl. Fenner u.a (1988), S. 509

16 vgl. ebd., S. 1045–1047, S. 1052, S. 1060

17 vgl. ebd., S. 1047, S. 1061

18 ebd., S. 1038, S. 1040

19 ebd., S. 1052

20 vgl. zu der Fallgeschichte des letzten Patienten Fenner u. a. (1988), S. 1062–1063, und Deria u. a. (1980), S. 281

21 Fenner u. a. (1988), S. 509

22 Gottlieb u. a. (1981)

23 vgl. Friedman-Kien u. a. (1981)

24 Gottlieb u. a. (1981), vgl. die behutsamere Formulierung im zweiten Aufsatz, bei Friedman-Kien u. a. (1981), S. 307: »Auch wenn wir nicht sicher sein können, dass die Ausbreitung von KS und Lungenentzündung auf homosexuelle Männer beschränkt ist, stammt die überwältigende Mehrheit der jüngsten Fälle aus dieser Personengruppe. Was wir wissen, ist allerdings, dass die Patienten mit Pneumocystis-Pneumonie, die im vorangegangenen Artikel beschrieben wurden, an einem geschwächten Immunsystem litten.«

25 Leary (1982), Blanchard (1981)

26 Fannin u. a. (1982), S. 305, S. 306/307

27 zitiert bei Altman (1982a)

28 Kornfeld u. a. (1982)

29 zitiert von Klare (1983), S. 93

30 vgl. Shilts (1987/2007), S. 106 und S. 138, Eady (1982), Altman (1982b), Byrd (1982a)

31 zit. bei Altman (1982b) und Byrd (1982a)

32 vgl. Essoya (1982) und Shilts (1987/2007), S. 135
33 vgl. zum neuen Begriff der »Risikogruppe« im Zusammenhang mit Aids Sontag (1989/2003), S. 94
34 Altman (1982a), Keerdoya u. a. (1982)
35 vgl. Weingart (2002), S. 7/8
36 Anonym (1983), S. 146, Klare (1983), S. 92, Jennrich (1983), S. 33
37 Friedman-Kien u. a. (1981), S. 305, S. 306
38 vgl. Auerbach u. a. (1984), S. 488
39 ebd., S. 489, S. 490
40 vgl. dazu Wald (2008), S. 233
41 Shilts (1987/2007), S. 21, vgl. die fast wortgleich wiederkehrenden Bemerkungen über Dugas' Attraktivität z. B. auf S. 79 und S. 155
42 ebd., S. 136, S. 155, S. 439
43 ebd., S. 136, S. 138, S. 196
44 ebd., S. 251
45 ebd., S. 130
46 vgl. Wald (2008), S. 231
47 Shilts (1987/2007), S. 196
48 Fenner u..a (1988), S. 517, S. 515, S. 1062, S. 1037, S. 538
49 Altman (1982a), Anonym (1984), S. 101
50 Altman (1982a), Keerdoya u. a. (1982), Anonym (1982)
51 Shilts (1987/2007), S. 134, Altman (1982a), Anonym (1984), S. 101
52 Shilts (1987/2007), S. 86
53 zit. bei Zumbusch (2011), S. 14
54 vgl. zur Ursprungsgeschichte der SARS-Epidemie 2002/2003 Wald (2008), S. 5–8
55 vgl. Fenner u.a (1988), S. 1088, S. 1129
56 vgl. dazu die erhellenden Analysen von Shuttleton (2007), der sich etwa mit der Theorie der Pockeninfektion durch Einbildung im frühen 18. Jahrhundert befasst (v. a. S. 20–35)
57 Weingart (2002), S. 24
58 Sontag (1989/2003), S. 94, S. 97, S. 87
59 ebd., S. 97
60 vgl. ebd., S. 100
61 Fenner u.a (1988), S. 846, S. 966, S. 974
62 Shilts (1987/2007), S. 20, S. 28, S. 22
63 ebd., S. 49, S. 70
64 Koschorke (2007), S. 5, S. 6, S. 7

65 vgl. Shilts (1987/2007), S. 149, und Sontag (1989/20023), S. 115/116
66 vgl. Weingart (2002), S. 24
67 vgl. zu diesem Fall das Buch von Pallen (2018)
68 Sontag (1989/2003), S. 112
69 Shilts (1987/2007), S. 200, vgl. Wald (2008), S. 233

ZWEITES KAPITEL

1 Pasteur (1878), S. 1041, Klebs (1878), S. 1, Koch (1882/1912), S. 444
2 Loeffler (1887), S. 52, Bericht über die Thätigkeit… (1887), S. 2, Pasteur (1878)
3 Loeffler (1884), S. 421
4 vgl. hierzu Schlich (2010), S. 165. Der Begriff »Bazillus« bezeichnet in der Bakteriologie des späten 19. Jahrhunderts laut Cohns Typologie eine stäbchenförmige Untergruppe der Bakterien.
5 Sarasin (2007), S. 22
6 Nietzsche (1873/1966), S. 312/13
7 vgl. Cohn (1872), S. 27 und Gradmann (2005), S. 48 u. 70
8 Koch (1878/1912), S. 101, vgl. hierzu auch Gaffky (1884), S. 399
9 Erste Konferenz zur Erörterung der Cholerafrage (1884), S. 20, Koch (1882/1912), S. 525, Vallery-Radot (1900/1948), S. 678, Vallery-Radot (1900/1948), S. 508
10 Loeffler (1884), S. 438, Koch (1882/1912, S. 442
11 Gradmann (2005), S. 15
12 Gaffky (1884), S. 398
13 Gradmann (2005), S. 101
14 Pasteur (1880/1923), S. 32
15 Dzondi (1822), S. 34, 35
16 Hufeland (1835), 33, Art. Miasma (1840), S. 294
17 Art. Ansteckung (1828), S. 625, Hufeland (1835), S. 3/4
18 vgl. Ackerknecht (1948/2007), v. a. S. 75
19 Virchow (1848), S. 116
20 zit. bei Ackerknecht (1948/2007), S. 108
21 vgl. Dettke (1995) und Baldwin (1999)
22 Dettke (1995), S. 301
23 Virchow (1849/1879), S. 121 und S. 119, zur Verlegung der Friedhöfe

und Schlachthäuser im Zusammenhang mit der Miasmenlehre vgl. Art. Miasma (1840), S. 298/99

24 vgl. Dettke (1995), S. 56

25 Hufeland (o. J. [ca. 1831]), S. 3, Art. Ansteckung (1828), S. 625, Art. Miasma (1840), S. 289/90

26 Hufeland (1835), S. 8 und S. 22/23, Art. Epidemia (1834), S. 344 und S. 345

27 Art. Miasma (1840), S. 290, S. 304

28 ebd., S. 296

29 Hufeland (1832), S. 113, 114

30 Henle (1840/1910), S. 17 und S. 19, S. 13

31 Henle (1840/1910), S. 52, zum Konzept der »infizierten Materie« vgl. vor allem ebd., S. 60

32 Art. Miasma (1840), S. 292

33 Corbin (1982/1984), S. 293, vgl. hierzu auch Temkin (1977/2007), S. 52–54

34 Griesinger (1857), S. 266

35 Snow (1855/56), S. 110

36 ebd., S. 104, S. 103, S. 107

37 Bericht über die Thätigkeit… (1887), S. 169

38 Dzondi (1822), S. 34, Art. Miasma (1840), S. 296, Pasteur zitiert nach der deutschen Übersetzung bei Vallery-Radot (1900/1948), S. 384

39 Hufeland (o. J. [ca. 1831]), S. 2, Art. Miasma (1840), S. 289

40 zitiert bei Dettke (1995), S. 301 und S. 215

41 Art. Miasma (1840), S. 293, S. 290

42 Nachrichten über die Cholera Morbus… (1831), S. 52

43 Temkin (1977/2007), S. 63

44 vgl. Ginzburg (1979/1988)

45 Loeffler (1884), S. 424

46 Pasteur (1880/1923), S. 36, S. 39

47 Vallery-Radot (1900/1948), S. 560

48 zitiert bei Türk (2011), S. 173

49 Loeffler (1887), S. 221

50 vgl. zu diesen drei ineinander verflochtenen Visualisierungstechniken Gradmann (2005), S. 79–81 und 113–116 und Schlich (2010)

51 Bericht über die Thätigkeit… (1887), S. 182

52 Instruction für die Sanitätsbehörden (1831), S. 9, Art. Miasma (1840), S. 292

53 53 Artikel Epidemia (1834), S. 346
54 Rapport sur la marche et les effets du Choléra-Morbus… (1832), S. 13
55 vgl. Rapport sur la marche… (1832), S. 141, vgl. für eine Chronik der Cholera-Ausbrüche in Südfrankreich 1834 und 1835 ganz ähnlich Hergt (1838)
56 vgl. hierzu auch Art. Epidemia (1834), S. 340 und Latour (1984/2007), S. 122
57 Koch (1901/1912), S. 566, S. 568
58 Boudin (1843/1844), S. IX
59 ebd., S. 91/92, S. 89
60 Pettenkofer (1855), S. 260, S. 37, Zweite Konferenz zur Erörterung der Cholerafrage (1885/1912)
61 Bericht über die Thätigkeit… (1887), S. 75
62 Rapport sur la marche… (1832), S. 112, S. 124/25
63 Snow (1855/1856), S. 86, S. 40/41
64 ebd., S. 70
65 Snow (1855/1856), S. 9, vgl. Latour (1984/2007), S. 142
66 für die Cholera-Epidemien des bakteriologischen Zeitalters vgl. Schader (1985), für die Spanische Grippe vgl. Outka (2020)
67 Mann (1912/1960), S. 461, S. 464, S. 472, S. 480, S. 483, S. 479
68 ebd., S. 480
69 ebd., S. 502
70 ebd., S. 520
71 Bericht über die Thätigkeit… (1887), S. 33 und 34, S. 36, S. 39
72 ebd., S. 36, S. 43
73 ebd., S. 43
74 vgl. Rapport sur la marche… (1832) und Report on the Mortality of Cholera in England (1852)
75 Bericht über die Thätigkeit… (1887), S. 26
76 ebd., S. 26, S. 27
77 ebd., S. 45
78 vgl. hierzu vor allem das materialreiche Standardwerk »Tod in Hamburg« von Evans (1987/1990)
79 Koch (1893c/1912), S. 208
80 ebd., S. 209, S. 210
81 ebd., S. 212
82 Koch (1893a/1912), S. 168 [Kursivsetzungen A. B.]. In Robert Kochs

Vortrag »Die Bekämpfung des Typhus« von 1902 wird die Kettenmetapher in entsprechender Weise auch für die bakteriologische Eindämmung dieser Seuche verwendet (vgl. Koch (1902/1912), S. 301)

83 Koch (1893c/1912), S. 213, S. 211, S. 210

84 ebd., S. 211

85 zitiert bei Dettke (1895), S. 204

86 Koch (1893c/1912), S. 201, S. 220, S. 212

87 Martínez/Scheffel (1999), S. 25

88 zitiert bei Goudsmit (2004), S. 148 und Wald (2008), S. 19

89 Latour (1984/2007), S. 144 und S. 150

90 Griesinger (1857), S. 255

91 Koch (1893c/1912), S. 215

92 v. Drigalski/Conradi (1901), S. 298/99

93 vgl. den zusammenfassenden Aufsatz von Prigge (1912), S. 289, zu dem Fall der 27 Jahre lang andauernden Ansteckungsfähigkeit vgl. Park (1908), S. 981

94 Koch (1902b/1912), S. 920

95 Prigge (1912), S. 293

96 Hammond (1879), S. 42, Kraepelin (1883/1893), S. 481 (in der 3. Auflage von 1889 fehlt dieser Abschnitt noch, in den weiteren Auflagen ist er minimal überarbeitet enthalten)

97 Boltanski (2012/2015)

98 zitiert bei Evans (1987/1990), S. 397

99 Koch (1882/1912), S. 428

100 Koch (1893c/1912), S. 250

101 ebd., S. 251

102 Latour (1984/2007), S. 158, vgl. Mendelsohn (2003/2007)

103 Soper (1907), S. 2020/2021, S. 2022, und Soper (1937), S. 703 und S. 712. Die hier übernommenen Eckdaten des Falles stammen von den beiden Aufsätzen Sopers und der Studie von Walzer Leavitt (1996).

104 Soper (1939), S. 701

105 Soper (1907), S. 2022

106 vgl. Prigge (1912), S. 303 über die »verhältnismäßig hohe Sterbeziffer nach Gallenblasenoperationen«; dieser Eingriff sei deshalb »nicht als zuverlässiges Heilverfahren« bei gesunden Überträgern anzusehen

107 Soper (1939), S. 704
108 108 vgl. zu diesen Fragen etwa Leavitt Walzer (1996), Hasian (2000/2007) und Wald (2008), S. 68–113
109 Soper (1939), S. 698 und S. 699, vgl. zu diesen Fragen auch Wald (2008), vgl. S. 71 und 84
110 Shilts (1987/2007), S. 157, vgl. hierzu auch Wald (2008), S. 232–234
111 Soper (1939), S. 710
112 Park (1908), S. 981
113 The Greater New York Charter (1897), § 1170, S. 577, vgl. zu der juristischen Diskussion Walzer Leawitt (1996), die die Unterlagen des New Yorker Supreme Court zu dem Fall untersucht hat.
114 vgl. die Akten am New York Supreme Court In the Matter of the Application for the Writ of Habeas Corpus for the Production of Mary Mallon, zitiert von Walzer Leawitt (1996), Kap.3: »A Menace to Community«
115 vgl. Prigge (1912), S. 293
116 vgl. hierzu Mendelsohn (1995) und die von ihm erwähnten zeitgenössischen Artikel
117 Bäumler (1917), S. 128
118 vgl. Crosby (1976/2003), S. 25, auf dessen quellenreiches Buch sich die Schilderungen der Spanischen Grippe in den USA im Folgenden vorwiegend stützen. Weitere historiographische Darstellungen der Pandemie, von denen die folgenden Seiten profitiert haben, stammen von Witte (2008/10), De Paolo (2014), Bauer (2016), Spinney (2017/2020) und Outka (2020).
119 vgl. Crosby (1976/2003), S. 17, S. 21
120 ausschnittsweise zitiert bei De Paolo (2014), S. 18, vgl. auch die Abschrift des gesamten Briefes auf https://www.digitalhistory.uh.edu/disp_textbook.cfm?smtID=3&psid=1112
121 In Europa und den USA waren die Todesraten am niedrigsten (vgl. etwa Spinney (2017/2020), S. 15). Eine umfassende Analyse der Grippepandemie zwischen 1918 und 1920 hätte daher zweifellos eine globale Perspektive zu wählen. Die in dieser Untersuchung über den Zusammenhang von Infektionslehren und Seuchendarstellungen gewählte Beschränkung auf Europa und die USA kommt vor allem im Zusammenhang mit der Spanischen Grippe an eine Grenze.
122 Crosby (1976/2003), S. 10

123 Witte (2008/10), S. 25
124 Pfeiffer (1892), S. 28 (Hervorhebungen im Original), Pfeiffer (1893), S. 357
125 Leichtenstern (1896), S. 2/3
126 Hübschmann (1922), S. 20, Crosby (1976/2003, S. 271 ff.) rekonstruiert die gleiche Diskussion für die USA
127 Sahli (1919), S. 3, Prein (1920), S. 111/12 und 114, Pfeiffer (1922), S. 1
128 Sahli (1919), S. 3, die Kriegstagebücher werden bei Winkle (1997/2021), S. 1046/47 zitiert
129 Sahli (1919), S. 8
130 Spengler (1919), S. 3, Crosby (1976/2003), S. 275
131 Hübschmann (1922), S. 52, Prein (1920), S. 121
132 Hübschmann (1922), S. 47, Sahli (1919), 4, vgl. zum Ende der Monokausalität auch Prein (1920), S. 111, 14, 118 und Bogusat (1923), S. 455
133 Roux zitiert nach Vallery-Radot (1900/1948), S. 677, Erste Konferenz zur Erörterung der Cholerafrage (1884), S. 37
134 Pfeiffer (1893), S. 359
135 Pfeiffer (1922), S. 2, vgl. ganz ähnlich Sahli (1919), S. 56 und Hübschmann (1922), S. 53
136 vgl. zu diesen Versuchen Crosby (1976/2003), S. 267–282
137 zitiert bei Crosby (1976/2003)
138 Hübschmann (1922), S. 42, vgl. Mendelsohn (1999/2007), S. 258, zitiert bei Mendelsohn (1999/2007), S. 246
139 Hübschmann (1922), S. 48
140 Pfeiffer (1893), S. 24
141 Crosby (1976/2003), S. 6, S. 40
142 vgl. etwa die statistischen Daten für das Deutsche Reich bei Bogusat (1923), S. 466
143 Witte (2008/10), S. 93/94, Crosby (1976/2003), S. 319
144 zitiert bei Outka (2020), S. 30
145 zitiert bei Outka (2020), S. 30
146 vgl. Mendelsohn (1999/2007), v. a. S. 243 ff.

1 Fenner u.a (1988), S. 512

2 Unzer (1778), S. 3. Zur Geschichte der Inokulation und Vakzination vgl. ausführlich Kapitel 4

3 vgl. etwa Hopfengärtner (1799), S. 68/69

4 Struensee (1764), S. 685. Zitiert bei Winkle (1997/2021), S. 872, Zumbusch (2011), S. 58, Türk (2011), S. 95. Dass die jüngeren Studien das Zitat von Stefan Winkle übernommen haben, lässt sich daran erkennen, dass alle die gleichen Fehler in der Abschrift der Originalstelle aufweisen.

5 Haywarth (1784/1786), S. 39/40 [diese Passage enthält in der deutschen Fassung an zwei Stellen offenbar fehlerhafte Wortdoppelungen, die von mir gestrichen wurden, A. B.]

6 Koschorke (1999), S. 193/194, S. 212, S. 133

7 zitiert bei Schuetze (2018), S. 97 und S. 106/07

8 vgl. zu den Anthrax-Briefen von 2001 den Essay von Sarasin (2004)

9 Kafka (1952/2011), S. 302, vgl. Siegert (1993), S. 21/22 und S. 196/197

10 Knies (1857), S. 221

11 Knies (1857), S. 222, S. 223, S. 224. Vgl. zum Einsatz des Telegraphen bei der Verbrecherjagd auch Wenzlhuemer (2015), S. 365, laut dessen Studie der erste telegraphisch unterstützte Fahndungserfolg der Polizei sich in London 1845 ereignete. Das Telegraphie-Kapitel in Marshall McLuhans Buch »Die magischen Kanäle« beginnt ebenfalls mit der Überführung eines geflüchteten Mörders durch die drahtlose Telegraphie.

12 Zweite Konferenz zur Erörterung ... (1885/1912), S. 163

13 Kübler (1901) gibt an, dass in England schon im Jahr 1801 über 100 000 Menschen vakziniert waren (vgl. S. 165), in Frankreich ca. 712 000 Personen im Jahr 1811 (vgl. S. 171) und in Russland knapp zwei Millionen Menschen im Jahr 1814 (vgl. S. 173). Berlin verzeichnete im gesamten Jahr 1811 nur noch sechs Pockentote (vgl. S. 192).

14 Instruction für die Sanitätsbehörden... (1831), S. 5, Dettke (1995), S. 66

15 Beilage zum 29sten Stück des Amtsblatts der Königl. Regierung zu Potsdam. Den 22. Juli 1831; in: Amts-Blatt der Königlichen Regierung zu Potsdam (1831), 26/27. Die Anweisung lässt sich

etwa auch in 1831 erschienenen Amtsblättern des Herzogtums Braunschweig und des Königreichs Bayern nachweisen.

16 Meyer (1962), S. 11
17 zitiert bei Dettke (1995), S. 196
18 vgl. hierzu Gaffky (1887), S. 169
19 Koch (1884/1912), S. 854, S. 855
20 Anonym (1901), Boobyer (1901)
21 vgl. Fenner (1988), S. 452
22 Meyer (1962), S. 11
23 Virchow (1848), S. 1
24 ebd., S. 163, S. 39, S. 18, S. 159
25 Bericht (1887), S. 1, Zetzsch (1883), S. 327
26 Bericht über die Thätigkeit... (1887), S. 1, S. 2
27 Erste Konferenz zur Erörterung... (1884/1912), S. 47
28 Koch (1893a/1912), S. 171, Koch (1893c/1912), S. 219
29 Koch (1884/1912), S. 852, Bericht über die Thätigkeit... (1887), S. VI
30 Report of the Central Board of Health... (1850), Appendix A, S. 1, vgl. auch die ganz ähnliche Stelle aus dem Bericht über die schottische Stadt Dumfries, in »Section IV«, S. 57.
31 Virchow (1868/1879), S. 447
32 Koch (1893c/1912), S. 211
33 zitiert bei Schmundt (2020)
34 Latour (1984/2007), S. 150
35 Bovermann/Hurtz (2021)
36 Krämer (2022), S. 67
37 rki.de/DE/Content/InfAZ/N/Neuartiges_Coronavirus/WarnApp/Warn_App.html?nn=13490888#doc14201188bodyText3
38 Lee (2020)
39 Dankbar (2020)
40 Hall/Scheuermann/Opitz (2021)
41 Kunkel (2020)
42 Kreye (2020)
43 Kunkel (2020), Beisel u. a. (2020)
44 Berndt/Hurtz (2020), Becker (2020), Tillmann (2020)
45 Anonym (2023), Slawik (2023)

VIERTES KAPITEL

1 Stettler (1972), S. 260
2 Thukydides (1950), S. 148, S. 145, Türk (2011), S. 22
3 vgl. Hopf (1902), S. 3, und Türk (2011), S. 31/32 und S. 39, sowie zum Gebrauch des Begriffs im 14. Jahrhundert Stettler (1972), S. 261
4 Zumbusch (2011), S. 66
5 Hopf (1902), S. 29 und S. 35
6 Canguilhem (1979), S. 110, Foucault (2004), S. 96, vgl. zur sozialpolitischen Bedeutung des Impfens im späten 19. und 20. Jahrhundert auch Thießen (2017), v. a. S. 9, S. 30 und S. 44/45
7 Timoni (1714), S. 72, The Letters and Works of Lady Mary Mortley Montagu (1861), S. 309 [die deutsche Übersetzung des Briefs bei Kübler (1901), S. 119, habe ich leicht angepasst, A. B.]
8 Timoni (1714), S. 72, Pylarini (1716/1809), S. 207 und 209, Montagu (1861), S. 308 und 309
9 Montagu (1861), S. 308, vgl. Voltaire (1731/2022), S. 35
10 Pylarini (1716/1809), S. 209, Timoni (1714), S. 73
11 Maitland (1722), S. 8. Charles Maitland schreibt in der derselben Passage, er habe die Operation im »März 1717« durchgeführt (S. 8). Der Brief Lady Montagus an Sarah Chisnell, in dem sie nur davon berichtet, sie »habe vor, ihren Sohn impfen zu lassen« (S. 309), ist auf den 1. April 1717 datiert. Vielleicht trügt Maitlands Erinnerung in der fünf Jahre später verfassten Abhandlung, oder das Ereignis, von dem er schreibt, fand genau zwischen dem Niederschreiben dieser Briefstelle Montagus und der nachträglichen Datierung statt.
12 Maitland (1722), S. 21, siehe zu diesen Menschenversuchen auch Silverstein (1989), S. 29–32
13 Maitland (1722), S. 20
14 vgl. Silverstein (1989), S. 31/32. Hopf (1902) schreibt, es hätten in den Wochen nach der Impfung der Königskinder »noch 200 andere die Impfung mit Erfolg überstanden« (S. 38)
15 vgl. Hopf (1902), S. 35
16 vgl. Kübler (1902), S. 122
17 Kübler (1902), S. 123, Voltaire (1731/2002), S. 35, S. 37
18 vgl. Kübler (1902), S. 122, und Silverstein (1989), S. 32

19 vgl. Silverstein (1989), S. 33, und Hopf (1902), S. 40
20 vgl. Hufeland (1789) und Hufeland (1798)
21 vgl. die Fallgeschichten 1 und 4 bei Jenner (1798/1911), S. 13 und S. 15/16
22 ebd., S. 14
23 ebd., S. 22, S. 23, S. 28, Türk (2011), S. 67
24 Kuhpockenimpfung zu Parchim – Nachrichten aus England (1800), S. 147, Jenner zitiert nach Kübler (1901), S. 165, über die Häufigkeit der Impfungen in den britischen Kolonien vgl. Fulford/Lee (2000), S. 162
25 Kübler (1901), S. 178, S. 171, S. 173, S. 184, S. 192
26 Jenner (1798/1911), S. 35
27 Hufeland (1800), S. 197
28 zitiert bei Fulford/Lee (2000), S. 145/46, meine Lektüre Moseleys folgt den Thesen dieses Aufsatzes
29 Thornton (1806), S. 385–387, vgl. zu diesem Fall auch Fulford/Lee (2000), S. 146
30 Wernher (1883), S. 39
31 Bremer (1802/1810), S. 73, S. 76, S. 77
32 vgl. Kübler (1901), S. 179. Eine nationale Impfpflicht in Deutschland wird kurz nach der Gründung des Deutschen Reichs 1874 eingeführt und dauert formell bis zur Auslöschung der Pocken 1980 an (vgl. dazu das instruktive Buch von Thießen [2017]).
33 vgl. Kübler (1901), S. 210
34 Wernher (1883), S. 39, Kübler (1901), S. 221
35 Hufeland (1789), S. 52, Kübler (1901), S. 219
36 Kübler (1901), S. 278
37 Jenner (1798/1911), S. 9 (Herv. A. B.)
38 ebd., S. 13, S. 14, S. 17, S. 18
39 ebd., S. 13
40 ebd., S. 10
41 Bloomfield (1804), o. S., S. 14 (»From yonder town infection found its way«); vgl. zum Zusammenhang von Kuhpockenimpfung, Ruralität und romantischer Lyrik die Studie von Fulford/Lee (2000), die aber die Bedeutung des Ländlichen für das Wissen um die Ansteckungswege bei Jenner nicht thematisieren.
42 zitiert bei Kübler (1901), S. 89

43 Griesinger (1857), S. 249/50 und S. 298
44 Poe (1842/43/1994), S. 23, S. 45/46
45 Benjamin (1974), S. 546, S. 542
46 Griesinger (1857), S. 120
47 Koch (1893c), S. 211
48 Mendelsohn (2003/2007), S. 181, S. 193, S. 179, S. 177
49 vgl. Boudin (1843/44), Kap. 8, S. 96–122, und Anonym (1874), v. a. S. 218 ff.
50 Pasteur (1880/1923), S. 48, S. 51. Der Medizinhistoriker Georg Sticker benutzt in seiner Übersetzung der vier Vorträge von 1923 das Wort »Virus« (lat. »Gift«) für den bakteriellen Erreger der Hühnercholera. Erst nach dem ersten Drittel des 20. Jahrhunderts etablierte sich im Sprachgebrauch der Medizin eine klare Abgrenzung dieser neuen biologischen Einheit von anderen Mikroorganismen.
51 so Sticker in seiner Einleitung zu den Vorträgen (Pasteur 1880/1923), S. 27
52 Pasteur (1880/1923), S. 40
53 ebd., S. 43
54 ebd., S. 43
55 Vallery-Radot (1900/1948), S. 422
56 Pasteur (1880/1923), S. 68
57 ebd., S. 70/71, S. 74 (die deutsche Übersetzung dieses Zitats ist leicht korrigiert, A. B.), S. 71
58 ebd., S. 68, S. 69
59 Vallery-Radot (1900/1948), S. 444, S. 453, S. 454, Pasteur (1880/1923), S. 28
60 Pfeiffer (1896), S. 97
61 Pasteur (1880/1923), S. 58/59
62 ebd., S. 52
63 Türk (2011), S. 175
64 Die Tollwut ist keine ansteckende Krankheit, weswegen diese Experimente hier nicht weiter ausgeführt sind.
65 Loeffler (1884), S. 481
66 zitiert bei Vallery-Radot (1900/1948), S. 677
67 Dieudonné (1896/1900), S. 3
68 Metschnikow (1901/1902), S. 434 [siehe z. B. auch S. 448], Vallery-Radot (1900/1948), S. 682

69 Behring (1892), S. 1, Behring (1894), S. 8, S. 10, zur Geschichte des »Antitoxin«-Begriffs vgl. Lindenmann (1984), S. 18
70 Behring/Wernicke (1892), S. 38, Behring (1894), S. 39
71 Behring/Wernicke (1892), S. 10, Behring (1894), vgl. S. 27 zum Sterberisiko und S. 35 zur Dauer des Schutzes
72 Behring (1890), S. 9 (Hervorhebung im Original), Behring (1892), S. 1, zur Kritik Virchows vgl. Behring (1894), v. a. S. 9, wenn er schreibt, man müsse Virchow »bekämpfen«.
73 Behring/Wernicke (1892), S. 11, S. 12 (Hervorhebung im Original)
74 vgl. etwa Sauerbeck (1909), v. a. S. 23
75 Römer (1904), S. 8, Silverstein (1989), S. 51
76 Ehrlich (1897), S. 311, S. 309, S. 311
77 ebd., S. 311 (Hervorhebung im Original)
78 vgl. Silverstein (1989), S. 51–56, der sagt, dass genuin zellulare Theorien der Immunität erst ab den 1960er Jahren wieder eine Rolle spielen, Sauerbeck (1909), S. 12
79 Pasteur (1880/1923), S. 71, Behring (1892), S. 6, Ehrlich (1897), S. 309, S. 324
80 zitiert bei Türk (2011), S. 114, S. 90
81 Römer (1904), S. 1, Ehrlich (1901), S. 867, Sauerbeck (1909), S. 23, zur Begriffsgeschichte des Wortes »Antigen« vgl. Lindenmann (1984), S. 282/283
82 vgl. zur Geschichte des Begriffs Moulin (1989), v. a. S. 293/94
83 Jerne, Niels, The Immune System: A Web of V-Domains, zitiert von Moulin (1989), S. 295
84 Haraway (1989/2014), S. 165, S. 166 (Hervorhebung im Original)

EPILOG

1 Adorno (1954/1997), S. 42, S. 43
2 Hufeland (1789), o. S., S. 3, S. 4

Bibliographie

Ackerknecht, Erwin (1948/2007), Antikontagionismus zwischen 1821 und 1867; in: Sarasin, Philipp u. a. (Hg.), Bakteriologie und Moderne: Studien zur Biopolitik des Unsichtbaren 1870–1920. Berlin, S. 71–110

Adorno, Thedor W. (1954/1997), Standort des Erzählers im zeitgenössischen Roman; in: ders., Gesammelte Schriften, Band 11: Noten zur Literatur. Frankfurt am Main, S. 41–48

Altman, Lawrence (1982a), Clue Found on Homosexuals' Precancer Syndrome; in: New York Times, 18. 6., S. B8

Altman, Lawrence (1982b), Five States Report Disorders in Haitians' Immune Systems; in: New York Times, 9. 7., S. D15

Ambrose, Charles (2005), Osler and the Infected Letter; in: Emerging Infectious Diseases, Jg. 11, S. 689–693

Amts-Blatt der Königlichen Regierung zu Potsdam und der Stadt Berlin (1831), Potsdam.

Annual Report of the Commissioners of Quarantine of the State of New York (1888), New York.

Anonym (1831), Die Cholera in Berlin, nach Alter, Ständen, Gewerben und Wochentagen; in: Cholera Zeitung, 27. Dezember

Anonym (1831/1832), Die Cholera in Paris; in: Hufelands Journal der practischen Heilkunde, Jg. 74, S. 101–116 und 75, S. 96–110

Anonym (1874), Choleraberichte; in: Allgemeine Zeitschrift für Epidemiologie, Jg. 1, Erster Band, S. 198–225

Anonym (1901), A Letter Blamed for an Epidemic of Small-pox; in: New York Medical Journal, Jg. 73, S. 600

Anonym (1910), Enteric Fever Carriers; in: Nature, Jg. 85, S. 145

Anonym (1961), Impfbücher statt loser Scheine; in: Frankfurter Allgemeine Zeitung, 30. 5., S. 11

Anonym (1982), AIDS Incidence Widens; in: Facts on File World News Digest, 10. 12.

Anonym (1983), Wie die Pest; in: Der Spiegel, 11. 7., S. 146–147
Anonym (1984), Die Bombe ist gelegt; in: Der Spiegel, 5. 11., S. 100–114
Anonym (2023), Corona-Warn-App wird in den Schlafmodus versetzt; in: Der Spiegel, 27. 3., https://www.spiegel.de/netzwelt/apps/corona-warn-app-wird-in-den-schlafmodus-versetzt-a-8a1d4813-b6f8–410e-9c9b-924b0647b4e4
Ansteckung (1828); in: Encyclopädisches Wörterbuch der medicinischen Wissenschaften, Bd. 2, S. 621–627
Ansteckungsstoff (1828); in: Encyclopädisches Wörterbuch der medicinischen Wissenschaften, Bd. 2, S. 630–635
Auerbach, David u. a. (1984), Cluster of Cases of the Acquired Immune Deficiency Syndrome; in: American Journal of Medicine, Jg. 76, S. 487–492
Aus den Erlebnissen der Provinz Preußen im Jahre 1831 beim ersten Auftreten der Cholera; in: Altpreußische Monatsschrift 21 (1884), S. 1–58

Baldwin, Peter (1999), Contagion and the State in Europe, 1830–1930. Cambridge.
Barry, John (2004), The Great Influenza: The Story of the Deadliest Pandemic in History. New York.
Bary, Anton de (1885), Vorlesungen über Bacterien. Leipzig.
Bäumler (1917), Vereins- und Kongressberichte: Freiburger Medizinische Gesellschaft, 21. XI. 1916; in: Deutsche Medizinische Wochenschrift, Jg. 43., S. 127–128
Behring, Emil / Kitasato, Shibasauro (1890), Ueber das Zustandekommen der Diphtherie-Immunität und der Tetanus-Immunität bei Thieren; in: Deutsche medizinische Wochenschrift, Jg. 16, S. 1113–1114
Behring, Emil (1890), Untersuchungen über das Zustandekommen der Diphtherie-Immunität bei Thieren; in: Deutsche medizinische Wochenschrift, Jg. 16. Sonderdruck.
Behring, Emil (1892), Die Blutserumtherapie bei Diphtherie und Tetanus; in: Zeitschrift für Hygiene, Jg. 12, S. 1–9
Behring, Emil / Wernicke, Erich (1892), Ueber Immunisirung und Heilung von Versuchsthieren bei der Diphtherie; in: Zeitschrift für Hygiene, Jg. 12, S. 10–44
Behring, Emil (1894), Das neue Diphtheriemittel. Berlin.
Behring, Emil (1915), Gesammelte Abhandlungen. Neue Folge. Bonn.

Belehrung über die gegen die Cholera anzuwendenden Schutzmaßnahmen und ersten Hilfeleistungen. Berlin, 1831

Benjamin, Walter (1974), Das Paris des Second Empire bei Charles Baudelaire; in: ders., Gesammelte Schriften, Band I.2. Frankfurt am Main, S. 511–604

Becker, Kim Björn (2020), Nachverfolgung im Trippelschritt; in: Frankfurter Allgemeine Zeitung, 22. 10., https://www.faz.net/aktuell/politik/inland/wie-sehr-hilft-die-corona-app-wirklich-17013462.html

Beisel, Karoline Meta u..a (2020), Ob das wirklich was bringt?; in: Süddeutsche Zeitung, 3. 9., https://www.sueddeutsche.de/gesundheit/corona-warn-app-coronavirus-covid-19–1.5020243

Bericht über die Thätigkeit der zur Erforschung der Cholera im Jahre 1883 nach Egypten und Indien entsandten Kommission, unter Mitwirkung von Robert Koch, bearbeitet von Dr. Georg Gaffky (1887). Berlin.

Berliner Cholera Zeitung (1831): Materialien zur Geschichte und Behandlung der asiatischen Cholera, mit Benutzung amtlicher Quellen. Berlin

Berndt, Christina / Hurtz, Simon (2020), Aus dem Tal der Tränen; in: Süddeutsche Zeitung, 21. 10., S. 14

Blanchard, Frank (1981), Frequent Homosexual Contact with Strangers Linked to rare Cancer; in: Associated Press, 18. 6.

Bloomfield, Robert (1804), Good Tidings, or News from the Farm. A Poem. London.

Bogusat [Hans] (1923), Die Influenza-Epidemie 1918/19 im Deutschen Reiche; in: Arbeiten aus dem Reichsgesundheitsamte, 53. Band, Zweites Heft. Berlin, S. 443–466

Boltanski, Luc (2012/2015), Rätsel und Komplotte: Kriminalliteratur, Paranoia, moderne Gesellschaft. Berlin.

Boobbyer, Philip (1901), Small-pox in Nottingham and Elsewhere; in: The Lancet, Jg. 157, S. 1232.

Bovermann, Philipp / Hurtz, Simon (2021), Ist die Corona-App kaputt; in: Süddeutsche Zeitung, 19. 1., https://www.sueddeutsche.de/digital/corona-app-faq-1.5179583?reduced=true

Buek, H. W. (1831), Der bisherige Verlauf der jetzt besonders in Rußland herrschenden Cholera. Hamburg.

Boudin, Jean Christian (1843/44), Versuch einer medicinischen Geographie oder Studien über die Gesetze der geographischen Verbreitung

der Krankheiten und ihres gegenseitigen topographischen Verhaltens. Erlangen.
Bratescu, Gheorghe (1979), Seuchenschutz und Staatsinteressen im Donauraum (1750–1850); in: Sudhoffs Archiv, Jg. 63, S. 35–44
Bremer, Johann-Immanuel (1802/1810), Die Kuhpocken. Kurzgefaßte Übersicht, was wir von der Geschichte, von dem Verlauf und der Wirkung der Kuhpocken glaubwürdig wissen, und was in Berlin angestellte Erfahrungen und Versuche darüber gelehrt haben. Dritte Auflage. Berlin.
Briese, Olaf (2003), Angst in Zeiten der Cholera. 4 Bände. Berlin.
Byrd, Robert (1982a), First Homosexuals and Haitians, now Hemophiliacs; in: Associated Press, 15. 7.
Byrd, Robert (1982b), Acquired Immune Deficiency Syndrome Continues to Spread; in: Associated Press, 9. 12.

Canguilhem, Georges (1979), Der Beitrag der Bakteriologie zum Untergang der »medizinischen Theorien« im 19. Jahrhundert; in: ders., Wissenschaftsgeschichte und Epistemologie. Frankfurt am Main, S. 110–133
Carmichael, Ann / Silverstein, Arthur (1987), Smallpox in Europe Before the 17th Century; in: Journal of the History of Medicine, Jg. 42, S. 147–168
Ceely, Robert (1840/1841), Beobachtungen über die Kuhpocken, die Vaccination, die Retrovaccination und die Variolation der Kühe. Stuttgart.
Cohn, Ferdinand (1872), Ueber Bacterien, die kleinsten lebenden Wesen. Berlin.
Coleman, William (1982), Death is a Social Disease: Public Health and Political Economy in Early Industrial France. Madison.
Coleman, William (1987), Yellow Fever in the North: The Methods of Early Epidemiology. Madison.
Collier, Richard (1974), The Plague of the Spanish Lady. The Influenca Pandemic of 1919–1919. New York.
Corbin, Alain (1982/1984), Pesthauch und Blütenduft: Eine Geschichte des Geruchs. Berlin.
Crosby, Alfred (1976/2003), America's Forgotten Pandemic: The Influenza of 1918. Cambridge.

Dana, C. L. (1884), Folie de doute and Mysophobia; in: Alienist and Neurologist, S. 512–519
Dankbar, Christine (2020), Mit der Corona-App schneller ins Kino?; in: Berliner Zeitung, 12. 5., S. 4
Deria, A. u.a (1980), The World's Last Endemic Case of Smallpox: Surveillance and Containment Measures; in: Bulletin of the World Health Organization, Jg. 58, S. 279–283
De Kruif, Paul (1926), The Microbe Hunters. New York.
De Paolo, Charles (2014), Pandemic Influenza in Fiction. A Critical Study. Jefferson.
Dettke, Barbara (1995), Die asiatische Hydra. Die Cholera von 1830/31 in Berlin und den preußischen Provinzen Posen, Preußen und Schlesien. Berlin.
Die Maßregeln zur Bekämpfung der Cholera (1895/1912); in: Koch, Robert, Gesammelte Werke. Zweiter Band, erster Teil. Leipzig, S. 262–266
Dinges, Martin / Schlich, Thomas (Hg.) (1995), Neue Wege in der Seuchengeschichte. Stuttgart.
Dieudonné, Adolf (1896/1900), Schutzimpfung und Serumtherapie. Zusammenfassende Übersicht über die Immunitätslehre. Zweite, gänzlich umgearbeitete Auflage. Leipzig.
Drigalski / Conradi (1902), Ueber ein Verfahren zum Nachweis der Typhusbacillen; in: Zeitschrift für Hygiene und Infectionskrankheiten, Jg. 39, S. 283–300
Dungern, Emil von (1903), Die Antikörper. Resultate früherer Forschungen und neue Versuche. Jena.
Dzondi, K. H. (1822), Ueber Contagien, Miasmen und Gifte. Ein Versuch, die Natur derselben genauer zu bestimmen und einen allgemeinen festen Sprachgebrauch in Hinsicht ihrer zu begründen. Leipzig.

Eady, Brenda (1982), »Gay Plague« Showing up Among Haitian Refugees; in: Miami Herald, 9. Juli, S. D2
Ehrlich, Paul (1897), Die Wertbemessung des Diphtherieheilserums und deren theoretische Grundlagen; in: Klinisches Jahrbuch, Jg. 6, S. 299–326
Ehrlich, Paul (1901), Die Schutzstoffe des Blutes; in: Deutsche medizinische Wochenschrift, Jg. 27, S. 865–867, S. 888–891 und S. 913–916
Ehrlich, Paul / Sachs, Hans (1905), Toxin und Antitoxin und die Wege ihrer Erforschung. Leipzig.

Ellis, Ryan (2017), Disinfecting the Mail: Disease, Panic, and the Post Office Department in Nineteenth-Century America; in: Information and Culture, Jg. 52, S. 436–461

Epidemia (1834); in: Encyclopädisches Wörterbuch der medicinischen Wissenschaften. Bd. 11, S. 336–347

Erste Konferenz zur Erörterung der Cholerafrage am 26. Juli 1884 in Berlin (1884/1912), in: Koch, Robert, Gesammelte Werke. Zweiter Band, erster Teil. Leipzig, S. 20–60

Esposito, Roberto (2004), Immunitas. Schutz und Negation des Lebens. Zürich.

Essoyan, Susan (1982), Study Shows Immune System Impaired Among Homosexuals; in: Associated Press, 15. 9

Evans, Richard (1987/1990), Tod in Hamburg. Stadt, Gesellschaft und Politik in den Cholera-Jahren 1830–1910. Reinbek b. Hamburg.

Fannin, S. u. a. (1982), A Cluster of Kaposi's Sarcoma and Pneumocystis carinii Pneumonia among Homosexual Male Residents of Los Angeles and Orange Counties, California; in: Morbidity and Mortality Weekly Report, Jg. 31, 18. Juni, S. 305–307

Fenner, Frank u. a. (1988), Smallpox and its Eradication. Genf.

Foucault, Michel (2004), Sicherheit, Territorium, Bevölkerung: Geschichte der Gouvernementalität 1. Frankfurt am Main.

Friedman-Kien, Alvin u. a. (1981), Kaposi's Sarcoma and *Pneumocystis* Pneumonia Among Homosexual Men – New York City and California; in: Morbidity and Mortality Weekly Report, 30. Jg., 3. Juli, S. 305–308

Frosch, P. (1903), Ueber regionäre Typhusimmunität; in: Festschrift zum sechzigsten Geburtstage von Robert Koch, herausgegeben von seinen dankbaren Schülern. Jena, S. 691–703

Fulford, Tim / Lee, Debbie (2000), The Jenneration of Disease. Vaccination, Romanticism and Revolution; in: Studies in Romanticism 39, S. 139–163

Gaffky, Georg (1884), Zur Aetiologie des Abdominaltyphus. Mit einem Anhange: Eine Epidemie von Abdominaltyphus unter den Mannschaften des 3. Brandenburgischen Infantierie-Regiments No. 20 im Sommer 1882; in: Mittheilungen aus dem kaiserlichen Gesundheitsamte 2, S. 372–420

Ginzburg, Carlo (1979/1988), Spurensicherungen: Über verborgene Geschichte, Kunst und soziales Gedächtnis. München.
Gottlieb, Michael u. a. (1981), *Pneumocystis* Pneumonia – Los Angeles; in: Morbidity and Mortality Weekly Report, 30. Jg., 5. Juni, https://ajph.aphapublications.org/doi/full/10.2105/AJPH.96. 6.980?role=tab
Goudsmit, Jaap (2004), Viral Fitness. The next SARS and West Nile in the Making. Oxford.
Gradmann, Christoph (2005), Krankheit im Labor. Robert Koch und die medizinische Bakteriologie. Göttingen.
Griesinger Wilhelm (1857), Infectionskrankheiten: Malariakrankheiten, gelbes Fieber, Typhus, Pest, Cholera. Handbuch der speciellen Pathologie und Therapie. Bd. 2, Abth. 2. Erlangen.

Hähner-Rombach, Sylvelyn (2000), Sozialgeschichte der Tuberkulose. Vom Kaiserreich bis zum Ende der Berücksichtigung Württembergs. Stuttgart.
Hall, Kevin / Scheuermann, Klaus / Opitz, Sven (2021), Ein Unterschied, der keinen Unterschied macht?, https://blog.kulturwissenschaften.de/ein-unterschied-der-keinen-unterschied-macht/
Hammond, William (1879), Mysophobia; in: ders., Neurological Contributions, Vol. 1. New York, S. 40–54
Haraway, Donna (1989/2014), Die Biopolitik postmoderner Körper: Konstitutionen des Selbst im Diskurs des Immunsystems; in: Folkers, Andreas / Lemke, Thomas (Hg.), Biopolitik: Ein Reader. Berlin, S. 134–188
Hasian, Marouf A. (2000/2007), Macht, medizinisches Wissen und die rhetorische Erfindung der »Typhoid Mary«; in: Sarasin, Philipp u. a. (Hg.), Bakteriologie und Moderne: Studien zur Biopolitik des Unsichtbaren 1870–1920. Berlin, S. 496–521
Haygarth, John (1784/1786), Untersuchung wie den Blattern zuvorzukommen sey. Berlin und Stettin.
Heim, Franz (1838), Historisch-kritische Darstellung der Pockenseuchen und des gesammten Impf- und Revaccinationswesens im Königreich Württemberg. Stuttgart.
Heine, Heinrich (1832/2020), Ich rede von der Cholera. Ein Bericht aus Paris von 1832. Hamburg.
Henle, Jakob (1840/1910), Von den Miasmen und Kontagien und von den miasmatisch-kontagiösen Krankheiten. Reprint. Leipzig.

Hergt, Carl (1838), Geschichte der beiden Cholera-Epidemien des südlichen Frankreichs in den Jahren 1834 und 1835. Coblenz.

Hopf, Ludwig (1902), Immunität und Immunisirung: eine medicinisch-historische Studie. Tübingen.

Hopfengärtner, Philipp Friderich (1799), Beobachtungen und Untersuchungen über die Pokkenkrankheit. Stuttgart.

Huber (1831), Rettung von der Cholera. Tagebuch aus Saratow vom 10. bis 31. August. Dessau.

Hübschmann, Paul (1922), Die Ätiologie der Influenza; in: Ergebnisse der Hygiene, Bakteriologie, Immunitätsforschung und experimentellen Therapie. Fünfter Band. Berlin, S. 19–70

Hufeland, Christoph Wilhelm (1789), Bemerkungen über die natürlichen und künstlichen Blattern zu Weimar im Jahr 1788. Weimar.

Hufeland, Christoph Wilhelm (1798), Bemerkungen über die medizinischen und inokulierten Blattern. Berlin.

Hufeland, Christoph Wilhelm (1800), Kurze Uebersicht der bisher in England gemachten Erfarungen über die Kuhpocken – Impfinstitut dafür zu London – Erfarungen zu Hannover, Wien und Berlin – Nachschrift des Herausgebers; in: Journal der practischen Arzneykunde und Wundarzneykunst, Jg. 10, 2. Stück, S. 163–198

Hufeland, Christoph Wilhelm (o. J. [ca. 1831]), Ueber den Unterschied von epidemischer Constitution, Epidemie, und Contagion, und die Verschiedenheit mittelbarer und unmittelbarer, lebender und todter Contagiosität, mit Rücksicht auf die orientalische Cholera. Berlin.

Hufeland, Christoph Wilhelm (1832), Worüber streitet man. Was heißt Ansteckung. Was heißt Contagionist und Nichtcontagionist bei der Cholera; in: Hufelands Journal 74, 1. St., S. 109–116

Hufeland, Christoph Wilhelm (1835), Unterschied von Epidemie, Contagion und Infection. Ein Beitrag über die Contagiosität des gelben Fiebers. Berlin.

Humm, Caroline (1986), Die Geschichte der Pockenimpfung im Spiegel der Impfgegner. München.

Instruction für die Sanitäts-Behörden zum Behufe die Gränzen der k. k. österreichischen Staaten vor dem Einbruche der im kaiserlich-russischen Reiche herrschenden Brechruhr (Cholera morbus) zu sichern (1831). Hannover.

Jenner, Edward (1798/1911), Untersuchung über die Ursachen und Wirkungen der Kuhpocken. Leipzig.
Jenner, Edward (1799/1800), Fortgesetzte Beobachtungen über die Kuhpocken. Hannover.
Jennrich, Peter (1983), Wie gefährlich ist AIDS? Steckbrief eines Killers; in: DIE ZEIT, 7.10., S. 33–36
Jerne, Nils (1974), Towards a Network Theory of the Immune System; in: Annales d'Immunologie. Jg. 125, S. 373–389

Kafka, Franz (1952/2011), Briefe an Milena. Frankfurt am Main.
Keerdoya, Eileen u. a. (1982), »Homosexual Plague« Strikes New Victims; in: Newsweek, 23. 8., S. 10
Klare, Hans-Hermann (1983), Todkrank und ausgestoßen; in: Stern 31, S. 90–93
Klebs, Edwin (1878), Ueber die Umgestaltung der medicinischen Anschauungen in den letzten drei Jahrzehnten. Leipzig.
Knies, Karl (1857), Der Telegraph als Verkehrsmittel. Tübingen.
Koch, Robert (1876/1912), Zur Ätiologie der Milzbrandkrankheit; begründet auf die Entwicklungsgeschichte des Bacillus Anthracis; in: ders., Gesammelte Werke. Erster Band. Leipzig, S. 5–25
Koch, Robert (1878/1912), Untersuchungen über die Ätiologie der Wundinfektionskrankheiten; in: ders., Gesammelte Werke. Erster Band. Leipzig, S. 61–108
Koch, Robert (1882/1912), Die Ätiologie der Tuberkulose; in: Gesammelte Werke. Erster Band. Leipzig, S. 428–445
Koch, Robert (1884/1912), Einfuhrverbot für gebrauchte Wäsche bei Cholera; in: Gesammelte Werke. Zweiter Band, zweiter Teil. Leipzig, S. 853–855
Koch, Robert (1890/1912), Über bakteriologische Forschung; in: Gesammelte Werke. Erster Band. Leipzig, S. 650–660
Koch, Robert (1893a/1912), Über den augenblicklichen Stand der bakteriologischen Choleradiagnose; in: Gesammelte Werke Zweiter Band, erster Teil. Leipzig, S. 167–180
Koch, Robert (1893b/1912), Wasserfiltration und Cholera; in: Gesammelte Werke Zweiter Band, erster Teil. Leipzig, S. 183–206
Koch, Robert (1893c/1912), Die Cholera in Deutschland während des Winters 1892 bis 1893; in: Gesammelte Werke Zweiter Band, erster Teil. Leipzig, S. 207–261

Koch, Robert (1901/1912), Die Bekämpfung der Tuberkulose unter Berücksichtigung der Erfahrungen, welche bei der erfolgreichen Bekämpfung anderer Infektionskrankheiten gemacht sind; in: Gesammelte Werke. Erster Band. Leipzig, S. 566–577

Koch, Robert (1902/1912), Über die Bazillenträgerfrage; in: Gesammelte Werke. Zweiter Band, zweiter Teil. Leipzig, S. 920

Kornfeld, H. u. a. (1982), T-Lymphocyte Subpopulations in Homosexual Men; in: New England Journal of Medicine, 307. Jg., 16. 9., S. 729–731

Koschorke, Albrecht (1999), Körperströme und Schriftverkehr. Mediologie des 18. Jahrhunderts. München.

Koschorke, Albrecht (2007), Zur Logik kultureller Gründungserzählungen; in: Zeitschrift für Ideengeschichte, Jg. 2, S. 5–12

Krämer, Dennis (2022), Von Körpern, Mustern und Infektionen: Digitale Selbstverdatung als pandemisches Ordnungsprinzip; in: Krämer, Dennis / Haltaufderheide, Joschka / Vollmann, Jochen, Technologien der Krise: Die Covid-19-Pandemie als Katalysator neuer Formen der Vernetzung. Bielefeld, S. 63–85

Kraepelin, Emil (1883/1893), Psychiatrie. Ein kurzes Lehrbuch für Studirende und Ärzte. Vierte, vollständig umgearbeitete Auflage. Leipzig.

Kübler, Paul (1901), Geschichte der Pocken und der Impfung. Berlin.

Kuhpockenimpfung zu Parchim – Nachrichten aus England (1800); in: Journal der practischen Arzneykunde und Wundarzneykunst, Jg. 11, 1. Stück, S. 134–148

Kunkel, Christina (2020), Was nutzt die Corona-Warn-App?; in: Süddeutsche Zeitung, 16. 8., https://www.sueddeutsche.de/gesundheit/corona-app-warnung-covid-risiko-downloadss-rki-1.4998898

Kreye, Andrian (2020), Die Corona-App muss mehr Daten sammeln; in: Süddeutsche Zeitung, 30. 11., https://www.sueddeutsche.de/kultur/corona-warn-app-datenschutz-kommentar-1.5131425?reduced=true

Latour, Bruno (1984/2007), Krieg und Frieden. Starke Mikroben – schwache Hygieniker; in: Sarasin, Philipp u. a. (Hg.), Bakteriologie und Moderne: Studien zur Biopolitik des Unsichtbaren. Frankfurt am Main, S. 111–175

Leary, Warren (1982), Doctors Link More Rare Cancers to Homosexuals; Associated Press, 31. 3.

Lee, Felix (2020), Die App ist kein Allheilmittel; in: taz, 24.8., S. 8
Leichtenstern, Otto (1896), Influenza und Dengue: Specielle Pathologie und Therapie. IV. Band, I. Hälfte. Wien.
Lindenmann, Jean (1984), Origin of the Terms »Antibody« and »Antigen«; in: Scandinavian Journal for Immunology, Jg. 19, S. 281–285
Loeffler, Friedrich (1884), Untersuchungen über die Bedeutung der Mikroorganismen für die Entstehung der Diphtherie beim Menschen, bei der Taube und beim Kalbe; in: Mittheilungen aus dem kaiserlichen Gesundheitsamte 2, S. 421–499
Loeffler, Friedrich (1887), Vorlesungen über die geschichtliche Entwickelung der Lehre von den Bacterien. Für Aerzte und Studirende. Leipzig.

Maitland, Charles (1722), Account of Inoculating the Small Pox. London.
Mann, Thomas (1912/1960), Der Tod in Venedig; in: ders., Gesammelte Werke in dreizehn Bänden. Band acht: Erzählungen. Frankfurt am Main, S. 444–525
Martin, Emily (1994), Flexible Bodies: The Role of Immunity in American Culture from the Days of Polio to the Age of Aids. Boston.
Martínez, Matías / Scheffel, Michael (1999), Einführung in die Erzähltheorie. München.
Meader, Treatment of Typhoid Carrier; in: NY State Journal of Medicine 12 (1912), S. 355 ff.
Mendelsohn, Andrew (1995), »Typhoid Mary« Strikes Again: The Social and the Scientific in the Making of Public Health; in: Isis 86, S. 268–277
Mendelsohn, Andrew (1999/2007), Von der »Ausrottung« zum Gleichgewicht: Wie Epidemien nach dem Ersten Weltkrieg komplex wurden; in: Sarasin, Philipp u. a. (Hg.), Bakteriologie und Moderne: Studien zur Biopolitik des Unsichtbaren. Frankfurt am Main, S. 239–281
Mendelsohn, Andrew (2003/2007), Der Mikroskopiker des modernen Lebens. Alexandre Yersin als Flaneur in Paris; in: Sarasin, Philipp u. a. (Hg.), Bakteriologie und Moderne: Studien zur Biopolitik des Unsichtbaren. Frankfurt am Main, S. 176–219
Metschnikow, Ilja (1901/1902), Immunität bei Infektionskrankheiten. Jena
Meyer, Karl Friedrich (1962), Disinfected Mail. Historical Review and Tentative Listing of Cachets, Handstamp Markings, Wax Seals, Wafer

Seals and Manuscript Certifications Alphabetically Arranged According to Countries. Holton.
Miasma (1840); in: Encyclopädisches Wörterbuch der medicinischen Wissenschaften, Bd. 23, S. 288–306
Moulin, Anne Marie (1989), Immunology Old and New: The Beginning and the End; in: Mazumdar, Pauline (Hg.), Immunology 1930–1980: Essays on the History of Immunology. Toronto, S. 290–298
Münch, Ragnhild (Hg.) (1994), Pocken zwischen Alltag, Medizin und Politik. Berlin.

Nachrichten über die Cholera Morbus und ihre schrecklichen Verheerungen im Jahr 1830, mitgetheilt von zwey evangelischen Pastoren im Russischen Gouvernment Saratow (1831). Basel.
Nietzsche, Friedrich (1873/1966), Über Wahrheit und Lüge im außermoralischen Sinn; in: ders., Werke in drei Bänden, herausgegeben von Karl Schlechta. Band 3, S. 309–322. München.

Outka, Elizabeth (2020), Viral Modernism. The Influenza Pandemic and Interwar Literature. New York.

Pallen, Max (2018), The Last Days of Smallpox: Tragedy in Birmingham. o. O.
Park, William (1908), Typhoid Bacilli Carriers; in: Journal of the American Medical Association, Jg. 51, S. 981–982
Pasteur, Louis (1878), The Germ Theory and its Applications to Medicine and Surgery, sourcebooks.fordham.edu/mod/1878pasteur-germ.asp [frz. Original in: Comptes Rendus de l'Académie des Sciences 1878, S. 1037–1043]
Pasteur, Louis (1880/1923), Die Hühnercholera, ihr Erreger, ihr Schutzimpfstoff. Übersetzt und eingeleitet von Georg Sticker. Leipzig.
Pépin Jacques (2011/2020), The Origins of AIDS. Revised and Updated Edition. Cambridge.
Pettenkofer, Max (1855), Untersuchungen und Beobachtungen über die Verbreitungsart der Cholera nebst Betrachtungen über Maßregeln, derselben Einheit zu thun. München.
Pfeiffer, Richard (1892), Vorläufige Mittheilungen über die Erreger der Influenza; in: Deutsche medizinische Wochenschrift, Jg. 18, S. 28

Pfeiffer, Richard (1893), Die Aetiologie der Infuenza; in: Zeitschrift für Hygiene und Infectionskrankheiten, Jg. 13, S. 357–386
Pfeiffer, Richard (1896), Ein neues Grundgesetz der Immunität; in: Deutsche medizinische Wochenschrift, Jg. 22, S. 97–99 und S. 119–122
Pfeiffer, Richard (1922), Das Influenzaproblem; in: Ergebnisse der Hygiene, Bakteriologie, Immunitätsforschung und experimentellen Therapie. Fünfter Band. Berlin, S. 1–18
Poe, Edgar Allan (1842/43/1994), Das Geheimnis um Marie Rôget; in: ders., Gesammelte Werke in fünf Bänden. Band III: Der schwarze Kater. Erzählungen. Frankfurt am Main, S. 7–79
Prein, F. (1920), Zur Influenzapandemie 1918: auf Grund bakteriologischer, pathologisch-anatomischer und epidemiologischer Beobachtungen; in: Zeitschrift für Hygiene und Infektionskrankheiten, Jg. 90, S. 65–126
Prigge, F. (1912), Bazillenträger und Dauerausscheider: Ihre Entstehung, Verbreitung, Gefährlichkeit und Bekämpfung; in: Denkschrift über die seit dem Jahre 1903 unter Mitwirkung des Reichs erfolgte systematische Typhusbekämpfung im Südwesten Deutschlands. Berlin, S. 276–309
Pylarini, Jacob (1716/1809), A New and safe Method of communicating the Small-pox by Inoculation, lately invented and brought into use; in: The Philosopical Transactions of the Royal Society of London. From their Commencement in 1665 to the Year 1800. Vol. VI: From 1713 to 1723, S. 207–210

Rapport sur la marche et les effets du cholera-morbus dans Paris et les communes rurales du department de la Seine (1832). Paris.
Report of the Central Board of Health on the Epidemic Cholera of 1848 & 1849 (1850), London.
Report on the Mortality of Cholera in England, 1848–1849 (1852), London, http://kora.matrix.msu.edu/files/21/120/15–78–1EE-22-GRO-1852-Report48–49.pdf
Römer, Paul (1904), Die Ehrlichsche Seitenkettentheorie und ihre Bedeutung für die medizinischen Wissenschaften. Wien.
Roux, Émile /Yersin, Alexandre (1888), Contribution à l'étude de la diphtérie 1; in: Annales de l'Institut Pasteur, Jg. 2, S. 629–661
Roux, Émile /Yersin, Alexandre (1889), Contribution à l'étude de la diphtérie 2; in: Annales de l'Institut Pasteur, Jg. 3, S. 273–288

Rust, Johann (1831), Magazin für die gesamte Heilkunde, mit besonderer Rücksicht auf das allgemeine Sanitäts-Wesen im Königlich Preußischen Staate. 22. Band. Berlin.

Sahli, Hermann (1919), Ueber die Influenza; in: Correspondenz-Blatt der Schweizer Aerzte, Jg. 49, S. 1–18
Sarasin, Philipp (2004), »Anthrax«: Bioterror als Phantasma. Frankfurt am Main.
Sarasin, Philipp u. a. (2007), Bakteriologie und Moderne. Eine Einleitung; in: Sarasin, Philipp u. a. (Hg.), Bakteriologie und Moderne: Studien zur Biopolitik des Unsichtbaren. Frankfurt am Main, S. 8–43
Sauerbeck, Ernst (1909), Die Krise in der Immunitätsforschung. Leipzig.
Schader, Brigitte (1985), Die Cholera in der Literatur. Diss. Gräfelfing.
Schlich, Thomas (2010), Repräsentationen von Krankheitserregern. Wie Robert Koch Bakterien als Krankheitsursache dargestellt hat; in: Rheinberger, Hans-Jörg u. a. (Hg.), Räume des Wissens: Repräsentation, Codierung, Spur. Berlin, S. 165–190
Schmundt, Hilmar (2020), Elektronische Impfung, 20. März, https://www.spiegel.de/netzwelt/apps/corona-apps-aus-deutschland-elektronische-impfung-a-c0a45175-3fa5-4c2f-a264-35ecb36594fd
Schuetze, Sarah (2018), Carrying Home the Enemy: Smallpox and Revolution in American Love and Letters, 1775–76; in: Early American Literature, Jg. 53, S. 97–125
Seth, Catriona (2013), Textually Transmitted Diseases: Smallpox Inoculation in French Literary and Medical Works; in: Vasset, Sophie (Hg.), Medicine and Narration in the Eighteenth Century. Oxford, S. 125–138
Shilts, Randy (1987/2007), And the Band Played on. Politics, People, and the AIDS Epidemic. New York City.
Shuttleton, David (2007), Smallpox and the Literary Imagination 1660–1820. Cambridge.
Siegert, Bernhard (1993), Relais: Geschicke der Literatur als Epoche der Post. Berlin.
Silverstein, Arthur (1989), A History of Immunity. San Diego.
Slawik, Angelika (2023), Nervensäge außer Dienst; in. Süddeutsche Zeitung, 30. 5., https://www.sueddeutsche.de/politik/corona-warn-app-eingetellt-nervensaege-abschied-1.5890641
Snow, John (1855/56), Über die Verbreitungsweise der Cholera. Zweite, sehr vermehrte Ausgabe. Quedlinburg.

Sontag, Susan (1989/2003), Krankheit als Metapher / Aids und seine Metaphern. Frankfurt am Main.

Soper, George (1907), The Work of a Chronic Typhoid Germ Distributor; in: Journal of the American medical Association, Jg. 48, S. 2022 ff.

Soper, George (1919), Typhoid Mary; in: Military Surgeon, Jg. 45, S. 1–15

Soper, George (1939), The Curious Career of Typhoid Mary; in: Bulletin of the NY Academy of Medicine, Jg. 15, 698–717

Spinney, Laura (2017/2018), Die Welt im Fieber. Wie die Spanische Grippe die Gesellschaft veränderte. München.

Stettler, Antoinette (1972), Die Vorstellungen von Ansteckung und Abwehr: Zur Geschichte der Immunitätslehre bis zur Zeit von Louis Pasteur; in: Gesnerus, Jg. 29, S. S. 255–273

Struensee, Johann Friedrich (1764), Anmerkungen über die Gifte und ihre Arzneikräfte; in: Schleswig-Hollsteinische Anzeigen, 42. Stück, S. 666–674, 43. Stück, S. 683–692 und 45. Stück, S. 713–722.

Temkin, Owsei (1977/2007), Eine historische Analyse des Infektionsbegriffs; in: Sarasin, Philipp u. a. (Hg.), Bakteriologie und Moderne: Studien zur Biopolitik des Unsichtbaren. Frankfurt am Main, S. 44–67

The Greater New York Charter as Enacted in 1897 (1897), Albany, http://www.columbia.edu/cu/lweb/digital/collections/cul/texts/ldpd_6864674_000/

The Letters and Works of Lady Mary Wortley Montagu (1861), edited by Lord Wharncliffe, Vol. 1., London.

Thießen, Malte (2017), Immunisierte Gesellschaft. Impfen in Deutschland im 19. und 20. Jahrhundert. Göttingen.

Thornton, Robert John (1806), Vaccinae Vindicia; or, Defence of Vaccination, Containing a Refutation of the Cases, and Reasonings on the Same, in Dr. Rowley's and Dr. Moseley's Late Extraordinary Pamphlets Against Vaccination. London.

Thukydides (1950), Geschichte des Peleponnesischen Krieges. Berlin.

Tillmann, Henning (2020), Das teure, vergessene Mammutprojekt; in: Der Spiegel, 13. 10., https://www.spiegel.de/netzwelt/web/corona-warn-app-das-teure-vergessene-mammutprojekt-a-39837ed8-adb0–4259-b98c-f5b417669efa

Timoni, Emanuel (1714), An Account, or History, of the Procuring the

SMALLPOX by Incision, or Inoculation; in: Philosophical Transactions of the Royal Society, Jg. 29, S. 72–76
Türk, Johannes (2011), Die Immunität der Literatur. Frankfurt am Main.

Unzer, Johann August (1778), Ueber die Ansteckung besonders der Pocken. Zu einer Beurtheilung der neuen Hofmannischen Pockentheorie. Leipzig.

Valentin, Bruno (1953), Cholera-Briefe; in: Sudhoffs Archiv für Geschichte der Medizin und der Naturwissenschaften, Jg. 37, S. 417–421
Vallery-Radot, René (1900/1948), Louis Pasteur. Sein Leben und Werk. Freudenstadt.
Virchow, Rudolf (1848), Mittheilungen über die in Oberschlesien herrschende Typhus-Epidemie. Berlin.
Virchow, Rudolf (1849/1879), Kritisches über den oberschlesischen Typhus; in: Gesammelte Abhandlungen aus dem Gebiet der öffentlichen Gesundheitspflege und der Seuchenlehre. 2 Bände, Erster Band. Berlin, S. 335–362
Virchow, Rudolf (1852/1879), Die Noth im Spessart; in: Gesammelte Abhandlungen aus dem Gebiet der öffentlichen Gesundheitspflege und der Seuchenlehre. 2 Bände, Erster Band. Berlin, S. 368–416
Virchow, Rudolf (1868/1879), Ueber den Hungertyphus und einige verwandte Krankheitsformen; in: Gesammelte Abhandlungen aus dem Gebiet der öffentlichen Gesundheitspflege und der Seuchenlehre. 2 Bände, Erster Band. Berlin, S. 433–464
Virchow, Rudolf (1871/1879), Kriegstyphus und Ruhr; in: Gesammelte Abhandlungen aus dem Gebiet der öffentlichen Gesundheitspflege und der Seuchenlehre. 2 Bände, Erster Band. Berlin, S. 464–495
Voltaire (1731/2002), On Inoculation; in: ders., Letters on England. Pennsylvania, S. 35–38 http://www.naturalthinker.net/trl/texts/Voltaire,Francois/Voltaire%20-%20Letters%20on%20England.pdf

Wade, Robert (1982), Doctors say Children now Affected by Immune Deficiency; Associated Press, 10. 12.
Wald, Priscilla (2008), Contagious. Cultures, Carriers and the Outbreak Narrative. Durham/London.
Walzer Leavitt, Judith (1996), Typhoid Mary: Captive to the Public's Health. Boston.

Weingart, Brigitte (2002), Ansteckende Wörter. Repräsentationen von AIDS. Frankfurt am Main.
Wenzlhuemer, Roland (2015), Verbrechen, Verbrechensbekämpfung und Telegrafie. Kriminalhistorische Perspektiven auf die Entkoppelung von Transport und Kommunikation im langen 19. Jahrhundert; in: Historische Zeitschrift, Bd. 301, S. 347–374
Witte, Wilfried (2008/10), Tollkirschen und Quarantäne. Die Geschichte der Spanischen Grippe. Berlin.
Wernher, Adolf (1883), Zur Impffrage. Resultate der Vaccination und Revaccination vom Beginn der Impfung bis heute. Mainz.
Winkle, Stefan (1997/2021), Die Geschichte der Seuchen. München.

Zetzsch (1883), Aegypten und seine Stellung im Weltverkehr; in: Archiv für Post und Telegraphie, Jg. 11, S. 292–301 und S. 318–328
Zumbusch, Cornelia (2011), Die Immunität der Klassik. Berlin.
Zweite Konferenz zur Erörterung der Cholerafrage im Mai 1885 (1885/1912); in: Koch, Robert, Gesammelte Werke, Zweiter Band, erster Teil. Leipzig, S. 69–166

Andreas Bernard
Kinder machen
Samenspender. Leihmütter. Künstliche Befruchtung.
Neue Reproduktionstechnologien und
die Ordnung der Familie
544 Seiten. Gebunden

Wenn die biologischen Eltern nicht die sozialen sind – was passiert mit der Familie?
Immer mehr Kinder werden mit medizinischer Unterstützung gezeugt. Andreas Bernard hat alle Fakten darüber zusammengetragen, hat die Akteure befragt, die Orte besucht, in den Laboren assistiert, um jetzt eine umfassende Bestandsaufnahme aller Aspekte der künstlichen Zeugung vorzulegen. Eine glänzend erzählte Mischung aus Reportage und Wissenschaftsgeschichte und zugleich eine Untersuchung darüber, was das für unser Verständnis von Familie bedeutet.

»Andreas Bernards Buch […] ist eine optimistische, dabei fundierte Kulturanthropologie der Gegenwart. Was für eine freudige Überraschung in einer verzagten Zeit!«
Nils Minkmar, Frankfurter Allgemeine Sonntagszeitung

fi 1-007112 / 1